DIE KRAFTBIBEL

Hinweise

Das vorliegende Buch wurde sorgfältig erarbeitet. Dennoch erfolgen alle Angaben ohne Gewähr. Weder der Autor noch der Verlag können für eventuelle Nachteile oder Schäden, die aus dem vorliegenden Buch resultieren, Haftung übernehmen.

Diese Veröffentlichung ist aus Gründen der besseren Lesbarkeit in der männlichen Sprachform abgefasst. Selbstverständlich sind immer sowohl Übungsleiter und Übungsleiterinnen oder Teilnehmer und Teilnehmerinnen gemeint.

Sollte diese Publikation Links auf Websiten Dritter enthalten, so übernehmen wir für deren Inhalte keine Haftung, da wir uns diese nicht zu eigen machen, sondern lediglich auf deren Stand zum Zeitpunkt der Erstveröffentlichung verweisen.

Grundlagen | Methoden | Training

DIE KRAFTBIBEL

100 ÜBUNGEN FÜR DEN GEZIELTEN MUSKELAUFBAU

TOBIAS KUHN

MEYER & MEYER VERLAG

Die Kraftbibel

Bibliografische Information der Deutschen Nationalbibliothek
Die Deutsche Nationalbibliothek verzeichnet diese Publikation in der Deutschen Nationalbibliografie; detaillierte bibliografische Details sind im Internet über <http://dnb.d-nb.de> abrufbar.

Auckland, Beirut, Dubai, Hägendorf, Hongkong, Indianapolis, Kairo, Kapstadt,
Manila, Maidenhead, Neu-Delhi, Singapur, Sydney, Teheran, Wien
Member of the World Sport Publishers' Association (WSPA)
Gesamtherstellung: Print Consult GmbH, München

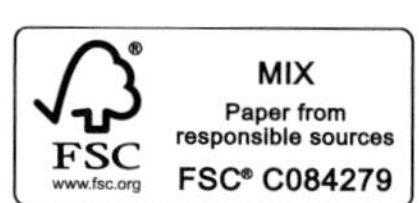

ISBN 978-3-8403-7713-6
E-Mail: verlag@m-m-sports.com
www.dersportverlag.de

INHALT

POSITIVE AUSWIRKUNGEN DES KRAFTTRAININGS AUF . . .

1

POSITIVE AUSWIRKUNGEN DES KRAFTTRAININGS AUF ...

Das Einsatzgebiet von Krafttraining ist riesig. In der Rehabilitation, Prävention und im fitness- und leistungsorientierten Training hat das Widerstandstraining einen festen Platz eingenommen. In fast allen Sportarten ist ein regelmäßiges Krafttraining Bestandteil des Trainingsplans. Selbst Ausdauersportler profitieren von einem zielorientierten Krafttraining. Fitnesssportler formen ihren Körper mit Gewichtstraining. Nach Verletzungen am Bewegungsapparat gehört das Training an Kraftstationen zu jeder guten Rehabilitation und auch im Bereich Gesundheitssport ist das Widerstandstraining nicht mehr wegzudenken.

Im Folgenden werden wesentliche positive Effekte eines regelmäßig durchgeführten Krafttrainings näher erläutert.

1.1 RÜCKENSCHMERZEN

Die mit Abstand meisten Arbeitsunfähigkeitstage werden, sowohl bei Frauen als auch bei Männern, von Muskel-Skelett-Erkrankungen verursacht (1-3). Angeführt wird diese Liste von *Rückenschmerzen*. Für knapp 10 % der erkrankungsbedingten Fehlzeiten lassen sich Rückenschmerzen verantwortlich machen (2). Bis zu 85 % der Deutschen leiden einmal in ihrem Leben unter Rückenschmerzen (4, 5). In den Medien wird von einem Volksleiden gesprochen. In vielen anderen Industrieländern sieht es ähnlich aus.

Trotz der weiten Verbreitung und umfangreichen Studien geben Rückenschmerzen den Medizinern noch einige Rätsel auf. Bei der Mehrzahl der Betroffenen, die über Rückenschmerzen klagen, finden sich keine strukturellen Schädigungen des Bewegungsapparats. Es gibt bei dieser Patientengruppe also keine eindeutigen anatomischen Ursachen der Schmerzen, wie z. B. Veränderungen der Bandscheibe oder der Wirbelkörper. Mediziner nennen das *unspezifische Rückenschmerzen.*

Bei all den noch offenen Fragen zur Entstehung von Rückenschmerzen hat sich doch sehr deutlich gezeigt, dass die Ursache häufig in einem bewegungsarmen Alltag ohne Belastungen für die Wirbelsäule liegt. Innerhalb von nur wenigen Generationen haben wir uns entgegen der menschlichen Natur zum Sitzwesen entwickelt. Es verwundert also nicht, dass Bewegungsmangel als die wichtigste Ursache von Rückenschmerzen gilt (6). Bewegung und gezieltes Krafttraining der Rumpfmuskulatur ist das optimale Rezept zur Behandlung und Vorbeugung von Rückenschmerzen. Zahlreiche Studien belegen den positiven Effekt von Fitness- und Krafttraining auf Rückenbeschwerden (7-9).

Der bekannte Spruch: „Use it or lose it", bedeutet sinngemäß, „benutze deine Muskeln oder sie verschwinden". Ohne Belastungsreize baut der Körper ab. Muskeln verkümmern und auch passive Strukturen, wie z. B. die Bandscheibe, werden nicht mehr ausreichend versorgt und degenerieren. Die Bandscheibe wird nicht über Blutgefäße versorgt. Sie lebt von einem Flüssigkeitsaustausch, der durch Be- und Entlastung zustande kommt. Wie ein Schwamm wird die Bandscheibe bei Belastung ausgepresst und bei einer Entlastung nimmt sie Flüssigkeit auf. Ohne das richtige Verhältnis von Be- und Entlastung kann sich die Bandscheibe also nicht versorgen und wird verkümmern. Der Weg zum Bandscheibenvorfall ist dann nicht mehr weit.

Selbst einige spezifische Rückenschmerzen, die beispielsweise durch einen Bandscheibenvorfall ausgelöst werden, lassen sich also auf Bewegungsmangel und zu geringe Belastungsreize zurückführen. Ein gezieltes Krafttraining setzt Belastungsreize, die für die Versorgung von passiven Strukturen, wie der Bandscheibe, ebenso essenziell sind wie für die Erhaltung der Muskulatur.

1.2 MUSKULÄRE DYSBALANCEN

Unter *muskulärer Dysbalance* versteht man eine Muskelverkürzung auf der einen und eine Muskelabschwächung auf der anderen Seite. Zwischen Agonist und Antagonist herrscht ein Ungleichgewicht. Ein gutes Beispiel ist der weit verbreitete Rundrücken. Auslöser ist eine verkürzte Brustmuskulatur auf der einen und eine abgeschwächte Rücken- und Schultermuskulatur auf der anderen Seite. Der Brustmuskel zieht die Schultern nach vorne oben, während die abgeschwächte hintere Schultermuskulatur und der obere Rücken nicht dagegenhalten können. Die Folgen sind Verspannungen im Nacken, veränderte Belastungen der Wirbelsäule und eine optisch schlechte Haltung.

Durch ein regelmäßiges Krafttraining des oberen Rückens und der hinteren Schultermuskulatur in Kombination mit einem Dehntraining für die Brustmuskulatur kann die Dysbalance im konkreten Fall beseitigt werden. Abb. 1 veranschaulicht eine muskuläre Dysbalance. Das Bild auf der linken Seite zeigt eine muskuläre Balance der Muskeln A und B, welche beide auf das Gelenk D wirken. Auf dem rechten Bild ist eine muskuläre Dysbalance zu sehen. Muskel B hat sich einem äußeren Reiz angepasst, während Muskel A keinem Reiz ausgesetzt wurde.

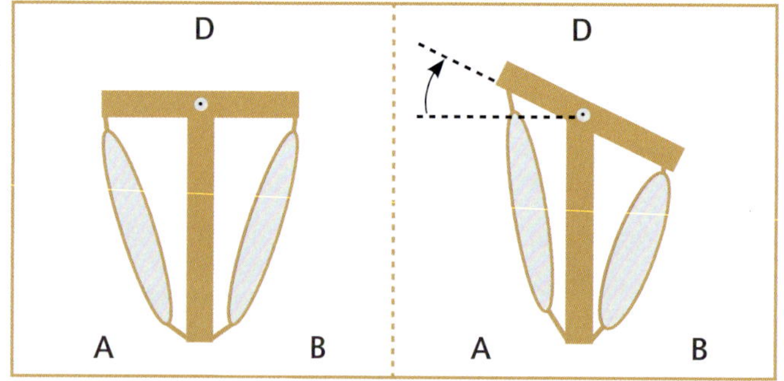

Abb. 1: Links: Muskuläre Balance. Rechts: Muskuläre Dysbalance (10) (nach Klee, 1995)

Untersuchungen haben gezeigt, dass muskuläre Dysbalancen auch zu Schulter- und Knieschmerzen führen können. Die vier Muskeln M. subscapularis, M. supraspinatus, M. infraspinatus und M. teres minor bilden die Rotatorenmanschette im Schultergelenk. Diese Muskeln sind fein aufeinander abgestimmt, führen eine Innen- und Außenrotation im Schultergelenk aus und fixieren das Gelenk.

Aufgrund einseitiger Belastungsanforderungen, wie z. B. beim Tennis, Schwimmen und Volleyball, kommt es gerade bei Leistungssportlern oft zu einer unausgewogenen muskulären Balance im Schultergelenk (11-13). Beim Schwimmen beispielsweise werden besonders die Innenrotatoren im Schultergelenk beansprucht. Diese Muskeln werden bei jedem Armzug stark gefordert und passen sich dementsprechend diesem Belastungsreiz an. Die Außenrotatoren werden hingegen weit weniger gefordert und so kann es zu einer Imbalance zwischen Innen- und Außenrotatoren im Schultergelenk kommen. Das wiederum führt zu Schmerzen und Verspannungen, die die Leistungsfähigkeit mindern und die Verletzungsgefahr erhöhen.

Eine muskuläre Dysbalance kann auch einen Muskel mit mehreren Anteilen betreffen. Der M. quadriceps femoris besteht aus den vier Anteilen M. rectus femoris, M. vastus intermedius, M. vastus medialis und M. vastus lateralis. Die vier Muskeln haben ihren Ansatz an der Patellasehne, die dann am Schienbein inseriert. Kommt es zu einer Abschwächung des M. vastus medialis, zieht der M. vastus lateralis die Kniescheibe verstärkt nach außen. Der abgeschwächte M. vastus medialis kann dieser Kraft nicht entgegenwirken und es kann zu Schmerzen im Gelenk kommen.

Abb. 2 zeigt Ursprung, Ansatz und Verlauf des M. quadriceps femoris.

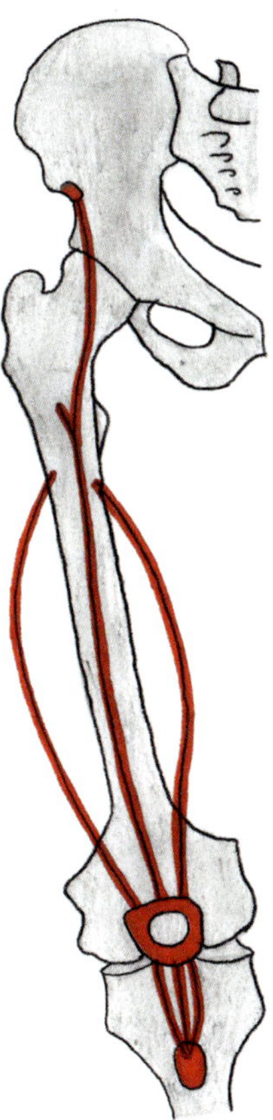

Abb. 2: M. quadriceps femoris

Eine muskuläre Dysbalance führt zu einer unphysiologischen Belastung des Bewegungsapparats und kann so degenerative Prozesse begünstigen. Ein zielorientiertes, planmäßiges und systematisches Krafttraining in Kombination mit Dehnübungen kann die Beschwerden deutlich verringern und muskuläre Dysbalancen verhindern.

1.3 BELASTBARKEIT

Der menschliche Körper ist täglich unterschiedlichsten *Belastungen* ausgesetzt. Das gilt nicht nur für den Sport, sondern auch für den Alltag. Für uns selbstverständliche Bewegungen fordern unseren Bewegungsapparat und führen mitunter zu hohen Gelenkbelastungen. Beispielsweise kommt es beim Herabsteigen einer Treppenstufe zu Belastungen im Kniegelenk, die das bis zu 3,5-Fache des Körpergewichts betragen.

Eine interessante Untersuchung, bei der die Kniebelastung mittels instrumentierter Knieendoprothesen bis zu vier Jahre postoperativ gemessen wurde, zeigt die Belastung im Kniegelenk bei Alltagsbelastungen (14).

Tab. 1: Alltagsbelastungen, im künstlichen Kniegelenk gemessen (14)

Aktivität	Belastung im Kniegelenk
Treppabgehen	346 % KG
Treppaufgehen	316 % KG
Gehen	261 % KG
Aufstehen	246 % KG
Hinsetzen	225 % KG

Die Zahlen zeigen sehr eindrucksvoll, welche Belastungen Kniegelenke im Alltag aushalten müssen. Durch eine gut ausgebildete Beinmuskulatur kann das Körpergewicht aktiv abgefangen und die Belastung für das Kniegelenk reduziert werden. Das gilt selbstverständlich auch für alle anderen Gelenke. Alltagsbelastungen können mit einer trainierten, starken Muskulatur besser bewältigt werden. Gleichzeitig sinkt die Schädigungsgefahr.

Der Bewegungsapparat wird bei jeder sportlichen Aktivität gefordert und belastet. Gerade Hochleistungssportler, die je nach Disziplin oft mehr als 20 Stunden pro Woche trainieren, sind hohen Belastungen ausgesetzt. Eine entsprechend ausgebildete Muskulatur schützt vor Schädigungen und Verschleiß. Das ist zusammen mit einem positiven Effekt auf die Leistungsfähigkeit der Grund dafür, warum Krafttraining fester Bestandteil eines jeden Trainingsplans im Leistungssport ist.

1.4 LEISTUNGSFÄHIGKEIT

Wie bereits im vorangegangenen Abschnitt erläutert, betreibt heutzutage beinahe jeder Leistungssportler, gleich welcher Disziplin, Krafttraining. Bei den meisten Sportarten ist Krafttraining nicht nur aus präventiver Sicht notwendig. Vielmehr lässt sich die *Leistungsfähigkeit* durch ein speziell auf den Athleten und die Disziplin abgestimmtes Widerstandstraining steigern. Für Gewichtheber, Hammerwerfer und Kugelstoßer ist die motorische Fähigkeit Kraft zusammen mit der richtigen Technik der entscheidende Erfolgsfaktor. Aber auch alle anderen Sportler, die man auf den ersten Blick nicht mit schwerem Krafttraining in Verbindung bringt, können durch gezieltes Widerstandstraining die sportartspezifische Leistungsfähigkeit steigern. Untersuchungen an Fußballspielern im Nachwuchsbereich zeigen beispielsweise, dass Krafttraining in Spielsportarten einen leistungsfördernden Faktor darstellt (15-17).

Selbst klassische Ausdauersportler, wie z. B. Läufer, profitieren von einem Training mit Gewichten (18). Durch ein Maximalkrafttraining kommt es zu einem veränderten Rekrutierungsmuster und zur Synchronisation von motorischen Einheiten. Dadurch verringert sich der Sauerstoffverbrauch bei submaximalen Belastungen und der Läufer kann seine Leistungsfähigkeit erhöhen, ohne die VO_{2max} zu verändern (18). Für leistungsorientierte Ausdauerathleten stellt das Krafttraining somit eine ausgezeichnete Möglichkeit dar, die individuelle Leistungsfähigkeit zu steigern und damit bessere Wettkampfergebnisse zu erzielen.

Gerade für Leistungssportler ist es wichtig, jeden leistungsbestimmenden Faktor zu optimieren, um so das individuelle Maximum an Leistungsfähigkeit zu erreichen. Die nachfolgende Tabelle zeigt einige Effekte von Krafttraining bei Athleten unterschiedlicher Disziplinen.

Tab. 2: Effekte eines Krafttrainings bei Kraftsportlern, Spielsportlern und Ausdauersportlern

Kraftsportler (z. B. Gewichtheber)	Spielsportler (z. B. Fußballspieler)	Ausdauersportler (z. B. Marathonläufer)
• Verbesserte inter- und intramuskuläre Koordination • Vergrößerter Muskelquerschnitt	• Verbessert Sprints, Sprünge und Schüsse • Wichtiger Beitrag zur Verletzungsprophylaxe	• Verbessert die Laufökonomie und damit die Leistungsfähigkeit • Reduziert Gelenkbelastungen und schützt den Bewegungsapparat

1.5 FIGURFORMUNG

Den Effekt von Krafttraining auf die *Figur* verdeutlicht kaum ein anderer Sportler so extrem wie ein Bodybuilder. Diese Athleten bauen mit verschiedensten Krafttrainingsübungen Muskeln auf und gestalten so ihren Körper, wie ein Bildhauer mit Hammer und Meißel eine Skulptur formt. Auch abseits des Profisports stemmen sowohl Männer als auch Frauen Gewichte, um ihre Figur zu verbessern.

Während Frauen häufig straffe Arme und Beine, einen flachen Bauch und ein wohlgeformtes Gesäß anstreben, trainieren viele Männer mit dem Ziel, einen breiteren Rücken, ausgeprägte Oberarme und eine starke Brust zu entwickeln. Zudem treibt sowohl Frauen als auch Männer der Wunsch nach einem schlankeren, definierten Körper in Fitnessstudios und an die Hanteln.

Mit den klassischen Ausdauerdisziplinen, wie Joggen, Radfahren oder Walking, lässt sich zwar das Herz-Kreislauf-System trainieren und auch Körperfett reduzieren, allerdings bewirken diese Trainingsreize keinen Muskelaufbau. Das geht nur mit gezieltem Krafttraining. In Kap. 9 werden Übungen mit dem eigenen Körpergewicht, dem Schlingentrainer und Lang- und Kurzhanteln vorgestellt, die sich hervorragend dafür eignen, um Muskeln aufzubauen, um die Figur zu formen und einen athletischeren Körper zu schaffen.

1.6 KRAFTVERLUST IM ALTER KOMPENSIEREN

Während die Muskelkraft im Alter von 25-35 Jahren ihren Höhepunkt erreicht, verringert sie sich ab dem 50. Lebensjahr. Bis zum 80. Lebensjahr verringert sich die Kraft um ca. 40 %. In Kap. 3 werden diese Vorgänge genauer beschrieben.

Die Muskelkraft erreicht zwischen 25 und 35 Jahren ihren Höhepunkt und verringert sich dann ab dem 50. Lebensjahr um 12-14 % pro Dekade (19). Bis ins hohe Lebensalter reduziert sich die Maximalkraft um 30-40 % (20). Diese Zahlen weichen je nach Studie leicht voneinander ab, können aber als Richtwert betrachtet werden. Durch endokrine Veränderungen, Bewegungsmangel und eine Fehl- und Mangelernährung kommt es im Alter zur Sarkopenie, dem Verlust an Muskelkraft im Alter. Unter diesem Verlust an Kraft leiden zahlreiche Funktionen des Bewegungsapparats.

Außerdem ist eine verminderte Bewegungsqualität die Folge. Eine reduzierte Bewegung begünstigt wiederum den Muskelabbau. Mit gezieltem Krafttraining kann dieser Kreis durchbrochen und ein *Kraft-*

verlust im Alter kompensiert werden. Wissenschaftliche Studien zeigen, dass sogar Kraftaufbau bis ins hohe Alter möglich ist.

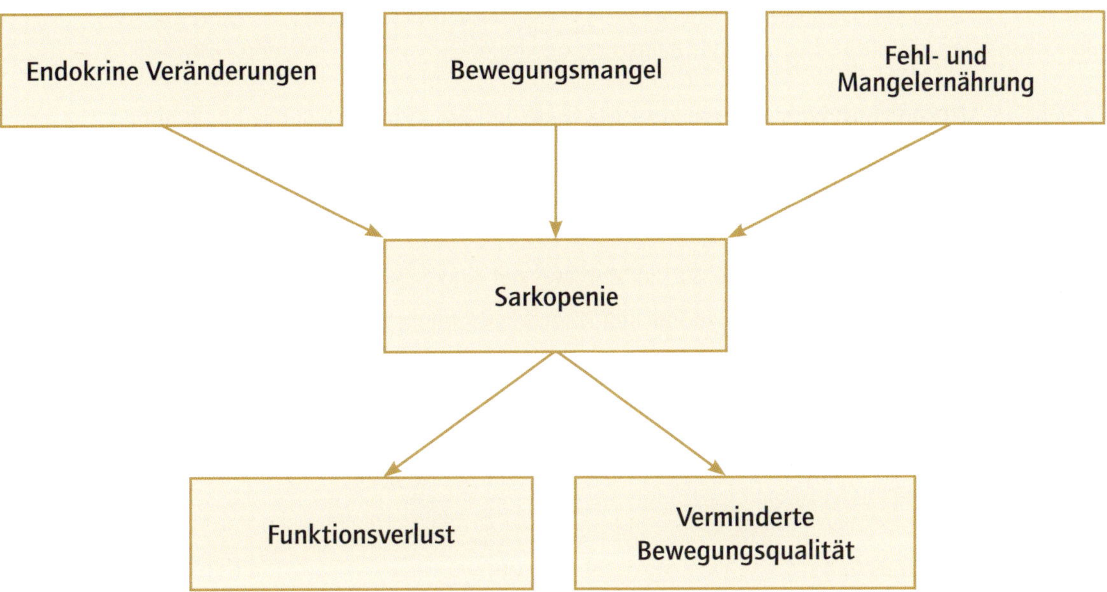

Abb. 3: Der Prozess der Sarkopenie

1990 veröffentlichen Fiatarone et al. eine Studie im *Journal of American Medical Association*, an der neun Senioren im Alter von 86 bis 96 Jahren teilnahmen. Nach einem achtwöchigen Training, je drei Trainingseinheiten pro Woche, war eine durchschnittliche Kraftzunahme von 174 % +/– 31 % zu verzeichnen (21). Diese besonders eindrucksvolle Studie zeigt, dass auch ein Kraftaufbau jenseits eines Alters von 80 Jahren möglich ist.

1.7 OSTEOPOROSE

Osteoporose ist eine Krankheit, bei der der Knochen an Festigkeit verliert. Durch die gestiegene Lebenserwartung und einen weitgehend bewegungsarmen Alltag ist Osteoporose zu einem wachsenden Gesundheitsproblem mit erheblichen finanziellen und sozialen Auswirkungen geworden (22). Die erhöhte Frakturgefahr bedeutet für die betroffenen Osteoporosepatienten häufig eine erhebliche Einschränkung an der Teilhabe am Alltagsleben.

Über 200 Knochen bilden das Gerüst unseres Körpers, schützen innere Organe und sind wichtig für die Blutbildung. Bei Knochen handelt es sich keinesfalls um inaktives, lebloses Material. Das Gegenteil ist der Fall. Knochen passen sich, wie auch Muskeln, Belastungen an. Bei fehlenden Belastungsreizen verlieren Knochen an Stabilität, bei richtiger Belastung gewinnen sie an Stabilität und Festigkeit.

Gezieltes Krafttraining ist eine sehr effektive Methode, um die Knochenfestigkeit zu erhöhen. Die beim Krafttraining einwirkenden Kräfte auf die Knochen haben eine deutliche und umfassende Steigerung der Knochendichte zur Folge (22, 23, 24).

Während es in jungen Jahren wichtig ist, die Stabilität der Knochen durch Krafttrainingsreize aufzubauen und zu steigern, kann man einem möglichen Knochenabbau im Alter durch gezieltes Training entgegenwirken. Außerdem verbessert ein entsprechendes muskuläres Training die Bewegungssicherheit und vermindert so das Risiko von sturzbedingten Frakturen. Krafttraining kann und sollte sowohl präventiv als auch in der Therapie eingesetzt werden. Wie die nachfolgende Abbildung zeigt, wirkt Krafttraining bei Osteoporose über zwei Wege. Zum einen dient es dem Erhalt von Knochenmasse und zum anderen fördert es die Bewegungssicherheit.

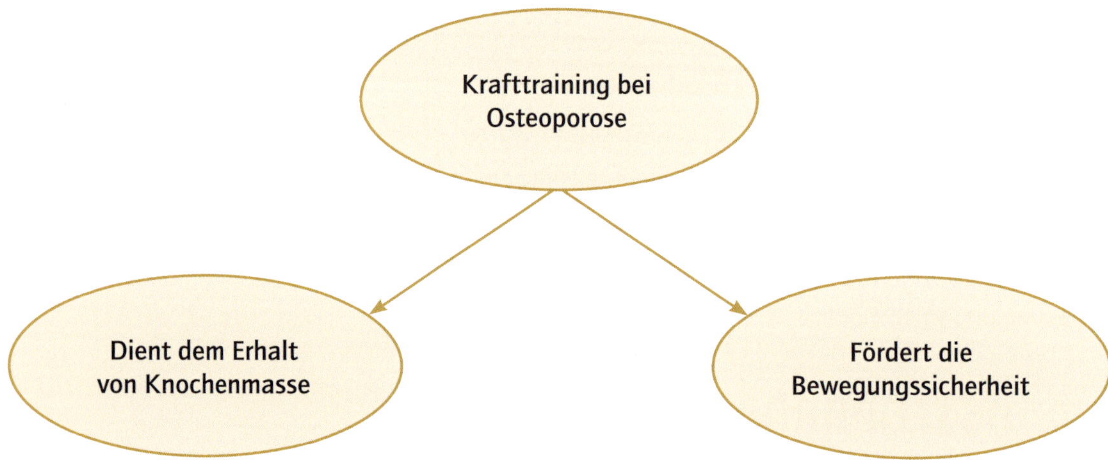

Abb. 4: Wirksamkeit von Krafttraining bei Osteoporose

1.8 ARTHROSE

Als *Arthrose* wird der Zustand nach Zerstörung der Knorpelschicht eines Gelenks bezeichnet. Angrenzende Strukturen, wie Knochen, Kapseln und Muskeln, sind ebenfalls geschädigt. Es handelt sich um eine degenerative Erkrankung des ganzen Gelenks.

Der Anteil an Patienten, die an Arthrose leiden, nimmt durch eine gestiegene Lebenserwartung immer weiter zu. Arthrose gehört inzwischen zu den häufigsten chronischen Erkrankungen. Neben dem Alter sind Übergewicht und Fehlstellungen der Gelenke Risikofaktoren, die einen erhöhten Gelenkverschleiß begünstigen. Im menschlichen Körper finden sich über 100 Gelenke, die als Verbindungen zwischen den Knochen notwendig für Bewegungen sind. Abb. 5 zeigt den Aufbau eines gesunden Gelenks.

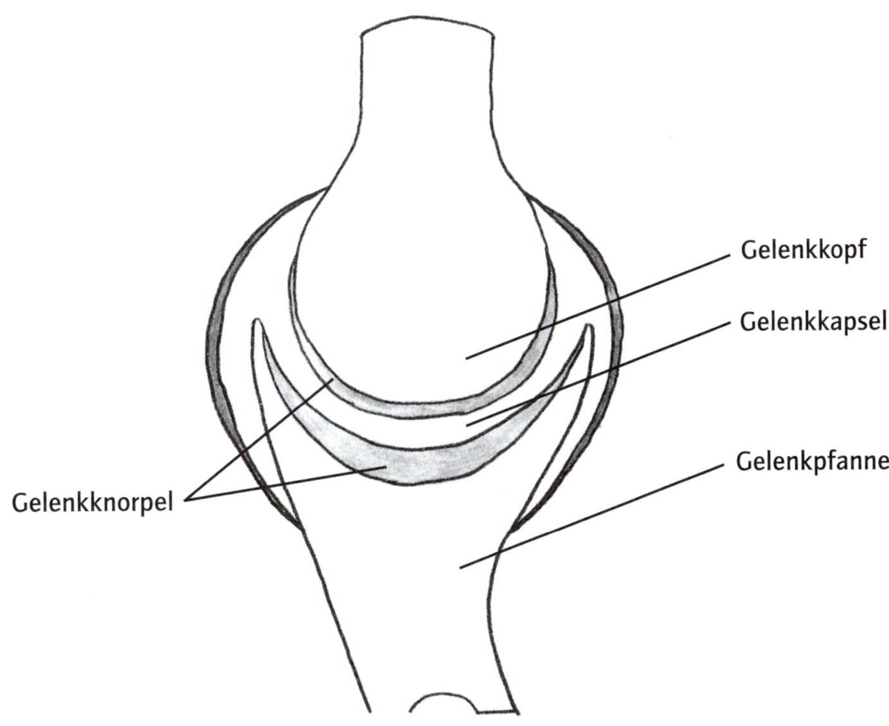

Abb. 5: Schematische Darstellung eines Gelenks

Die Knochenenden sind mit hyalinem Gelenkknorpel überzogen, um Knochenabreibungen zu verhindern. Gelenkkopf und Gelenkpfanne sind mit einem Gelenkspalt voneinander getrennt, der mit Gelenkflüssigkeit gefüllt ist. Bei einem arthrotischen Gelenk ist der Gelenkknorpel abgerieben und legt im schlimmsten Fall den unterliegenden Knochen frei. Ohne den Knorpel reibt Knochen auf Knochen. Schmerzen und Bewegungseinschränkungen sind die Folge.

Da die Lebensqualität in einem engen Zusammenhang zur Bewegungsqualität steht, ist es für Patienten entscheidend, sich schmerzfrei bewegen zu können, um aktiv am Leben teilzuhaben. Krafttraining kann hier einen erheblichen Beitrag im Rahmen einer Rehabilitation leisten und auch präventiv wirken (25, 26, 27).

Tatsächlich zählt Sport als Therapie bei Arthrose zur üblichen Behandlung. Dabei sollte besonders auf die Wiederherstellung von Muskelfunktionen und eine gesteigerte Gelenkbeweglichkeit abgezielt werden (25, 28, 29). Ein gezieltes und individuelles Krafttrainingsprogramm wirkt der Muskelatrophie als Wegbegleiter der Arthrose entgegen, verringert Schmerzen und trägt zur Gelenkstabilität bei.

1.9 METABOLISCHES SYNDROM

Nach aktueller Definition umfasst das *metabolische Syndrom* Adipositas, Bluthochdruck, erhöhten Blutzucker und Dyslipidämie. Das metabolische Syndrom gilt als typische Wohlstandserkrankung der westlichen Welt, die in den letzten Jahrzehnten dramatisch zugenommen hat (30).

Das Risiko einer kardiovaskulären Erkrankung ist bei einem metabolischen Syndrom um das Dreifache erhöht. Die koronare Herzkrankheit und der Herzinfarkt gehören beispielsweise zu den kardiovaskulären Erkrankungen. Macht man sich bewusst, dass diese Erkrankungen zu Invalidität und Tod führen können, wird die Bedeutung einer gezielten Prävention und Therapie des metabolischen Syndroms klar.

Die Wirksamkeit körperlicher Aktivität in der Prävention und Therapie von Adipositas und metabolischem Syndrom ist heute hervorragend belegt (30). Sport gilt als die effektivste und nebenwirkungsärmste Medizin gegen die Zivilisationserkrankungen. Es ist unbestritten, dass eine Kombination aus erhöhter Alltagsaktivität, Sport und einer hohen Muskelmasse den Energieumsatz deutlich steigern kann und dazu beiträgt, die Energiebilanz im Gleichgewicht zu halten (31). Das ist entscheidend, um beispielsweise den Risikofaktor Übergewicht zu vermeiden.

Zwar werden in den meisten Studien die positiven Effekte von aerobem Training auf Blutdruck, Insulinsensitivität und Körpergewicht hervorgehoben, allerdings sind auch erhebliche Auswirkungen eines Krafttrainings beobachtet worden (30, 31, 32).

Neben den positiven Auswirkungen auf die Körperkomposition mit Reduktion des viszeralen Fettanteils wird durch Krafttraining die Insulinresistenz und die metabolische Kompetenz der Muskelzelle verbessert (30, 31).

Regelmäßiges Kraft- und Ausdauertraining in Kombination mit einer ausgewogenen und bedarfsgerechten Ernährung hat erheblichen positiven Einfluss auf Wohlstandserkrankungen wie das metabolische Syndrom.

1.10 PSYCHISCHE VERFASSUNG

Neben den zahlreichen positiven Effekten von Krafttraining auf die Physis können auch direkte Auswirkungen auf die *psychische Verfassung* beobachtet werden.

Körperliche Aktivität hat zweifelsohne eine starke Auswirkung auf die Stimmung. Bereits 1994 stellten Wissenschaftler fest, dass Training die effektivste Methode ist, um eine schlechte Stimmung zu vertreiben (33). Seitdem bestätigen viele weitere Studien den positiven Effekt von Training auf die psychische Verfassung. Bei Gesunden konnte in Studien eine Verbesserung des psychischen Wohlbefindens und eine gesteigerte Stresstoleranz festgestellt werden. Auch bei psychischen Erkrankungen, wie Depressionen und Angststörungen, gibt es zunehmend empirische Belege für therapeutische Effekte von Trainingsprogrammen (34, 35).

Die Mehrheit der Studien verwendete zwar Ausdauertraining, allerdings konnten in einigen Untersuchungen auch für Krafttraining vergleichbare Effekte festgestellt werden (34).

Gerade das Widerstandstraining kann erheblichen Einfluss auf das Selbstbewusstsein und die Körperwahrnehmung haben. Im Laufe des Krafttrainingsprozesses kommt es zu Adaptionsprozessen, die zu einer Kraftsteigerung und zu Muskelaufbau führen. Die gesteigerte Kraft, die verbesserte Wahrnehmung des eigenen Körpers und die optische Veränderung kann das Selbstbewusstsein positiv beeinflussen und dadurch auch langfristig die psychische Verfassung verbessern.

Regelmäßiges Training führt zu einer besseren Stressbewältigung, weniger Angst und mehr Selbstbewusstsein.

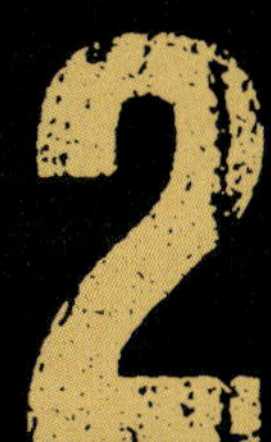

EINFLUSSGRÖSSEN DER KRAFT

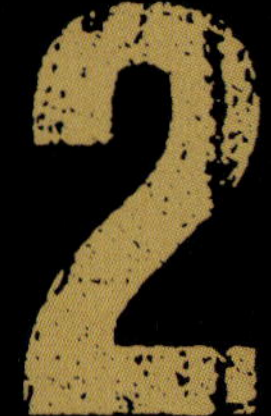

EINFLUSSGRÖSSEN DER KRAFT

Die motorische Fähigkeit *Kraft* wird im Wesentlichen vom physiologischen Muskelquerschnitt, von der Muskelfaserart und von neuronalen Faktoren bestimmt.

Durch bestimmte Trainingsmethoden lassen sich diese leistungsbestimmenden Faktoren gezielt trainieren und verbessern. Die Voraussetzung zur Entwicklung solcher Trainingsprogramme ist das Wissen um die Einflussgrößen der Kraft.

2.1 MUSKELQUERSCHNITT

Der Zusammenhang zwischen der Größe des *Muskelquerschnitts* und der Kraft wird besonders bei der Betrachtung der Weltrekordleistungen im Gewichtheben und im Kraftdreikampf deutlich (1-2). Athleten mit einer größeren Muskelmasse können größere Widerstände überwinden, als leichtere Athleten mit geringerem Muskelquerschnitt. Aus diesem Grund werden Sportler aus dem Gewichtheben und auch aus dem Kampfsport in Gewichtsklassen eingeteilt. Ein leichterer Athlet wäre in einem direkten Kampf zweier unterschiedlich schwerer Sportler, die ein vergleichbares sportliches Leistungsvermögen besitzen, beispielsweise beim Ringen oder Boxen, benachteiligt. In Disziplinen, in denen es keine Gewichtsklassen gibt und die Absolutkraft von entscheidender Bedeutung ist, wie beispielsweise im Kugelstoßen, sind große, schwere Athleten im Vorteil.

Bei Sportlern, die in ihrer Disziplin den eigenen Körper oder leichte Geräte bewegen müssen, wirkt sich jedoch ein zu hohes Körpergewicht negativ auf die Leistung aus. Diese Athleten benötigen eine große relative Kraft.

Relativkraft = Absolutkraft/Körpergewicht

Offensichtlich wird das zum Beispiel bei Weitspringern oder Sprintern. Diese Athleten benötigen viel Kraft und Schnelligkeit. Ein starker, muskulöser Körper ermöglicht schnelles Laufen und einen kräftigen Absprung. Die Muskelmasse muss aber auch bewegt werden und das kostet Energie. Trainer und Athleten stehen vor der Herausforderung, das richtige Maß an Muskelmasse für den jeweiligen Sportler zu finden.

2.2 MUSKELFASERVERTEILUNG

Die Krafteigenschaft eines Muskels wird nicht nur von seinem Querschnitt, sondern auch von der *Art der Muselfaser* bestimmt (3-5). Die Muskulatur besteht aus verschiedenen Arten von Muskelfasern. Grundsätzlich wird in zwei verschiedene Typen unterschieden. Die roten, langsam kontrahierenden *Slow-Twitch-Fasern* und die weißen, schnell kontrahierenden *Fast-Twitch-Fasern. Slow-Twitch-Fasern* werden auch als *Typ-I-Fasern* bezeichnet. Sie haben im Vergleich zu den Fast-Twitch-Fasern, den *Typ-II-Fasern*, einen höheren Gehalt an Myoglobin. Daher kommt auch die Unterscheidung in *rote* und *weiße* Muskelfasern.

Die Typ-I-Fasern sind ermüdungsresistent und auf dauerhafte Leistung ausgelegt. Die Typ-II-Fasern sind in der Lage, schnelle Kontraktionen zu erzeugen und große Kraft zu entwickeln. Jeder Muskel besteht aus beiden Muskelfasertypen. Der Anteil von Typ-I- und Typ-II-Fasern variiert dabei individuell und ist vom jeweiligen Muskel sehr stark abhängig.

Spitzensportler aus Kraft- und Schnellkraftdisziplinen weisen durchschnittlich einen höheren Anteil an den schnellen Fast-Twitch-Fasern auf als Ausdauersportler, die mehr langsam kontrahierende Slow-Twitch-Fasern besitzen (4). Jeder, der zum Beispiel bei den Olympischen Spielen die 100-m-Läufer mit den Marathonläufern vergleicht, kann schon optisch einen immensen Unterschied im Körperbau dieser Athleten sehen. Während die Sprinter mit ausgeprägten Muskelpaketen an den Start gehen, sind die ausdauernden Marathonläufer sehr schlank und drahtig.

Früher ging man davon aus, dass die Fasertypenverteilung ausschließlich genetisch festgelegt ist. Inzwischen weiß man aber, dass sich die Muskelfasertypen auch durch Training beeinflussen lassen (4-8). Das genaue Ausmaß der Auswirkungen eines langfristigen Trainingsprogramms auf die Verteilung der Muskelfasern wurde noch nicht abschließend geklärt und wird wohl zukünftig Gegenstand der Forschung sein. Da die Skelettmuskulatur ein hohes Adaptionspotenzial besitzt, ist es durchaus denkbar, dass sich die Muskelfaserverteilung durch Training in die eine oder andere Richtung verändern lässt.

2.3 NEURONALE ASPEKTE

Die Muskelfasern werden durch einen *Nervenimpuls* aktiviert. Ein motorischer Nerv (Motoneuron) innerviert immer mehrere Muskelfasern. Ein Motoneuron und die von ihm versorgten Muskelfasern werden als *motorische Einheit* bezeichnet. Während einer willkürlichen Kontraktion wird stets nur ein Teil aller motorischen Einheiten eines Muskels aktiviert. Das Aktivierungspotenzial liegt bei einem Untrainierten bei ca. 70 %. Durch Training kann es bis auf 95 % gesteigert werden (9). Es ist offensichtlich, wie groß der Einfluss neuronaler Aspekte auf die Kraftfähigkeit ist.

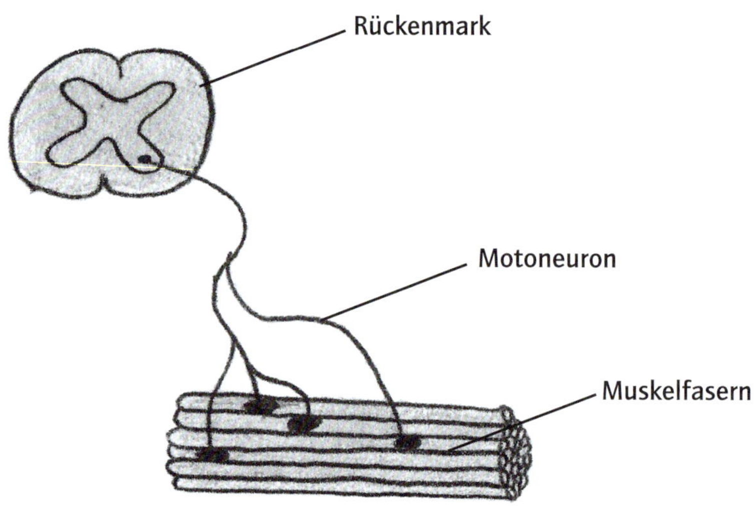

Abb. 6: Eine motorische Einheit, bestehend aus einem Motoneuron und den von ihm versorgten Muskelfasern

Eine Kraftsteigerung in den ersten Wochen nach Trainingsbeginn ist wahrscheinlich sogar in erster Linie auf eine verbesserte intramuskuläre Koordination zurückzuführen. Erst nach mehreren Wochen und Monaten des Krafttrainings steigt der Muskelquerschnitt.

Der Einfluss neuronaler Aspekte auf die motorische Fähigkeit Kraft ist immens. Von einem entsprechenden Krafttraining zur Steigerung dieses Einflussfaktors profitieren nicht nur Trainingsanfänger, sondern alle Athleten, die die Kraft steigern möchten (sieh Kap. 6).

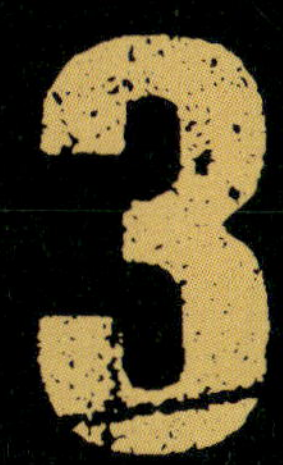

ENTWICKLUNG DER KRAFT

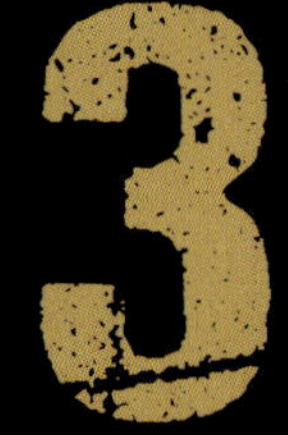

ENTWICKLUNG DER KRAFT

Die motorische Fähigkeit *Kraft* entwickelt sich im Laufe des Lebens. Von der Kindheit über das Jugendalter bis zum dritten Lebensjahrzehnt steigt die Trainierbarkeit der Kraft an (1). Danach kommt es bis ins hohe Alter zu einem Skelettmuskelmasserückgang von 30-50 % (1-2). Wie sich die Kraft in den einzelnen Lebensabschnitten genau entwickelt, wird im Folgenden näher erläutert.

3.1 KRAFT IM KINDESALTER

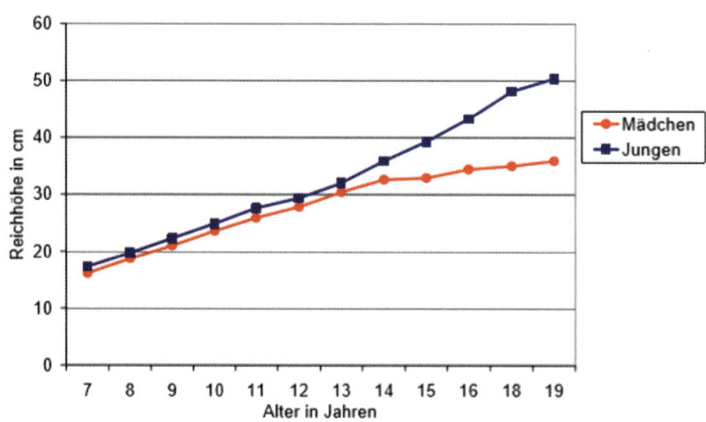

Abb. 7: Leistungsentwicklung im Standhochsprung im Alter von 7-18 Jahren (zitiert nach 3)

Bereits in den frühen Lebensphasen kommt es zu stetigen Kraftzunahmen (1). Das verdeutlicht die nachfolgende Abbildung, die die Leistungsentwicklung im Standhochsprung im Alter von 7-18 Jahren zeigt. Der Standhochsprung ist ein weitverbreiteter Test zur Erfassung und Bewertung der Schnellkraft der Beinmuskulatur und eignet sich daher gut zur Beurteilung.

Neben dem Standhochsprung gibt es noch eine Vielzahl weiterer sportmotorischer Tests, die ähnliche Leistungsentwicklungen von Kindern und Jugendlichen dokumentieren (1). Es ist deutlich zu erkennen, dass die Kraft bereits im Kindesalter zunimmt. Wie in der Abbildung auch zu sehen ist, sind die geschlechtsspezifischen Unterschiede in diesem Lebensabschnitt noch relativ gering (3). Das ändert sich allerdings mit Einsetzen der Pubertät.

3.2 KRAFT IM JUGENDALTER

Durch die Pubertät nehmen die Kraftunterschiede zwischen Mädchen und Jungen deutlich zu. Die Hauptursache ist die Freisetzung des Testosterons, das es männlichen Jugendlichen erlaubt, mehr Muskeln aufzubauen. Wie Abb. 8 zeigt, steigt der Testosteronspiegel bei den Jungen im Alter von 12-15 Jahren enorm an. Mädchen bilden nur geringe Mengen der männlichen Geschlechtshormone in der Nebenniere (4).

	Testosteronspiegel (µg/100 ml)	
Alter (Jahre)	Weiblich	Männlich
8-9	20	21-34
10-11	10-65	41-60
12-13	30-80	131-349
14-15	30-85	328-643

Abb. 8: Veränderungen des Testosteronspiegels (zitiert nach 4)

3.3 KRAFT IM ERWACHSENENALTER

Die Muskelkraft erreicht zwischen 25 und 35 Jahren ihren Höhepunkt und verringert sich dann ab dem 50. Lebensjahr um 12-14 % pro Dekade (5). Bis ins hohe Lebensalter reduziert sich die Maximalkraft um 30-40 % (1). Diese Zahlen weichen je nach Studie leicht voneinander ab, können aber als Richtwert betrachtet werden.

Betrachtet man die Bestleistungen von Spitzensportlern im Altersverlauf, bestätigt sich die beschriebene Entwicklung. Durch regelmäßiges Krafttraining kann der Kraftverlust im Alter kompensiert werden (siehe Kap. 1). Aufgrund der hohen Anpassungsfähigkeit des menschlichen Organismus können 60-, 70-jährige Trainierende fitter und kräftiger sein als halb so alte Personen, die keinen Sport betreiben und einen modernen, bewegungsarmen Alltag leben. Wird jedoch ein regelmäßiges Krafttraining vernachlässigt, verlieren wir im Alter zusehends diese wichtige motorische Fähigkeit. Ein lebenslanges Training ist wünschenswert, um die Kraftfähigkeit möglichst lange auf einem hohen Niveau zu halten.

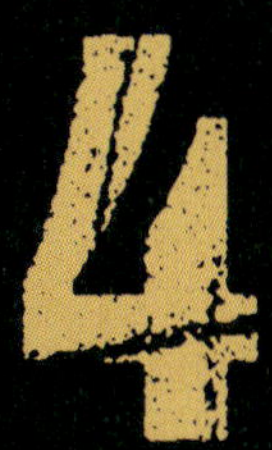

ALLGEMEINE TRAININGSLEHRE

4 ALLGEMEINE TRAININGSLEHRE

Zu den elementaren Grundkenntnissen der Trainingslehre gehören das Modell der Superkompensation, die Trainingsprinzipien und die Belastungsparameter.

4.1 MODELL DER SUPERKOMPENSATION

Der menschliche Körper passt sich Belastungen an. Diese Fähigkeit nutzen Sportler, um durch gezielte Trainingsreize die Leistungsfähigkeit über das normale Maß hinaus zu steigern. Doch nicht nur Hochleistungssportler, sondern auch Fitnesssportler und Rehapatienten machen sich diese Fähigkeit zunutze. Allerdings meist ohne die genauen Hintergründe zu kennen. Das Modell der *Superkompensation* erklärt die Anpassungsprozesse durch Training.

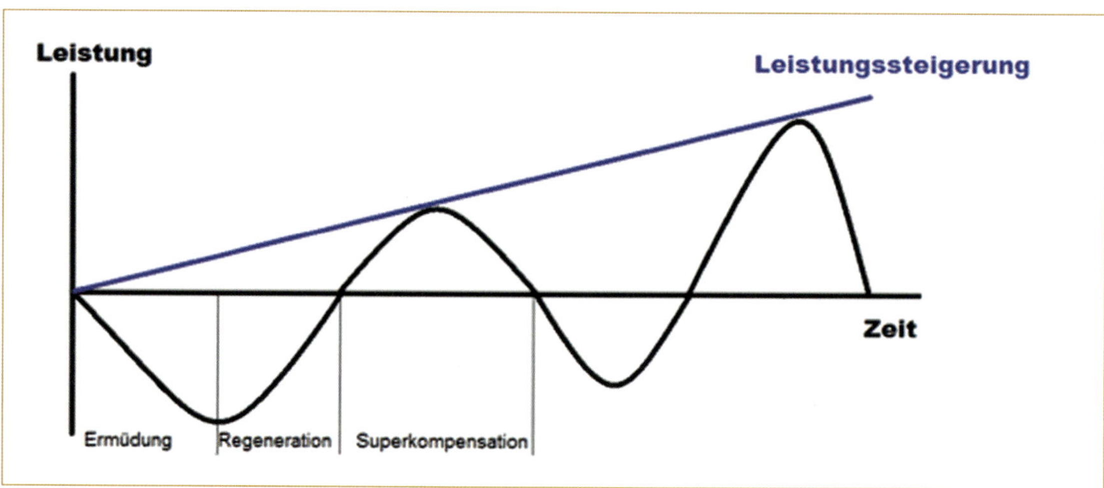

Abb. 9: Modell der Superkompensation

Die Adaption, d. h. die Anpassung des Körpers, verläuft immer in einer bestimmten Reihenfolge:

- Durch einen überschwelligen Trainingsreiz wird der Körper in seinem Gleichgewichtszustand (Homöostase) gestört. Das ist der erste Schritt zur Leistungssteigerung. Ist der Trainingsreiz zu gering, das heißt, ist er unterschwellig, wird der Körper nicht in seinem Gleichgewichtszustand gestört und eine Leistungssteigerung ist nicht möglich.
- Durch das Setzen des überschwelligen Trainingsreizes kommt es zu einer vorübergehenden Abnahme der Leistungsfähigkeit. Das ist die Phase der Ermüdung.
- Durch eine Trainingspause kann sich der Körper wieder bis zum Ausgangsniveau regenerieren.
- Es folgt die Phase der Superkompensation. Es kommt zu einem Mehrausgleich, das heißt, der Körper regeneriert sich nicht nur bis zum ursprünglichen Leistungsniveau, sondern darüber hinaus.

Wird die nächste Trainingsbelastung am Punkt des höchsten Mehrausgleichs gesetzt, bewirkt das eine kontinuierliche Verbesserung der Leistungsfähigkeit. Deshalb ist es nicht nur entscheidend, wie der Trainingsreiz gesetzt wird, sondern auch, wann er gesetzt wird. Mehr dazu in Kap. 4.2 und 4.3.

Wie jedes Modell ist auch das Modell der Superkompensation ein vereinfachtes Abbild der Wirklichkeit. Die Reduzierung der Komplexität des Modells gegenüber der Realität muss bei den Schlussfolgerungen beachtet werden.

So kann beim Betrachten des Modells der Eindruck entstehen, dass eine endlose, lineare Verbesserung der Leistung möglich ist. Die Praxis zeigt allerdings, dass die Anpassungen mit zunehmender Fitness immer geringer werden. Leistungssteigerungen sind nicht unendlich möglich.

Außerdem muss beachtet werden, dass die Wiederherstellungsprozesse der unterschiedlichen Organe unterschiedlich lange dauern und so die Bestimmung des Punkts der höchsten Superkompensation schwierig ist.

Dennoch ist das Modell der Superkompensation geeignet, Anpassungsprozesse im menschlichen Körper zu erklären. Es verdeutlicht, dass am Anfang einer Leistungsverbesserung der Trainingsreiz bzw. die Belastung steht. Der menschliche Körper passt sich dann dieser Belastung an.

Wie genau der Körper auf einen Belastungsreiz reagiert, hängt vom Trainingsreiz ab. Deshalb gibt es verschiedene Trainingsmethoden, die unterschiedliche Anpassungsreaktionen auslösen (siehe Kap. 4.2).

4.2 TRAININGSPRINZIPIEN

Trainingsprinzipien sind Grundsätze aus der Trainingspraxis, die den Erfolg eines Trainingsprogramms sichern sollen. Als übergeordnete Anweisungen zum Handeln im sportlichen Training stellen sie eine allgemeine Orientierungsgrundlage dar (1).

Die 10 wichtigsten Trainingsprinzipien sind:

- Prinzip des trainingswirksamen Reizes,
- Prinzip der progressiven Belastungssteigerung,
- Prinzip der variierenden Belastung,
- Prinzip der optimalen Relation aus Belastung und Erholung,
- Prinzip der Dauerhaftigkeit und Kontinuität,
- Prinzip der Periodisierung und Zyklisierung,
- Prinzip der Individualität und Altersgemäßheit,
- Prinzip der permanenten Überprüfung des Trainings,
- Prinzip der Zielorientierung und das
- Prinzip der Gesundheitserhaltung.

Prinzip des trainingswirksamen Reizes

Die Voraussetzung für einen Trainingserfolg ist eine physiologische Störung des Organismus. Der gesetzte Trainingsreiz muss intensiv genug sein, um den Körper gezielt aus dem biologischen Gleichgewicht zu bringen und Anpassungsprozesse im Körper auszulösen. Ein zu geringer Trainingsreiz führt zu keiner Leistungsverbesserung! Ein zu extremer Trainingsreiz kann die Leistungsfähigkeit langfristig sogar negativ beeinflussen. Es ist also entscheidend, das richtige Maß zu wählen. Eine ausführliche Diagnostik zu Beginn des Trainingsprozesses ist für die weitere Trainingsplanung und die Bestimmung des richtigen Trainingsreizes äußerst hilfreich. Außerdem sollte hier auch auf die Erfahrungen des Trainers und des Trainierenden zurückgegriffen werden.

Prinzip der progressiven Belastungssteigerung

Der Organismus passt sich nach einiger Zeit den Trainingsreizen an, indem er mit einer Leistungsverbesserung reagiert. Ein unveränderter Trainingsreiz kann dann keine Anpassungsprozesse mehr bewirken.

Deshalb ist es notwendig, von Zeit zu Zeit die Trainingsbelastung zu steigern. In der Trainingspraxis haben sich unterschiedliche Möglichkeiten entwickelt, um diesem Trainingsprinzip gerecht zu werden. Im Abschnitt „Das Manipulieren der Belastungsparameter zur Trainingssteuerung" in Kap. 4.3 wird noch näher darauf eingegangen.

Prinzip der variierenden Belastung

Da sich der Körper an Belastungen anpasst, ist es wichtig, die Belastung zu variieren, um immer wieder neue Anpassungsprozesse auszulösen. Gerade im Gesundheits- und Fitnesssport ist häufig zu beobachten, dass über Jahre hinweg immer dieselben Belastungsreize gesetzt werden. Wer immer die gleiche morgentliche Laufrunde absolviert oder im Fitnessstudio immer die gleichen Übungen in der gleichen Reihenfolge durchführt, wird nur noch sehr langsam Fortschritte machen.

Ein Kraftsportler, der für den Aufbau der Brustmuskulatur immer nur die Übungen *Schräg-* und *Flachbankdrücken* verwendet, kann beispielsweise im nächsten Trainingsplan die Übung *Schrägbankdrücken* durch *Fliegende Bewegungen mit Kurzhanteln* ersetzen. Dadurch erfährt der Muskel eine andere Belastung und reagiert darauf mit einer Anpassung.

Die Möglichkeiten, Belastungen zu variieren, sind zahlreich. Nicht nur neue Übungen, sondern auch ein Wechsel der Übungsreihenfolge oder der Wechsel von Lang- auf Kurzhanteln sind Möglichkeiten, die Belastung zu variieren.

Eine noch größere Veränderung ist der Wechsel der Trainingsmethode. Auch das kann manchmal sehr sinnvoll sein. Wer die Belastungen variiert, setzt immer neue Trainingsreize und wird sich deshalb immer wieder anpassen und verbessern. Außerdem wird das gesamte Trainingsprogramm abwechslungsreicher und kurzweilig.

Prinzip der optimalen Relation aus Belastung und Erholung

Betrachtet man das Modell der Superkompensation, wird deutlich, dass es für eine kontinuierliche Leistungsverbesserung notwendig ist, den nächsten Trainingsreiz erst nach der Regeneration und dem Punkt des höchsten Mehrausgleichs zu setzen. Genau diesen Punkt zu finden, ist nicht einfach. Zur groben Orientierung geht man bei Anfängern von einer Regenerationszeit nach einem Krafttraining von ca. 48-72 Stunden aus, bei Leistungssportlern von 12-48 Stunden. Es wird deutlich, dass die Spanne sehr groß ist, da die Regeneration von vielen Faktoren abhängt.

Im Hochleistungssport werden häufig verschiedene Parameter, wie z. B. der Blutdruck, die Ruheherzfrequenz und die Harnsäure, kontrolliert, um die Regeneration des Athleten beurteilen zu können. Bisher gibt es jedoch keine genaue Methode, um zu bestimmen, wann die Erholung abgeschlossen ist und neue Trainingsreize gesetzt werden können. Daher ist es wichtig, dass der Trainierende auf die Signale seines Körpers hört und gegebenenfalls einen Tag länger als geplant pausiert.

Prinzip der Dauerhaftigkeit und Kontinuität

Zur Steigerung der Fitness ist es unerlässlich, über längere Zeiträume mehrfach Trainingsreize zu setzen. Ein Training, welches nach kurzer Zeit wieder abgebrochen wird, ist ebenso wirkungslos wie ein Training, das nur unregelmäßig durchgeführt wird. Gerade im Gesundheits- und Fitnesssport scheitern viele an der Einhaltung dieses Prinzips. Nach einem anfänglichen Motivationshoch und häufigen Trainingseinheiten folgt oft eine Phase mit nachlassendem Eifer und weniger oder sogar gar keinem Training.

Ein kontinuierliches Training ist für jeden, der im Berufsleben steht, nicht immer einfach. Da die meisten einen großen Teil des Tages in der Arbeit verbringen, ist es äußerst sinnvoll, wenn Fitnessprogramme am Arbeitsplatz angeboten werden. Längst haben Arbeitgeber erkannt, dass nur gesunde Mitarbeiter auch leistungsfähig und produktiv sind. Die Vorteile eines regelmäßigen Trainings wurden bereits in Kap. 1 ausführlich erläutert.

Selbstverständlich gilt dieses Prinzip auch für den Leistungssport. Sportliche Höchstleistungen können nur nach jahrelangem, regelmäßigem Training erfolgen. Längere Trainingsausfälle zum Beispiel nach Verletzungen kosten einen Spitzensportler nicht selten die Karriere.

Nur wer dauerhaft und kontinuierlich trainiert, fördert seine Gesundheit und verbessert seine Leistungsfähigkeit.

Prinzip der Periodisierung und Zyklisierung

Training ist ein langfristiger und zielorientierter Prozess, um die Leistungsfähigkeit zu steigern. Für optimale Ergebnisse ist es wichtig, in *Trainingszyklen* und *Perioden* zu arbeiten. Für einzelne Trainingszyklen werden unterschiedliche Trainingsziele gesetzt. Der Körper kann sich so immer wieder an neue Belastungen anpassen, um schließlich optimale Leistung zu entwickeln. In der Trainingspraxis hat sich die Unterteilung in *Makro-*, *Meso-* und *Mikrozyklen* bewährt. Ein Makrozyklus kann ein Jahr umfassen. Folgendes Beispiel zur Verdeutlichung:

Nach Neujahr hat sich ein Sportler bis Weihnachten folgende Ziele vorgenommen:

- Die Muskelkraft um 30 % steigern.
- Den Armumfang um 5 cm vergrößern.

Um diese langfristigen Ziele zu erreichen, wird der 52-wöchige Makrozyklus in kürzere, 4-6-wöchige Mesozyklen unterteilt und unterschiedliche Trainingsziele werden für jeden Zyklus festgelegt. Die nachfolgende Tabelle zeigt einen Ausschnitt aus einem stark vereinfachten Makrozyklus mit drei Mesozyklen für den Sportler aus dem Beispiel.

Tab. 3: Vereinfachte Darstellung eines Makrozyklus, unterteilt in drei Mesozyklen

	Mesozyklus I	**Mesozyklus II**	**Mesozyklus III**
Dauer in Wochen	4	4	4
Trainingsziel	Aufbau von Maximalkraft	Den Muskelquerschnitt erhöhen	Weiterer Aufbau der Maximalkraft
Trainingsmethode	Maximalkrafttraining	Hypertrophietraining	Maximalkrafttraining
Häufigkeit pro Woche	3	4	4
Trainingsform	Ganzkörpertraining	Splittraining	Splittraining
Anzahl von Sätzen pro Einheit	15	18	20

Anschließend können einzelne Mikrozyklen die Trainingseinheiten in der jeweiligen Phase beschreiben. Dabei wird genau festgelegt, welche Übungen mit welchen Intensitäten absolviert werden. Beim oben genannten Beispiel wird darauf geachtet, genügend Übungen für die Armstrecker und -beuger zu berücksichtigen, um das langfristige Ziel, den Armumfang zu vergrößern, zu erreichen.

Prinzip der Individualität und Altersgemäßheit

Trainingspläne müssen immer individuell abgestimmt werden und neben dem Gesundheits- und Leistungszustand auch das Alter berücksichtigen. Nur so ist es möglich, individuelle Stärken zu fördern, Schwächen zu beseitigen oder zu mindern.

Selbst bei gleicher Zielsetzung müssen für zwei Personen unterschiedliche Trainingspläne erarbeitet werden. Ein einfaches Beispiel zum Verständnis:

Person A und B wollen Muskeln aufbauen. Person A ist 60 Jahre alt und hat bisher nur Ausdauersport betrieben. Person B ist 25 Jahre alt und hat bereits zwei Jahre Krafttrainingserfahrung. Es ist offensichtlich, dass ein Trainingsplan, der für Person B entworfen wird, Person A völlig überfordern würde. Umgekehrt wären die Trainingsreize von Person A für Person B zu gering und würden keine Anpassungsmechanismen, wie in Kap. 4.1 erläutert, auslösen.

Bei jeder Trainingssteuerung müssen immer das Alter und die individuellen Voraussetzungen berücksichtigt werden.

Prinzip der permanenten Überprüfung des Trainings

Trainingsfortschritte müssen in regelmäßigen Abständen überprüft und mit Ausgangswerten verglichen werden, um die Zielerreichung sicherzustellen. Nur wer überprüft, ob Leistungsfortschritte wie geplant erreicht werden, kann den Trainingsplan entsprechend anpassen und wichtige Trainingsentscheidungen anhand von Daten und Fakten treffen. Die Voraussetzung dafür ist eine Leistungsdiagnostik zu Beginn des Trainings. Dabei können Daten für die spätere Evaluation gesammelt werden, um möglichst objektiv die Wirkung der Trainingsprogramme zu messen. Eine umfangreiche Leistungsdiagnostik hat noch weitere Vorteile:

- Erfassen des Gesundheits- und Leistungszustands;
- Stärken und Schwächen ermitteln;
- frühzeitig mögliche Gefahren, wie muskuläre Dysbalancen und Übertraining, erkennen;
- Wettkampfleistungen prognostizieren.

Prinzip der Zielorientierung

Bevor mit der Trainingsplanung und der Trainingsdurchführung begonnen werden kann, müssen Ziele festgelegt werden. Kein Trainingsreiz ist der Richtige, wenn nicht klar ist, wofür trainiert wird. Erst wenn klare Ziele formuliert werden, wie z. B. der Körperfettanteil soll in sechs Monaten um 5 % gesenkt werden oder bis Jahresende 100 kg Bankdrücken für fünf Wiederholungen, können die richtigen Trainingsreize gesetzt werden. Nicht zu unterschätzen ist hier auch der Motivationsfaktor. Mit einem festen Ziel vor Augen fällt es schwerer, Trainingseinheiten ausfallen zu lassen oder die geplanten Steigerungen nicht durchzuziehen.

Prinzip der Gesundheitserhaltung

Gesundheitssportler trainieren mit dem vorrangigen Ziel, Risikofaktoren für die Gesundheit, wie z. B. Übergewicht, abzubauen und Schutzfaktoren, wie beispielsweise Muskulatur, aufzubauen. Dafür reichen schon relativ geringe Trainingsbelastungen. Fitness- und Leistungssportler trainieren mit weitaus größeren Trainingsumfängen und -intensitäten, um die Leistungsfähigkeit über das normale Maß hinaus zu steigern. Auch für diese Sportler gilt aber, dass die Gesundheit oberste Priorität hat.

Athleten und Trainer müssen aufgrund der hohen Trainingsbelastungen darauf achten, dass keine Gefahr für die Gesundheit entsteht. Bei jeder Entscheidung, die der Trainer und der Sportler trifft, muss die langfristige Gesundheit des Athleten beachtet werden. Gerade im Hochleistungssport wird dieses Prinzip oft vernachlässigt. Zu schnelle Steigerungen der Trainingsintensitäten und der zu frühe Einstieg ins Wettkampftraining nach Verletzungen ist in beinahe jeder Sportart zu beobachten.

Langfristig ist allerdings nur ein gesunder Körper in der Lage, über einen langen Zeitraum ein hohes Niveau an Leistungsfähigkeit zu halten. Deshalb ist es so wichtig, auch dieses Trainingsprinzip bei der Trainingssteuerung zu beachten.

4.3 BELASTUNGSPARAMETER

Ohne einen überschwelligen Trainingsreiz werden keine Anpassungsprozesse ausgelöst. Die Beanspruchung ist also die zentrale Orientierungsgröße für die Trainingssteuerung. Deshalb ist es unerlässlich, einige Belastungsparameter in der Trainingsplanung genau zu bestimmen.

Die wesentlichen Belastungsparameter sind:

- Belastungshäufigkeit,
- Belastungsumfang,
- Belastungsdichte,
- Belastungsdauer und
- Belastungsintensität.

Belastungshäufigkeit

Die Belastungshäufigkeit gibt die Anzahl an Trainingseinheiten innerhalb einer Woche an. Sie spielt für den Trainingserfolg eine entscheidende Rolle. Werden Trainingsreize nicht häufig genug gesetzt, wird sich der Körper nicht optimal weiterentwickeln. Wird zu oft trainiert, fehlt dem Körper die nötige Regenerationszeit und die gewünschte Leistungsverbesserung kann ebenfalls nicht optimal stattfinden.

Die Anzahl an Trainingseinheiten pro Woche ist nicht nur vom aktuellen Leistungszustand, sondern ebenso von der Zielsetzung und dem zeitlichen Verfügungsrahmen abhängig. Während Gesundheitssportler mit einer Trainingshäufigkeit von 2-3 Einheiten pro Woche gut beraten sind, trainieren Profisportler 2-3-mal pro Tag.

Belastungsumfang

Der Belastungsumfang wird im Krafttraining üblicherweise in Sätzen und Wiederholungen angegeben. Eine Wiederholung ist die Bewegung von der Ausgangs- in die Endposition und wieder zurück. Ein Satz ist die Aneinanderreihung mehrerer Wiederholungen ohne Pause dazwischen.

Während die Studienlage zu optimalen Wiederholungsbereichen bei den unterschiedlichen Krafttrainingsmethoden weitgehend einheitlich ist, wird die Frage nach der richtigen Anzahl der Sätze häufig diskutiert. Trainingsmethoden, die lediglich einen Satz pro Übung vorsehen, stehen den Methoden, die mehrere Sätze pro Übung vorschreiben, gegenüber. Die meisten Publikationen zeigen allerdings Vorteile des Mehrsatztrainings (2, 3). Abhängig von der individuellen Leistungsfähigkeit, dem Trainingsziel und der gewählten Krafttrainingsmethode werden üblicherweise 2-5 Sätze pro Übung ausgeführt.

Belastungsdichte

Die Belastungsdichte wird durch die Pausenzeit zwischen den Wiederholungen und Sätzen bestimmt. Auch dieser Parameter muss unter Berücksichtigung des Leistungszustandes und der Zielsetzung des Sportlers bestimmt werden. Fortgeschrittene Sportler benötigen in der Regel eine kürzere Satzpause als Beginner. Außerdem sollte sich die Dauer der Pausen auch an der Trainingsintensität orientieren. Die Satzpausen sind bei einem Maximalkrafttraining mit maximalen Intensitäten deutlich länger, als bei einem Kraftausdauertraining mit geringeren Intensitäten.

Belastungsdauer

Die Belastungsdauer gibt die zeitliche Dauer einer Trainingseinheit oder eines Trainingszyklus an. Erfahrungen aus der Praxis im Leistungs- und Fitnesssport haben gezeigt, dass ein wirkungsvolles Krafttraining 30-60 Minuten dauert. Die Trainingszeit hängt zum einen vom individuellen Leistungszustand und zum anderen von der gewählten Trainingsmethode ab.

Die Belastungsdauer kann im Krafttraining außerdem für die Dauer einer Wiederholung bzw. eines Satzes bestimmt werden. Je nach Krafttrainingsmethode werden die Übungen schneller oder langsamer ausgeführt. Bei Trainingsmethoden zum Muskelaufbau beispielsweise werden die Wiederholungen in der Regel langsam und gleichmäßig durchgeführt. Eine Wiederholung dauert dabei ca. vier Sekunden. Der Hintergrund ist, dass für den Muskelaufbau die Spannungshöhe und die Dauer, während der die hohe Spannung auf den Muskel einwirkt, entscheidend ist (4).

Beim Maximalkrafttraining ist es dagegen entscheidend, den Muskel für einige wenige Wiederholungen mit maximalen Lasten zu beanspruchen. Eine bewusst langsame Bewegungsausführung würde die Parameter *Last* und *Wiederholungen* negativ beeinflussen und scheint für diese Form des Krafttrainings daher wenig sinnvoll.

Expertenmeinungen zu optimalen Bewegungsgeschwindigkeiten für die entsprechenden Trainingsmethoden sind allerdings uneinheitlich. In Zukunft wird dieser Punkt weiter Gegenstand der sportwissenschaftlichen Forschung sein.

Belastungsintensität

Die korrekte Bestimmung der Belastungsintensität ist für den Trainingserfolg von herausragender Bedeutung. Die Belastungsintensität wird beim Krafttraining objektiv in Kilogramm oder in Prozent zur Bestmarke oder auch in subjektiven Qualitäten wie „maximal" oder „submaximal" ausgedrückt (1). Grundsätzlich gibt zwei einfache Wege zur Intensitätsbestimmung: den *deduktiven* und den *induktiven* Weg.

Deduktiver Ansatz der Intensitätsbestimmung

Zur Bestimmung der Bestmarke wird ein *Maximalkrafttest* durchgeführt. Der Maximalkraftwert, auch *One Repetition Maximum* genannt, wird als Referenzwert festgesetzt. Davon ausgehend, werden die Belastungsintensitäten für das Training berechnet. Dieser Ansatz der objektiven Intensitätssteuerung ist weit verbreitet (4-8).

Für den Gesundheits- und Fitnesssportler ist er jedoch kritisch zu betrachten. So können beispielsweise die ungewohnt hohen Zug- und Druckbelastungen eines Krafttests zu Schädigungen des Bewegungsapparats führen. Neben dem Verletzungsrisiko ist auch die Aussagekraft für Intensitäten im submaximalen Bereich kritisch zu betrachten. Die Maximalkraft gilt zwar als Basisfähigkeit, allerdings lassen sich die Werte eines Maximalkrafttests nicht ohne Weiteres auf Trainingsbereiche im Kraftausdauerbereich umrechnen.

Induktiver Ansatz der Intensitätsbestimmung

Bei der induktiven Intensitätssteuerung spielen Prozentangaben in Beziehung zur Maximalkraft keine Rolle. Der entscheidende Parameter ist hier vielmehr das *subjektive Belastungsempfinden*. Dem Sportler wird ein Wiederholungsbereich vorgegeben. Die Intensität wählt er dann entsprechend der Wiederholungszahl und dem subjektiven Belastungsempfinden „mittel", „schwer" oder sogar „maximal".

Wissenschaftliche Untersuchungen belegen, dass das subjektive Belastungsempfinden zur Steuerung der Belastungsintensität gut geeignet ist (9-10). Gleichzeitig verringert sich die orthopädische und kardiovaskuläre Beanspruchung (9).

Das Manipulieren der Belastungsparameter zur Trainingssteuerung

Die fünf beschriebenen Belastungsparameter sind die zentralen Orientierungsgrößen zur Trainingssteuerung. Sie müssen im Rahmen der Trainingsplanung exakt festgelegt werden und den Leistungsfortschritten entsprechend immer wieder neu angepasst werden. Um den Trainingsprinzipien der progressiven Belastungssteigerung und der variierenden Belastung gerecht zu werden, muss von Zeit zu Zeit an einer oder mehreren Stellschrauben gedreht werden. Tab. 4 zeigt, wie die einzelnen Belastungsparameter im Laufe des Trainingsprozesses angepasst werden können.

Tab. 4: Möglichkeiten zur Manipulation der fünf Belastungsparameter

Belastungsparameter	Mögliche Manipulation des Parameters
Häufigkeit	Die Anzahl der Trainingseinheiten pro Woche erhöhen.
Umfang	Die Anzahl der Kraftübungen und Sätze erhöhen.
Dauer	Die Länge der Trainingseinheit erhöhen.
Dichte	Die Satzpausen verkürzen.
Intensität	Die Gewichte erhöhen.

Während die Trainingshäufigkeit stark vom zeitlichen Verfügungsrahmen begrenzt wird und schnell an das Maximum kommt, gibt es zahlreiche Strategien, um die Parameter *Umfang* und *Intensität* zu manipulieren, um immer wieder Anpassungsprozesse auszulösen und so die Leistungsfähigkeit planmäßig zu steigern. Jede der Strategien hat ihre Vor- und Nachteile. Die jeweilige Zielsetzung und der Trainingszustand ist bei der Wahl der richtigen Strategie für den nächsten Trainingszyklus zu berücksichtigen.

Außerdem reagieren verschiedene Sportler auch unterschiedlich auf Anpassungen im Trainingsprozess. Ein einheitliches Patentrezept bei der Manipulation von Trainingsumfängen und Intensitäten gibt es daher nicht. Trainer und Sportler müssen immer wieder die gemachten Fortschritte überprüfen und unterschiedlichste Methoden testen.

Im Nachfolgenden werden drei Strategien vorgestellt, die sich dazu eignen, Umfang und Intensität im Trainingsprozess zu manipulieren (11):

Gegenläufige Zu- bzw. Abnahme von Umfang und Intensität

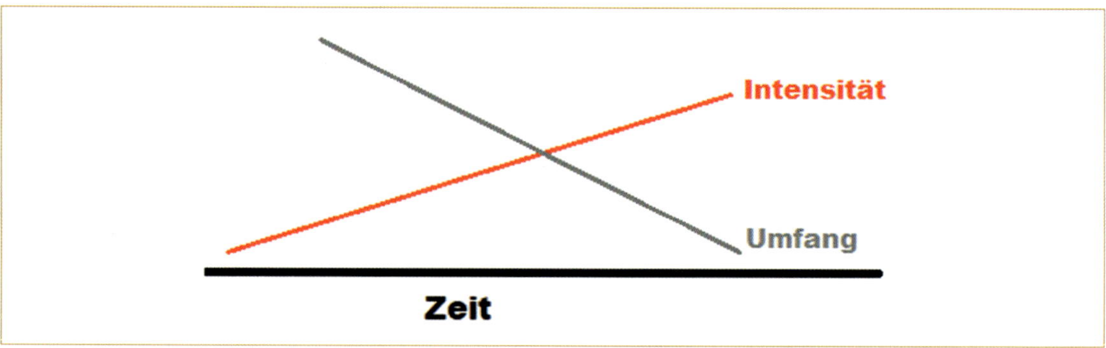

Abb. 10: Gegenläufige Zu- bzw. Abnahme von Umfang und Intensität

Im Laufe der Zeit und damit des Trainingszyklus wird die Intensität erhöht und der Umfang gesenkt. Das ist eine klassische Methode, die im Leistungssport verwendet wird, um sich auf einen Wettkampf vorzubereiten. Zu Beginn des Trainingszyklus wird mit geringen Intensitäten und hohen Umfängen trainiert. Je näher man dem Wettkampf kommt, desto intensiver wird das Training. In der letzten Trainingsperiode werden dann sehr hohe Intensitäten und geringere Umfänge verwendet.

Gleichzeitige Zunahme von Umfang und Intensität

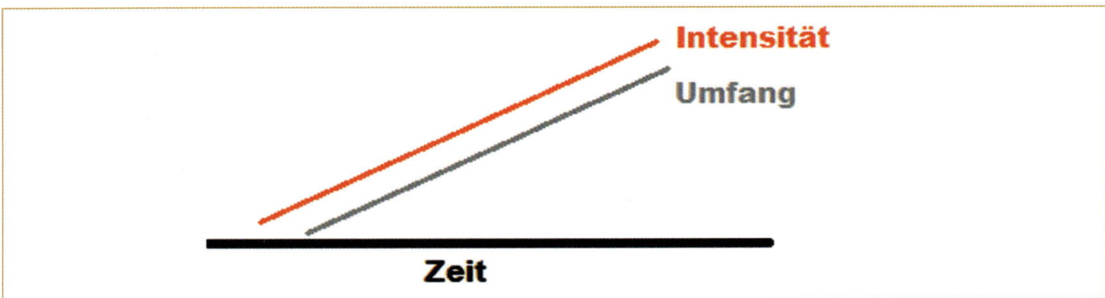

Abb. 11: Gleichzeitige Zunahme von Umfang und Intensität

Intensität und Umfang werden gleichzeitig gesteigert. Diese Methode setzt eine genaue Kenntnis der Leistungsfähigkeit des Athleten voraus, da sonst Überlastungen drohen. Die Belastungsparameter Intensität und Umfang müssen exakt aufeinander abgestimmt werden und dürfen nicht zu schnell gesteigert werden.

Gleiche Intensität bei variierendem Umfang

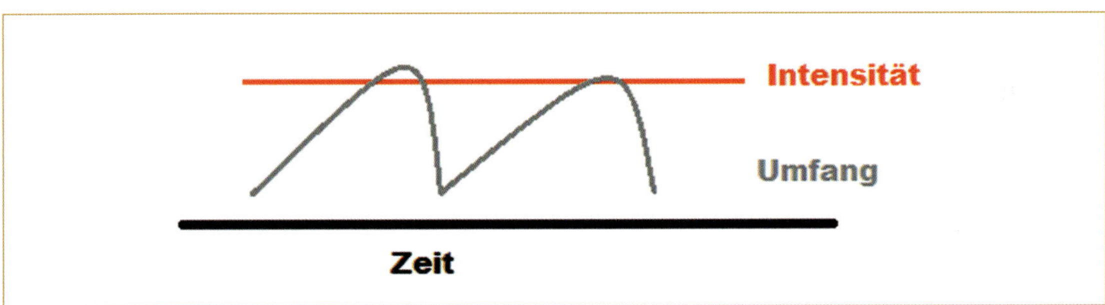

Abb. 12: Gleiche Intensität bei variierendem Umfang

Während die Intensität beibehalten wird, verändert sich der Umfang. Phasen mit hohen Umfängen wechseln sich ab mit Phasen mit geringen Umfängen.

Für alle Strategien gilt, dass nach einer Phase der Belastung eine Phase der Entlastung folgen muss, damit sich der Körper den Trainingsreizen entsprechend anpassen kann. Nach einem 4-6-wöchigen Trainingszyklus sollten einige Tage mit geringeren Trainingsreizen folgen.

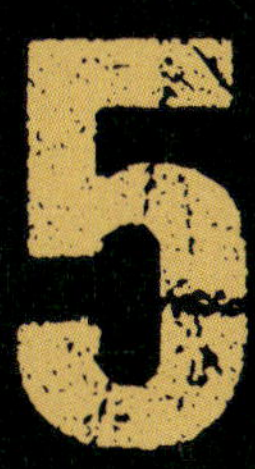

KRAFTDIAGNOSTIK

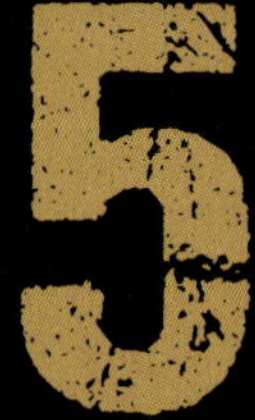

KRAFTDIAGNOSTIK

Die Diagnose ist der erste Teilschritt der Trainingssteuerung. Bevor Ziele festgelegt und Trainingspläne erstellt werden können, muss der Gesundheits- und Leistungszustand erfasst werden. Für Trainer und Sportler gibt es eine ganze Reihe von Gründen, um eine umfassende Leistungsdiagnostik durchzuführen (1-4):

- Erfassen des Gesundheits- und Leistungszustandes;
- Stärken und Schwächen ermitteln;
- frühzeitig mögliche Gefahren, wie muskuläre Dysbalancen und Übertraining, erkennen;
- Wettkampfleistungen prognostizieren;
- Daten für die spätere Evaluation sammeln sowie
- objektiv die Wirkung der Trainingsprogramme messen.

Sportwissenschaftler und Mediziner haben eine Vielzahl an Tests entwickelt, um die einzelnen motorischen Fähigkeiten zu beurteilen. Die Methoden zur Erfassung und Beurteilung der motorischen Fähigkeit Kraft reichen von einer groben Abschätzung der Kraft bis zur gezielten individuellen Leistungsdiagnostik (5).

Im Folgenden wird auf Testverfahren eingegangen, die ohne aufwendige apparative Verfahren in Laboreinrichtungen auskommen.

5.1 DER 1-RM-TEST

Die Bestimmung des *Ein-Wiederholungs-Maximums* (1-RM) nimmt eine zentrale Rolle in der Kraftdiagnostik ein und gilt sogar als Goldstandard zur Beurteilung des Maximalkraftniveaus (6). Die Abkürzung 1-RM steht für *One Repetition Maximum*.

Es ist das höchstmögliche Gewicht, das ein Sportler einmal korrekt ausgeführt bewegen kann. In der Trainingspraxis wählt man je nach Sportart und individuellen Voraussetzungen eine Reihe von Kraftübungen aus, an denen der Test durchgeführt wird. Zur Erfassung und Beurteilung der Maximalkraft im Unterkörper kann beispielsweise die Kraftübung *Kniebeugen* durchgeführt werden. Nach einem umfangreichen allgemeinen Aufwärmen und einem Vorbereiten der nachfolgend beanspruchten Muskulatur wird das maximale Gewicht ermittelt, das der Athlet bewältigen kann. Schafft der Sportler mehr als eine Wiederholung, wird das Gewicht im nächsten Versuch gesteigert, schafft er keine korrekte Wiederholung, wird das Gewicht reduziert.

Zwischen den Versuchen sollte die Pause lang genug sein, um eine ausreichende Erholung zu gewährleisten. Außerdem sollten nicht mehr als 2-3 Versuche gemacht werden, um das 1-RM zu ermitteln. Neben der Beurteilung der Maximalkraft dient dieser Test häufig auch zur Ermittlung der Trainingsintensität (siehe Kap. 4.3).

Für den Gesundheits- und Fitnesssportler ist dieser Test allerdings nicht unproblematisch. Durch die ungewohnt hohen Belastungen eines solchen Maximalkrafttests kann es zu Verletzungen am Bewegungsapparat kommen. Außerdem lassen sich die erzielten Werte eines 1-RM-Tests nicht ohne Weiteres auf Trainingsbereiche im Kraftausdauerbereich umrechnen. Der Einsatz eines Maximalkrafttests sollte gut überlegt sein und auch von individuellen Leistungsvoraussetzungen des Sportlers abhängig gemacht werden.

5.2 SPORTMOTORISCHE TESTS

Neben einem Krafttest mit maximalen Gewichten gibt es auch sportmotorische Tests zur Beurteilung der motorischen Fähigkeit Kraft. Tab. 5 gibt einen Überblick von beliebten Tests zur Ermittlung der Kraftausdauer oder der Schnellkraft, die in vielen Testbatterien verwendet werden.

Tab. 5: Sportmotorische Krafttests

Einzeltest	Ausführung	Auswertung
Jump-and-Reach-Test (kein Autor bekannt)	Die Testperson steht mit nach oben gestreckten Armen vor einer Wand. Die Höhe der Fingerspitzen wird markiert. Aus dem Stand springt der Proband so hoch wie möglich und berührt im höchsten Punkt die Wand.	Die Distanz zwischen den beiden markierten Punkten wird gemessen und mit alters- und geschlechtsspezifischen Normwerten verglichen.
Standweitsprung (kein Autor bekannt)	Die Testperson springt aus dem Stand so weit wie möglich nach vorne.	Die Distanz zwischen Absprung und Landung wird gemessen und mit alters- und geschlechtsspezifischen Normwerten verglichen.
Liegestütze (hier nach K. Bös, 5)	Die Testperson versucht, innerhalb von 40 Sekunden so viele modifizierte Liegestütze wie möglich auszuführen.	Die Anzahl an korrekt ausgeführten Liegestützen wird mit alters- und geschlechtsspezifischen Normwerten verglichen.
Klimmzughang (kein Autor bekannt)	Die Testperson versucht, einen Klimmzughang möglichst lange zu halten.	Die Zeit im Klimmzughang wird mit alters- und geschlechtsspezifischen Normwerten verglichen.

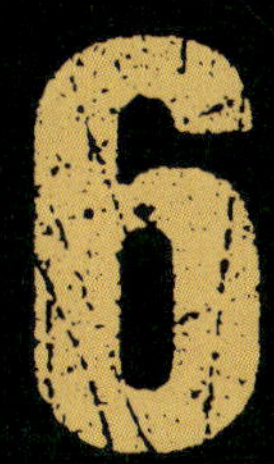

KRAFTTRAININGSMETHODEN

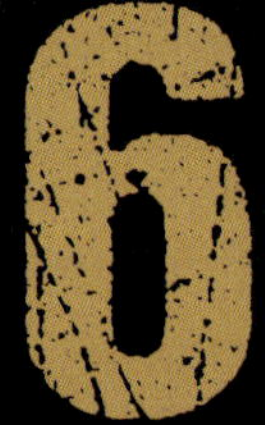

KRAFTTRAININGSMETHODEN

Die Einsatzmöglichkeiten von Krafttraining sind, wie bereits ausführlich erläutert, riesig. Damit die gewünschten Anpassungsprozesse eintreten und die festgelegten Ziele erreicht werden, muss möglichst spezifisch trainiert werden. In der Trainingspraxis haben sich unterschiedliche Trainingsmethoden für unterschiedliche Zielsetzungen entwickelt.

6.1 TRAININGSMETHODEN ZUR ENTWICKLUNG NEURONALER ASPEKTE

Wie bereits in Kap. 2 näher erläutert, sind die drei wesentlichen Einflussgrößen der Kraft der *Muskelquerschnitt*, die *Faserverteilung* und *neuronale Aspekte*. In der Trainingspraxis wird die Trainingsmethode mit dem Ziel, die willkürliche neuromuskuläre Aktivierungsfähigkeit über die möglichst maximale Rekrutierung, Frequenzierung und Synchronisation von motorischen Einheiten zu steigern, als *Maximalkrafttraining* bezeichnet (1).

Wie bereits in Kap. 2 erläutert, wird während einer willkürlichen Kontraktion stets nur ein Teil aller motorischen Einheiten eines Muskels aktiviert. Das Aktivierungspotenzial liegt bei einem Untrainierten bei ca. 70 %. Durch Training kann es bis auf 95 % gesteigert werden (2). Dadurch ist es auch möglich, die Kraft zu steigern, ohne das Körpergewicht zu erhöhen. Für Sportler, die ein hohes Maß an Relativkraft benötigen, ist diese Trainingsmethode daher ebenso interessant wie für Athleten, die ihre Absolutkraft steigern möchten. Beinahe jeder Sportler profitiert von Trainingsmethoden zur Entwicklung neuronaler Aspekte, um die willkürliche Aktivierungsfähigkeit zu erhöhen und so mehr Kraft entfalten zu können.

Untersuchungen zeigen, dass selbst klassische Ausdauersportler, wie z. B. Läufer, von dieser Trainingsmethode profitieren. Durch ein Maximalkrafttraining kommt es zu einem veränderten Rekrutierungsmuster und zur Synchronisation von motorischen Einheiten. Dadurch verringert sich der Sauerstoffverbrauch bei submaximalen Belastungen und der Läufer kann seine Leistungsfähigkeit erhöhen, ohne die VO_{2max} zu verändern (3, 4, 5).

Da die Maximalkraft allgemein als Basisfähigkeit gilt und auch die Schnellkraft und Kraftausdauer positiv beeinflusst, sollte die Trainingsmethode zur Entwicklung neuronaler Aspekte bei jeder Trainingsplanung zur Verbesserung der motorischen Fähigkeit Kraft berücksichtigt werden. Die nachfolgende Tabelle zeigt die Belastungsgestaltung eines typischen Maximalkrafttrainings.

Tab. 6: Belastungsgestaltung für ein Maximalkrafttraining

Belastungshäufigkeit	1-4-mal pro Woche (je nach Leistungsfähigkeit)
Belastungsdauer	45-90 Minuten
Belastungsumfang	1-6 Wiederholungen, 2-5 Sätze
Belastungsdichte	5-10 Minuten Satzpause
Belastungsintensität	90-100 % des 1-RM oder sehr schwer-maximal nach dem subjektiven Belastungsempfinden

Charakteristisch für ein Maximalkrafttraining sind die niedrigen Wiederholungszahlen mit sehr schweren Gewichten und die relativ langen Satzpausen. Die Belastungsdauer und die Häufigkeit der Trainingseinheiten hängt von der Leistungsfähigkeit und der jeweiligen Zielsetzung ab. Ein professioneller Gewichtheber, der sich auf einen Wettkampf vorbereitet, wird wesentlich häufiger ein Maximalkrafttraining absolvieren, als beispielsweise ein Boxer, der die Schlagkraft erhöhen möchte.

6.2 TRAININGSMETHODEN ZUM MUSKELAUFBAU

Trainingsmethoden zum Muskelaufbau haben das Ziel, den Muskelquerschnitt zu erhöhen. Sportwissenschaftler unterscheiden grundsätzlich zwischen *Hypertrophie* und *Hyperplasie*. Letzteres beschreibt die Neubildung von Muskelfasern. Obwohl Untersuchungen an Tieren gezeigt haben, dass es möglich ist, gibt es bisher keine gesicherten Belege dafür, dass der menschliche Organismus auf Krafttrainingsreize mit Hyperplasie reagieren kann (6, 7). Die meisten Wissenschaftler gehen davon aus, dass der Hauptgrund für eine Zunahme des Muskelquerschnitts die Hypertrophie ist.

Muskelhypertrophie bezeichnet ein Dickenwachstum der Fasern, bei unveränderter Zellanzahl. Der Prozess der Muskelhypertrophie ist äußerst komplex und noch nicht vollends geklärt. Es wird angenommen, dass es nach einem entsprechenden Krafttraining zu Mikrotraumen in der Muskulatur kommt. Satellitenzellen, die sich in der Nähe der Muskelzelle befinden, fusionieren dann mit dieser. Dadurch gewinnt die Muskelfaser an Dicke.

Das Ziel eines Trainings zum Muskelaufbau ist es also, die Muskulatur so zu fordern, dass Mikrotraumen entstehen und der Muskel aufgebaut wird. Beobachtungen aus der Trainingspraxis zeigen, dass die Methode der wiederholten submaximalen Belastung am effektivsten zur Vergrößerung des Muskelquerschnitts ist. Ein Wiederholungsbereich von 6-15 Wiederholungen scheint ideal zu sein, um eine Muskelhypertrophie auszulösen. Die nachfolgende Tabelle zeigt eine typische Belastungsgestaltung für ein Hypertrophietraining.

Tab. 7: Belastungsgestaltung für ein Hypertrophietraining

Belastungshäufigkeit	1-6-mal pro Woche (je nach Leistungsfähigkeit)
Belastungsdauer	45-90 Minuten
Belastungsumfang	6-15 Wiederholungen, 2-5 Sätze
Belastungsdichte	2-3 Minuten Satzpause
Belastungsintensität	60-85 % des 1-RM schwer-sehr schwer nach dem subjektiven Belastungsempfinden

Die Belastungshäufigkeit wird hier mit 1-6 Einheiten pro Woche angegeben. Sie hängt stark von der aktuellen Leistungsfähigkeit und der Zielsetzung ab. Jeder Muskel sollte bei dieser Methode zweimal pro Woche trainiert werden. Sind zwei oder drei Trainingseinheiten pro Woche geplant, wird ein Ganzkörpertraining durchgeführt. Ab vier Trainingseinheiten pro Woche macht ein Splittraining Sinn.

Das bedeutet, dass während einer Trainingseinheit nur ein Teil der Skelettmuskulatur trainiert wird. Am Montag beispielsweise Brust, Trizeps und Bauch und am Dienstag Rücken, Beine und Bizeps. Am Mittwoch ist dann ein Ruhetag und am Donnerstag und Freitag wiederholt sich das Training von Montag bzw. Dienstag. So wird jeder Muskel zweimal pro Woche trainiert. Von jeder Übung werden 2-5 Sätze je 6-15 Wiederholungen ausgeführt.

Im Vergleich zu einem Maximalkrafttraining ist die Belastungsintensität, aufgrund der höheren Wiederholungen beim Muskelaufbautraining, geringer. Ein weiterer Unterschied ist die Pause zwischen den Sätzen. Diese ist bei einem Muskelaufbautraining nur 2-3 Minuten lang. Der Sportler soll sich während dieser Zeit zwar erholen, um Kraft für den nächsten Durchgang zu haben, allerdings ist eine gewisse Vorermüdung durchaus erwünscht.

Ein weiterer wichtiger Faktor für Muskelaufbau ist die Muskelarbeitsweise. Grundsätzlich wird zwischen einer *isometrischen, konzentrischen* und *exzentrischen Belastung* unterschieden. Bei der *isometrischen* Muskelarbeitsweise wird der Muskel angespannt, ohne seine Länge dabei zu verändern. Das statische Sitzen in der *tiefen Kniebeuge* (Wandsitzen) ist eine klassische Übung in diesem Bereich.

Bei der *konzentrischen* Muskelarbeitsweise nähert sich Ursprung und Ansatz des Muskels an und er verkürzt sich. Das ist die überwindende Phase während einer Krafttrainingsübung. Beim *Bankdrücken* ist das die Phase, in der die Langhantel vom Brustkorb nach oben bewegt wird.

Wenn die Langhantel nach unten bewegt wird, spricht man von der nachgebenden Phase. Ursprung und Ansatz des Muskels entfernen sich und der Muskel wird auseinandergezogen. Das ist die *exzentrische* Muskelarbeit. Wissenschaftliche Untersuchungen haben gezeigt, dass exzentrische Belastungen zu größeren Mikrotraumen in der Muskulatur führen (8, 9) und sich daher wahrscheinlich besonders gut für Krafttrainingsmethoden mit dem Ziel des Muskelaufbaus eignen.

Für die Trainingspraxis bedeutet das, besonderen Wert auf die nachgebende Phase während der Übungen zu legen. Beim oben erwähnten Beispiel *Bankdrücken* würde das bedeuten, die Langhantel bewusst langsam nach unten an den Brustkorb zu führen und die überwindende Phase von der Brust nach oben etwas zügiger auszuführen.

Eine weitere Möglichkeit wäre, die exzentrische Bewegung alleine auszuführen und bei der konzentrischen Phase die Hilfe eines Trainingspartners in Anspruch zu nehmen. Da es leichter ist, einem Widerstand entgegenzuwirken, als ihn zu überwinden, kann bei dieser Methode mit schwereren Gewichten gearbeitet werden und die exzentrische Belastung rückt in den Vordergrund.

6.3 KRAFTTRAINING ZUR ENTWICKLUNG VON SCHNELLKRAFT

Die Unterteilung der motorischen Fähigkeit Kraft in die drei Subkategorien *Maximalkraft, Schnellkraft* und *Kraftausdauer* hat sich bewährt und ist nach wie vor gültig (2). Diese Subkategorien sind allerdings nicht gleichrangig.

Die *Maximalkraft* bildet die Basisfähigkeit für Schnellkraft und Kraftausdauer (2). Soll die *Schnellkraft* gesteigert werden, muss also immer auch ein Maximalkrafttraining erfolgen. Es ist aber wichtig, zu beachten, dass es einem Athleten, der seine Schnellkraft verbessern möchte, nicht darum geht, mehr Gewichte bei den Kniebeugen und Bankdrücken zu bewegen, sondern die Zielbewegung der jeweiligen Sportart schnellkräftiger ausführen zu können (10).

Derek M. Hansen empfiehlt, bei der Entwicklung von Schnellkraft, das Krafttraining nicht als Selbstzweck, sondern als Mittel zum Zweck zu betrachten (11). Genau hier setzt Athletiktraining an. Ein gut durchdachtes Athletiktraining liefert einen enormen Beitrag für den Transfer der im Krafttraining gesteigerten Kraftfähigkeiten in die Zielbewegung der jeweiligen Sportart (12). Dabei ist es wichtig, einige Grundsätze zu beachten:

- Übungen durchführen, die der Zielbewegung der jeweiligen Sportart nahekommen.
- Geringe Belastungsintensität, dafür hohe Geschwindigkeit.
- Den Ermüdungsgrad gering halten, um eine hohe Bewegungsqualität zu gewährleisten.

In der Trainingspraxis werden beispielsweise Sprints mit Zugschlitten, Medizinballwürfe und vertikale Sprünge auf unterschiedlich hohe Kästen angewendet. Je nach Sportart gibt es dabei viele weitere Möglichkeiten. Sprinter, Kampfsportler und auch Athleten in den meisten Spielsportarten benötigen ein gewisses Maß an Schnellkraft. Die richtige Kombination aus Maximalkrafttraining, Athletiktraining zur Entwicklung von Schnellkraft und dem sportartspezifischen Training ist für den sportlichen Erfolg entscheidend. Die nachfolgende Tabelle macht den Unterschied eines allgemeinen Krafttrainings und eines Athletiktrainings deutlich.

Tab. 8: Vergleich zwischen einem allgemeinen Krafttraining und einem Athletiktraining zur Entwicklung von Schnellkraft (modifiziert nach 12)

Allgemeines Krafttraining	Athletiktraining zur Schnellkraftentwicklung
Mit zumeist mehrgelenkigen Übungen soll die Skelettmuskulatur möglichst umfassend entwickelt werden.	Übungen, deren Bewegungsabläufe der Zielbewegung der jeweiligen Sportart möglichst nahekommen, werden ausgeführt.
Hauptbestandteil des Trainings sind Grundübungen wie Kniebeugen, Bankdrücken, Klimmzüge usw.	Eine Vielzahl von verschiedensten Übungen, wie Sprung- und Wurfvarianten, steht zur Verfügung.
Meist wird ein hoher Ermüdungsgrad erzeugt.	Der Ermüdungsgrad wird gering gehalten, da bei einer Übungsauswahl mit komplexen Bewegungsabläufen, die mit hoher Geschwindigkeit ausgeführt werden, eine Abnahme der Bewegungsqualität zu erwarten ist.
Die Belastungsintensität ist zumeist mittel bis hoch.	Die Belastungsintensität ist in der Regel gering, da bei der Übungsausführung eine höhere Bewegungsgeschwindigkeit erreicht werden soll.

6.4 TRAINING IN DER THERAPIE

Die Bundesarbeitsgemeinschaft Rehabilitation formulierte 2005 die Ziele der Rehabilitation wie folgt:

„Ziel der medizinischen Rehabilitation ist, die drohenden oder bereits manifesten Beeinträchtigungen der Teilhabe am Arbeitsleben und am Leben der Gesellschaft durch frühzeitige Einleitung der gebotenen Rehabilitationsmaßnahmen abzuwenden, zu beseitigen, zu mindern, ihre Verschlimmerung zu verhüten oder ihre Folgen zu mildern" (13).

Um diese Ziele zu erreichen, gilt es, nach Erkrankungen und Verletzungen des Stütz- und Bewegungssystems vorwiegend

- den Bewegungsumfang eines Gelenks zu verbessern;
- die Muskulatur aufzubauen;
- die allgemeine körperliche Leistungsfähigkeit zu stärken (14).

Bei einem Blick auf die Ziele wird klar, dass in der Therapie von Erkrankungen und Verletzungen des Bewegungsapparats das Krafttraining von herausragender Bedeutung ist. Daneben spielt das Flexibilitätstraining für die Beweglichkeit und das sensomotorische Training für die Tiefensensibilität eine wichtige Rolle.

Abb. 13 zeigt die drei elementaren Säulen einer jeden Bewegungstherapie nach orthopädisch-traumatologischen Verletzungen und Erkrankungen.

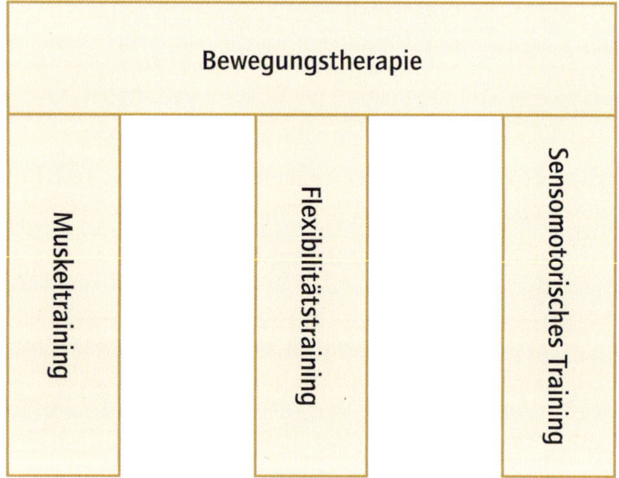

Abb. 13: Die drei Säulen einer Bewegungstherapie nach orthopädisch-traumatologischen Verletzungen und Erkrankungen

In dem von Froböse und Lagerstrom vorgestellten „Fünf-Stufen-Modell zum Muskeltraining" werden die Hauptziele eines rehabilitativen Muskeltrainings in fünf Phasen eingeteilt. Die erste Phase umfasst ein Training zur Verbesserung der Propriozeption und intermuskulären Koordination. Anschließend erfolgt ein Kraftausdauertraining, ein Muskelaufbautraining, ein neuromuskuläres Training und in der letzten Stufe sollen weitere vielfältige Kraftqualitäten entwickelt werden (15).

Daneben gibt es auch noch andere Methoden, um ein muskuläres Aufbautraining zu gestalten. Unabhängig von den angewandten Trainingsmethoden eines Wiederaufbautrainings ist es unbedingt notwendig, alle drei Bereiche als elementare Säulen der Bewegungstherapie in den Trainingsprozess zu integrieren. Diese werden nachfolgend genauer erläutert.

Sensomotorisches Training in der Therapie

Das Ziel eines sensomotorischen Trainings ist es, die Eigenwahrnehmung zu verbessern und so die Bewegungsqualität zu fördern. Eine Bewegungstherapie ohne dieses Training ist nicht denkbar, da jede Bewegung des menschlichen Körpers propriozeptiv registriert wird (14).

Besonders deutlich wird das, wenn wir mit geschlossenen Augen das Knie beugen. Obwohl wir nicht sehen, dass das Knie gebeugt ist, wissen wir dennoch, in welcher Position sich das Gelenk befindet. Das verdanken wir Propriozeptoren, die sich in Muskeln, Faszien und Sehnen befinden und Informationen über die Haltung und Bewegung des Körpers liefern. Dazu gehören unter anderem Muskelspindeln, Golgi-Sehnen-Organe und Ruffini-Endorgane.

Verletzungen am Bewegungsapparat gehen oft mit einem Verlust von Eigenwahrnehmung einher. Das kann zu einer verminderten Gelenkstabilität und einer schlechteren Bewegungsqualität führen. Ein sensomotorisches Training in der Therapie ist wichtig, um ein möglichst hohes Maß an Eigenwahrnehmung zurückzuerlangen, die Bewegungsqualität zu verbessern und die Grundlage für Muskeltraining zu schaffen.

Flexibilitätstraining in der Therapie

Die Fähigkeit, Bewegungen mit der vollen Schwingungsweite der Gelenke ausführen zu können, ist für einen gesunden Bewegungsapparat von entscheidender Bedeutung. Bewegungseinschränkungen können zu einer Schon- und Vermeidungshaltung, einem verschlechterten Gangbild und Einschränkungen im Alltag und Arbeitsleben führen. Zudem spielen sie bei Dysbalancen eine Rolle (siehe Kap. 1).

Es gibt eine Vielzahl von Dehnmethoden, die im Rahmen eines Flexibilitätstrainings in der Therapie angewandt werden können. Grundsätzlich wird zwischen *statischem* und *dynamischem*, sowie zwischen *aktivem* und *passivem Dehnen* unterschieden. Individuelle Voraussetzungen und das Schadensbild der betroffenen Struktur sollten bei der Auswahl der Methodik berücksichtigt werden.

Muskeltraining in der Therapie

Nach einer Verletzung am Bewegungsapparat, wie beispielsweise einem Bänderriss, kommt es in der Regel zu einer Ruhigstellung des betroffenen Gelenks. Die Immobilisation hat weitreichende Folgen:

- Abnahme der Muskelkraft;
- Abnahme des Muskelquerschnitts;
- Abnahme der Zugfestigkeit von Sehnen und Bändern;
- Abnahme von Knochenmasse sowie
- Abnahme von Knorpeldicke.

Durch Muskeltraining in der Therapie kann die Muskelkraft wiederaufgebaut werden und auch passive Strukturen wie Bänder und Knochen profitieren von den Trainingsreizen. Ohne ein entsprechendes Training verlängert sich jedoch der Genesungsprozess und die Anfälligkeit für erneute Verletzungen steigt. Im Gegensatz zu den weiter oben erläuterten Krafttrainingsmethoden steht nicht das Erreichen möglichst hoher Muskelkraft oder der Aufbau möglichst großer Muskeln im Vordergrund, sondern die Rückgewinnung und Optimierung der motorischen Fähigkeit Kraft, um Alltags- und Freizeitaktivitäten ungehindert nachgehen zu können.

Die Belastungsparameter müssen fein aufeinander abgestimmt werden und auch das Ausmaß der Verletzung/Erkrankung berücksichtigen. Allgemeingültige Angaben lassen sich daher kaum festlegen.

6.4 KRAFTTRAINING IN DER SCHWANGERSCHAFT

Sport und Training in der Schwangerschaft führt häufig zur Verunsicherung. Obwohl viele Frauen, gerade während der Schwangerschaft, ein ausgeprägtes Bewusstsein für die Gesundheit entwickeln, ist oft die Angst groß, durch sportliches Training den Schwangerschaftsverlauf oder gar die Gesundheit des Ungeborenen, negativ zu beeinflussen. Tatsächlich aber haben sportliche Tätigkeiten während der Schwangerschaft viele Vorteile (16-18):

- Die körperliche Leistungsfähigkeit wird erhöht. Dies erleichtert die Entbindung und das Wochenbett.
- Einer übermäßigen Gewichtszunahme wird entgegengewirkt und das frühere Gewicht wird nach der Schwangerschaft häufiger wieder erreicht.
- Das Problem einer Inkontinenz tritt bei Frauen, die in der Schwangerschaft sportlich aktiv waren, später seltener auf.

Eine Schwangerschaft führt zu vielen Veränderungen. Das Körpergewicht steigt um 15-25 % an. Dies führt zu einer erhöhten Belastung für die Gelenke. Der Körperschwerpunkt verlagert sich durch einen vergrößerten Uterus und eine Volumenzunahme der Brüste nach vorne und führt zu einer Kippung des Beckens und zu einer verstärkten Lordose in der Lendenwirbelsäule (16). Das fördert das Auftreten von Rückenschmerzen. Daneben kommt es auch zu Anpassungen des kardiovaskulären Systems und des Glukosestoffwechsels (16). Neben den körperlichen Veränderungen sind auch psychische Faktoren zu berücksichtigen.

Durch regelmäßiges, sportliches Training während der Schwangerschaft kann Rückenschmerzen vorgebeugt, Gelenke können stabilisiert und einer übermäßigen Gewichtszunahme kann entgegengewirkt werden. Außerdem treten plötzliche Stimmungsschwankungen seltener auf und das allgemeine Wohlbefinden ist erhöht (16). Weitere Studien zeigen, dass postpartale Depressionen seltener auftreten und die Mutter-Kind-Beziehung entspannter ist (18-19).

Sportliches Training während einer normal verlaufenden Schwangerschaft ist ratsam. Natürlich gibt es aber auch einige Kontraindikatoren, bei denen man von einem Training absehen muss und eine eingehende fachärztliche Beurteilung notwendig ist (16, 19):

- hämodynamisch wirksame Herzerkrankungen;
- restriktive Lungenerkrankungen;
- Bluthochdruck;
- Sterilitätstherapie;
- Uterusfehlbildungen;
- Fehl- oder Frühgeburten bei einer vorherigen Gravidität;
- Mehrlingsschwangerschaft mit erhöhtem Risiko für vorzeitige Wehen und Mangelversorgung;
- bekannte Retardierung;
- verminderte Kindsbewegung;
- Unwohlsein, Kopfschmerzen, geschwollene Arme oder Beine;
- Präeklampsie;
- Zervixinsuffizienz;
- Placenta praevia sowie
- persistierende Blutungen oder Scheideninfektion mit einem erhöhten Risiko für einen Blasensprung.

Wenn alle Kontraindikatoren ausgeschlossen werden können, dann muss Krafttraining während der Schwangerschaft nicht aufgegeben, sondern lediglich modifiziert werden. Mit Blick auf die schwangerschaftsbedingten Veränderungen, wie Gewichtszunahme, Verlagerung des Körperschwerpunkts und den Verlust an Bänderfestigkeit, ergeben sich folgende Grundsätze für das Training:

- Die Gelenke sollten durch Krafttraining gezielt stabilisiert werden, um die höheren Belastungen der Wirbelsäule, Hüft-, Knie- und Sprunggelenke zu verringern.
- Die Rückenmuskulatur und hüftstreckende Muskulatur muss gezielt aufgebaut werden, um Rückenschmerzen, die häufig durch die Verlagerung des Körperschwerpunkts ausgelöst werden, zu vermeiden.
- Ein gezieltes Krafttraining kann außerdem die Zugfestigkeit der Bänder erhöhen. Der Schwerpunkt sollte hier auf die Unterschenkelmuskulatur gelegt werden, um Supinationstraumen präventiv zu verhindern.

Die Belastungsgestaltung für ein Krafttraining während einer Schwangerschaft zeigt Tab. 9.

Tab. 9: Belastungsgestaltung für ein Krafttraining während der Schwangerschaft

Belastungshäufigkeit	1-3-mal pro Woche (je nach Leistungsfähigkeit)
Belastungsdauer	30-60 Minuten
Belastungsumfang	15-20 Wiederholungen, 2-5 Sätze
Belastungsdichte	1-2 Minuten Satzpause
Belastungsintensität	50-60% des 1-RM Mittel-schwer nach dem subjektiven Belastungsempfinden

Die Belastungshäufigkeit und die Dauer hängt stark von der individuellen Leistungsfähigkeit ab. Frauen, die bereits vor der Schwangerschaft sportlich aktiv waren, orientieren sich eher an den oberen Werten, während für sportlich inaktive Frauen bereits 1-2-mal wöchentliches Krafttraining von je 30 Minuten ausreichend ist. Grundsätzlich gilt, dass ein umfangsorientiertes Krafttraining unbedingt einem intensitätsorientierten vorzuziehen ist. Die Belastungsintensität muss so gering gewählt werden, dass mindestens 15-20 Wiederholungen mit dem subjektiven Belastungsempfinden mittel-schwer ausgeführt werden können.

Besondere Aufmerksamkeit muss der richtigen Atemtechnik während der Übungsausführung geschenkt werden. Generell gilt, während der überwindenden Phase (konzentrische Muskelarbeitsweise) auszuatmen und während der nachgebenden Phase (exzentrische Muskelarbeitsweise) einzuatmen. Eine Pressatmung ist unbedingt zu vermeiden, um einen hohen Anstieg des intrathorakalen Drucks zu verhindern. Aus diesem Grund sollten auch statische Übungsausführungen während der Schwangerschaft vermieden werden. Da es allgemein gilt, während der Schwangerschaft längeres statisches Stehen zu vermeiden, sollten auch beim Krafttraining entsprechende Übungen durch sitzende Varianten ersetzt werden.

Bis zu welchem Zeitpunkt der Schwangerschaft trainiert werden kann, ist nicht eindeutig geklärt. Der Schwangerschaftsverlauf und die individuelle Voraussetzung ist dabei sicherlich entscheidend. Eine Rücksprache mit dem behandelnden Arzt sollte in jedem Fall erfolgen.

6.5 SPEZIELLES KRAFTTRAINING IM ALTER

Wie bereits in den Kap. 1 und 3 näher erläutert, nimmt die Kraft im Alter ab. Ein Kraftverlust im Alter kann weitreichende Folgen haben. Es kommt zu Funktionseinschränkungen des Bewegungsapparats, die Bewegungsqualität nimmt ab und die Sturz- und Verletzungsgefahr steigt. Durch Krafttraining kann der Verlust an Muskelmasse und Kraft im Alter kompensiert werden. Auch im hohen Alter passt sich der Körper an überschwellige Trainingsreize an. Die Trainingsprinzipien gelten auch hier (siehe Kap. 4). Ohne regelmäßige, überschwellige und progressiv steigende Trainingsreize findet keine dauerhafte Anpassung statt. Ein zu zurückhaltendes und vorsichtiges Training führt zu keinen Adaptionen und Verbesserungen. Tab. 10 zeigt die Belastungsgestaltung für ein Krafttraining mit Senioren.

Tab. 10: Belastungsgestaltung für ein Krafttraining mit Senioren

Belastungshäufigkeit	1-3-mal pro Woche (je nach Leistungsfähigkeit)
Belastungsdauer	30-60 Minuten
Belastungsumfang	6-15 Wiederholungen, 2-5 Sätze
Belastungsdichte	2-3 Minuten Satzpause
Belastungsintensität	60-85 % des 1-RM Schwer-sehr schwer nach dem subjektiven Belastungsempfinden

Im Hinblick auf den Erhalt von Muskelmasse und Kraft sollte der Fokus auf klassisches Hypertrophietraining gelegt werden (20, 21). Deshalb sollte die Intensität so gewählt werden, dass 6-15 Wiederholungen unter schwerer Anstrengung bewältigt werden können. Wird das Training erst im hohen Alter aufgenommen, oder nach einer längeren Pause wieder begonnen, ist es ratsam, die Belastungsintensität im ersten Trainingszyklus geringer zu gestalten und dann progressiv zu steigern.

Die Trainingshäufigkeit liegt bei 1-3 Trainingseinheiten pro Woche. Um eine Überanstrengung zu vermeiden, ist es wichtig, genügend Abstand zwischen den Trainingseinheiten einzubauen. 48-72 Stunden scheinen hier sinnvoll zu sein. Das Krafttraining sollte alle Hauptmuskelgruppen beanspruchen. Der Schwerpunkt ist allerdings auf die unteren Extremitäten zu setzen, da diese stärker vom Kraftrückgang im Alter betroffen sind und hinsichtlich der Bewegungsqualität und Selbstständigkeit im Alter von größerer Bedeutung sind (20, 22, 23).

Gerade im fortgeschrittenen Alter ist es sinnvoll, Krafttraining mit Gleichgewichtsübungen zu verbinden, um das Sturzrisiko im Alltag zu vermindern (20). Aus diesem Grund ist es auch sinnvoller, bei ausreichender Eigenstabilität und Bewegungskontrolle funktionelle Übungen gegenüber maschinengestützten Übungen vorzuziehen. Beim Krafttraining der unteren Extremitäten bedeutet das konkret: Übungen wie *Kniebeugen* und *Kreuzheben* statt der Beinstrecker- und Beinbeugermaschine ausführen.

Generell gilt, dass weniger das kalendarische Alter, sondern vielmehr die Leistungsfähigkeit und der Gesundheitszustand bei der Belastungsgestaltung und Übungsauswahl berücksichtigt werden muss!

6.6 KRAFTTRAINING MIT KINDERN UND JUGENDLICHEN

Während noch vor 40 Jahren von einem Krafttraining für Kinder und Jugendliche abgeraten wurde, wissen wir heutzutage, dass der gezielte Einsatz von Kräftigungsübungen durchaus sinnvoll ist.

Der aktuelle empirische Kenntnisstand dokumentiert, dass die motorische Fähigkeit Kraft, die Ausführung elementarer und sportmotorischer Bewegungstechniken, die sportartspezifische Leistung, die Körperzusammensetzung, die Knochendichte, kardiovaskuläre Faktoren, die Verletzungsprophylaxe, die langfristige Belastungsverträglichkeit, die psychische Gesundheit, das Wohlbefinden und die Einstellung zum lebenslangen Sporttreiben durch ein Krafttraining im Kinder- und Jugendbereich verbessert werden können (24). Außerdem ist das extrem geringe Verletzungsrisiko bei angeleitetem Krafttraining im Vergleich zu anderen Sportarten wie Fußball, Leichtathletik und Badminton hervorzuheben (24, 25).

Aus Erfahrungen aus der Trainingspraxis und aus wissenschaftlichen Studien lassen sich einige Empfehlungen für ein Krafttraining mit Heranwachsenden festhalten:

- Gleichgewichtstraining als Kraftvorbereitung und Kraftunterstützung ist wünschenswert.
- Koordinativ schwierige Übungen zu Beginn des Trainings im ermüdungsfreien Zustand ausführen.
- Freies Training mit Kurz- und Langhanteln maschinengestütztem Training vorziehen.
- Stets auf eine korrekte Bewegungsausführung achten.
- Das subjektive Belastungsempfinden berücksichtigen und zur Steuerung des Trainings heranziehen.

Tab. 11 zeigt die Belastungsgestaltung für ein Krafttraining mit Kindern und Jugendlichen.

Tab. 11: Belastungsgestaltung für ein Krafttraining mit Kindern und Jugendlichen

Belastungshäufigkeit	1-2-mal pro Woche
Belastungsdauer	30-60 Minuten
Belastungsumfang	15-20 Wiederholungen, 1-3 Sätze
Belastungsdichte	2-3 Minuten Satzpause/subjektives Empfinden
Belastungsintensität	60-75 % des 1-RM Mittelschwer-schwer nach dem subjektiven Belastungsempfinden

Um eine ausreichende Regeneration sicherzustellen, sollte mit Heranwachsenden nicht öfter als 1-2-mal pro Woche ein Krafttraining durchgeführt werden. Zu Beginn des Trainings reicht ein Satz pro Übung. Im Laufe des Trainingsprozesses kann dann von einem Einsatztraining auf ein Mehrsatztraining umgestiegen werden. Die Belastungsintensität sollte so gewählt werden, dass drei Sätze à 15 Wiederholungen in drei aufeinanderfolgenden Übungseinheiten durchgeführt werden, bevor der Widerstand erhöht wird (26). Die Belastungsintensität sollte beim Training mit Kindern und Jugendlichen nur langsam gesteigert werden, da sich passive Strukturen des Bewegungsapparats noch im Wachstum befinden und nicht voll belastbar sind. Außerdem sollten Belastungssteigerungen nicht sprunghaft erfolgen.

Die korrekte Bewegungsausführung muss stehts im Mittelpunkt aller Aspekte des Krafttrainings stehen. Eine Trainingsbetreuung durch einen geschulten Trainer ist erforderlich. Ein entsprechender Trainer kann Krafttrainingsprogramme auch möglichst abwechslungsreich gestalten, um Langeweile zu vermeiden und Leistungsfortschritte zu optimieren (26).

7

KRAFTTRAININGSFORMEN

7

KRAFTTRAININGSFORMEN

Der Skelettmuskel hat ein hohes Adaptionspotenzial und kann sich unterschiedlichen Belastungen anpassen. Im Laufe der Zeit haben sich viele Krafttrainingsformen entwickelt, die diese Fähigkeit nutzen, um Kraft und Muskulatur aufzubauen. Jede Form des Trainings hat ihre Vor- und Nachteile. Bei der Wahl der richtigen Krafttrainingsform sind immer auch die Trainingsprinzipien zu beachten (siehe Kap. 4).

7.1 KRAFTTRAINING MIT LANG- UND KURZHANTELN

Lang- und Kurzhanteln finden sich an beinahe jeder Trainingsstätte in der Welt. Das Krafttraining an Hanteln hat eine lange Tradition und ist auch heute nicht wegzudenken. In manchen Sportarten, wie dem Kraftdreikampf oder dem olympischen Gewichtheben, sind Langhanteln nicht nur das Trainings-, sondern auch das Wettkampfgerät. Schwere Grundübungen, wie *Kreuzheben* und *Kniebeugen*, lassen sich mit Langhanteln genauso ausführen, wie Isolationsübungen, z. B. Armbeugen und Armstrecken.

Das Training mit Kurzhanteln erlaubt eine größere Bewegungsamplitude im Vergleich zu den Langhanteln. Außerdem fordern sie die muskuläre Koordination noch mehr. Die Kombination aus Lang- und Kurzhanteln ermöglicht ein umfassendes Krafttraining mit allen Krafttrainingsmethoden. Von einem schweren Maximalkrafttraining über präventives Krafttraining bis hin zur Rehabilitation lässt sich mit diesen Trainingsgeräten arbeiten. Die wichtigsten Aspekte beim Krafttraining mit Kurz- und Langhanteln werden nachfolgend übersichtlich zusammengefasst.

Tab. 12: Empfehlungen zum Krafttraining mit Lang- und Kurzhanteln

EMPFEHLUNGEN ZUM KRAFTTRAINING MIT LANG- UND KURZHANTELN

- Das Training an Lang- und Kurzhanteln sollte Bestandteil eines jeden Krafttrainingsprogramms sein.
- Die drei Übungen des Kraftdreikampfs *Kniebeugen*, *Kreuzheben* und *Bankdrücken* mit der Langhantel sind komplexe Krafttrainingsübungen, die den ganzen Körper stärken und nicht nur für professionelle Kraftdreikämpfer zum Standardprogramm gehören sollten.
- Bevor schwere Lasten bewältigt werden, gilt es, die Bewegungsausführung sicher zu beherrschen. Der Grundsatz „vom Leichten zum Schweren" ist unbedingt zu beachten.
- Auch bei fortgeschrittenen Sportlern sollte immer auf eine korrekte Bewegungsausführung geachtet werden. Trainingseinheiten mit Schwerpunkt Technikschulung sollten immer wieder in den Trainingsprozess integriert werden.
- Das Training mit Kurzhanteln ist im Vergleich zum Training mit der Langhantel koordinativ noch anspruchsvoller. Außerdem müssen die Extremitäten getrennt voneinander arbeiten. Deshalb müssen beim Bankdrücken mit Kurzhanteln in der Regel leichtere Gewichte verwendet werden als beim Langhantelbankdrücken.

7.2 KRAFTTRAINING MIT DEM EIGENEN KÖRPERGEWICHT

Seit einigen Jahren erfreut sich das Training mit dem eigenen Körpergewicht wieder zunehmender Beliebtheit. Neben der leichten Umsetzbarkeit liegt das nicht zuletzt an der Effektivität dieser Trainingsmethode. Für effektiven Muskelaufbau sind keine teuren Geräte nötig (1). Die bereits erläuterten Angaben zu den Belastungsparametern können auch bei Trainingsprogrammen mit dem eigenen Körpergewicht umgesetzt werden. Die Belastungsintensität ist dabei besonders zu beachten, da gerade für Sportler mit einer höheren Leistungsfähigkeit Übungen, wie z. B. *Kniebeugen* mit dem eigenen Körpergewicht, zu leicht sein können. Die Lösung ist, hier auf anspruchsvollere Übungen zu setzen oder Intensitätstechniken anzuwenden.

Eine dieser Techniken ist zum Beispiel die *Zeitlupenbewegung*. Bei der Zeitlupenbewegung wird die Bewegungsgeschwindigkeit bewusst verlängert, um die Zeit der Muskelspannung zu erhöhen. Eine Wiederholung kann so bis zu 10 Sekunden dauern.

Für Athleten, die speziell die Maximalkraft ausbilden möchten, stellt das Krafttraining mit dem eigenen Körpergewicht eine sinnvolle Ergänzung, aber keinen Ersatz zum Training mit Gewichten dar. Für fortgeschrittene Sportler reicht die Intensität, speziell für ein Maximalkrafttraining, bei einem Training mit dem eigenen Körpergewicht oft nicht aus. Für Beginner stellt das Krafttraining mit dem eigenen Körpergewicht allerdings eine ausgezeichnete Möglichkeit dar, um effektive Trainingsreize zu setzen und den Einstieg ins Krafttraining zu finden.

Wie bereits erläutert, profitieren aber auch fortgeschrittene Sportler von einem solchen Trainingsprogramm. Elastische Fitnessbänder können das Training mit dem eigenen Körpergewicht zusätzlich ergänzen. Nachfolgend werden die wichtigsten Aspekte zu einem Krafttraining mit dem eigenen Körpergewicht übersichtlich dargestellt.

Tab. 13: Empfehlungen zum Krafttraining mit dem eigenen Körpergewicht

EMPFEHLUNGEN ZUM KRAFTTRAINING MIT DEM EIGENEN KÖRPERGEWICHT
• Krafttrainingsübungen mit dem eigenen Körpergewicht sind sehr alltagsnah und beinhalten komplexe Bewegungsabläufe, die mehrere Gelenke und dadurch mehrere Muskeln beanspruchen. Deshalb gehören solche Krafttrainingsübungen, gerade für Gesundheitssportler, in jeden guten Trainingsplan.
• Einfache Hilfsmittel, wie elastische Fitnessbänder und instabile Untergründe, machen das Training noch effektiver und abwechslungsreicher.
• Die Belastung kann erhöht werden, indem Übungen nur mit einem Arm oder einem Bein ausgeführt werden (z. B. Liegestütze oder Kniebeugen). Außerdem können Intensitätstechniken wie die Zeitlupenbewegung eingesetzt werden, um die Belastung zu erhöhen.

7.3 KRAFTTRAINING MIT EINEM SCHLINGENTRAINER

Das Krafttraining an einem Schlingentrainer erfreut sich in letzter Zeit enormer Beliebtheit. Als Trainingswiderstand dient das eigene Körpergewicht. Die Intensität kann durch den variablen Winkel zwischen Boden und Körper verändert werden. Die ständigen Bewegungen der Seile machen das Training anspruchsvoll und fordern auch koordinative Fähigkeiten. Übungen für den Ober- und Unterkörper sind ebenso durchzuführen wie für die Arme und die Bauchmuskulatur. Studien belegen die positiven Effekte dieser Trainingsmethode (2, 3). Die Schlingentrainer können in- und outdoor genutzt werden. Ein Haken an der Wand oder ein stabiler Baum als Befestigung reicht aus.

Besonders im Kraftausdauer- und Hypertrophiebereich kann der Schlingentrainer eingesetzt werden. Problematisch wird es dagegen im Maximalkraftbereich. Besonders fortgeschrittene Sportler werden mit dem Schlingentrainer kaum derart hohe Intensitäten wählen können, wie sie für ein Maximalkrafttraining nötig sind. Dennoch stellen Schlingentrainer für die meisten Krafttrainingsmethoden eine hervorragende Möglichkeit dar, wirksame Reize zu setzen. Die nachfolgenden Empfehlungen sollten beim Training mit dem Schlingentrainer beachtet werden.

Tab. 14: Empfehlungen zum Krafttraining mit dem Schlingentrainer

EMPFEHLUNGEN ZUM KRAFTTRAINING MIT DEM SCHLINGENTRAINER

- Das Training mit dem Schlingentrainer nützt das eigene Körpergewicht als Trainingswiderstand. Durch eine Veränderung des Winkels zwischen Körper und Boden kann die Belastungsintensität verändert werden. Wie auch beim Training mit Lang- und Kurzhantel gilt es, den Grundsatz „vom Leichten zum Schweren" zu berücksichtigen.
- Aufgrund der instabilen Verhältnisse beim Training mit dem Schlingentrainer werden auch kleine, gelenknahe Muskeln aktiviert. Die Instabilität stellt auch hohe Anforderungen an die Koordination und die Körperspannung. Besonders die Rumpfmuskulatur wird bei den meisten Übungen stark gefordert.
- Schlingentrainer sind eine ausgezeichnete Möglichkeit, das Krafttrainingsprogramm zu erweitern und effektive Trainingsreize zu setzen.
- Einige Übungen stellen hohe Anforderungen an die Gleichgewichtsfähigkeit und sind daher nicht für jeden geeignet. Das sollte bei der Trainingsplanung berücksichtigt werden.

7.4 WEITERE FORMEN DES KRAFTTRAININGS

Neben dem Training mit Lang- und Kurzhanteln, dem Bodyweighttraining und dem Schlingentrainer gibt es noch weitere Möglichkeiten, um die Muskulatur zu trainieren. Dazu gehört das Training

- an Maschinen,
- mit Elektromuskelstimulation sowie
- mit einer Vibrationsplatte.

Krafttraining an Maschinen

In fast jedem Fitnessstudio finden sich unterschiedlichste Maschinen, um bestimmte Muskelgruppen zu trainieren. In vielen Fitnesscentern machen diese Maschinen sogar den größten Teil der Trainingsfläche aus. Da das Training an diesen Geräten wenig Anleitung benötigt und sich Fehler schnell korrigieren lassen, ist der Aufwand für das Trainingspersonal hier relativ gering. Die Trainierenden haben den Vorteil, dass es für jeden Muskel eine andere Maschine gibt und Fehler im Bewegungsablauf kaum möglich sind.

Das maschinengestützte Krafttraining hat jedoch einige Nachteile. Durch die geführte Bewegung und die stabilisierenden Polster wird weder die Muskelkoordination trainiert noch die Autostabilisationsarbeit gefördert. Außerdem sind die meisten Bewegungen an Krafttrainingsgeräten alltagsfern. Eine isolierte Kniestreckung wie an der Maschine „Beinstrecker" kommt so gut wie nie in unserem Alltag vor. Für das Gehen, Laufen und Treppensteigen benötigen wir neben der Kniestreckung immer auch eine Streckung der Hüfte und den Einsatz des Sprunggelenks.

Der Einsatz eines Krafttrainings an Maschinen sollte deshalb bei der Erstellung eines Trainingsplans immer kritisch hinterfragt werden. Das gilt auch für rehabilitative Trainingsprogramme. Auf den ersten Blick erscheint es zwar sinnvoll, mit isolierten Bewegungen Muskeln wiederaufzubauen und dabei geschädigte Strukturen zu schonen. Allerdings können verloren gegangene Bewegungsmuster nur wiedererlangt werden, wenn funktionelle Übungen mit den Patienten ohne Maschinen durchgeführt werden. Je weiter fortgeschritten der Therapieverlauf ist, desto mehr sollte auf freie Übungen zurückgegriffen werden.

Krafttraining mit Elektromuskelstimulation

Bei *EMS* werden Elektroden auf die Haut über dem zu trainierenden Muskel angebracht. Durch einen elektrischen Impuls werden die Motoneuronen stimuliert. Das führt dann zu einer Muskelkontraktion. Zusätzlich wird der Muskel bewusst kontrahiert und leichte Krafttrainingsübungen werden ausgeführt. Eine Trainingseinheit dauert 15-30 Minuten.

Die Expertenmeinungen zu dieser Trainingsform gehen weit auseinander. Während Wissenschaftler der der Deutsche Sporthochschule Köln auf die Effektivität von EMS hinweisen (4), spricht sich die Deutsche Gesellschaft für Klinische Neurophysiologie und funktionelle Bildgebung (DGKN) sogar gegen diese Form des Trainings aus (5). Sie kritisieren, dass nur wenige Studien existieren, die leichte Effekte zeigen, obwohl es diese Trainingsform schon seit über 10 Jahren gibt. Darüber hinaus halten sie das EMS-Training wegen der extremen Muskelschädigungen sogar für potenziell gefährlich (5).

Nach der bisherigen Studienlage scheint ein reines EMS-Training kein Ersatz für konventionelles Krafttraining zu sein. Richtig ausgeführt, könnte es allerdings eine Ergänzung darstellen. Um eine klare Aussage treffen zu können, müssen noch weitere Studien abgewartet werden.

Krafttraining mit einer Vibrationsplatte

Eine weitere neue Entwicklung im Krafttraining ist das *Vibrationstraining*. Dabei werden mechanische Schwingungen auf den trainierenden Muskel appliziert, meistens indirekt, indem z. B. beim Stehen auf einer Vibrationsplatte der ganze Körper von den Schwingungen erfasst wird (6).

Zu dieser Trainingsmethode gibt es bereits Studien, die positive Effekte nach einem Vibrationstraining zeigen (7). Allerdings ist noch nicht geklärt, ob neben neuromuskulären Anpassungen auch morphologische Anpassungsreaktionen ausgelöst werden können. Des Weiteren gibt es einige Nachteile bei dieser Trainingsform. Neben Kontraindikatoren, wie Gelenkimplantaten und Herzschrittmachern, zeigten Probanden in Untersuchungen unter anderem Kniebeschwerden und Hautrötungen (8). Um klare Aussagen über den sinnvollen Einsatz von Vibrationstraining zu treffen, sind weitere Untersuchungen nötig.

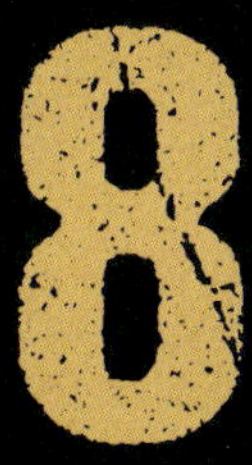

ORGANISATIONSFORMEN

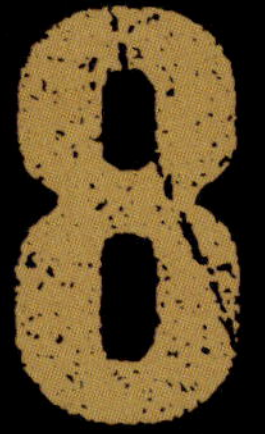

ORGANISATIONSFORMEN

Grundsätzlich wird in *Stationstraining* und *Zirkeltraining* unterschieden. Neben den Vor- und Nachteilen der jeweiligen Organisationsform gilt es, auch äußere Bedingungen, wie die zur Verfügung stehenden Räumlichkeiten und die Anzahl der Trainierenden, zu berücksichtigen.

8.1 STATIONSTRAINING

Beim *Stationstraining* werden die vorher festgelegten Wiederholungen und Sätze an einer Übung beendet, bevor dann zur nächsten Übung gewechselt wird. Diese Form des Trainings eignet sich besonders gut, um die Kraft und Muskulatur einzelner Muskeln aufzubauen. Mit fortgeschrittener Leistungsfähigkeit ist es nötig, die Belastungen gezielt zu erhöhen, um weitere Anpassungen auszulösen (siehe Kap. 4). Das gezielte Steigern und Belasten bestimmter Muskeln gelingt bei einem Stationstraining besonders gut. Deshalb trainieren beispielsweise Bodybuilder überwiegend mit dieser Organisationsform.

Ein Sportler, der gezielt seine Beinmuskulatur stärken möchte, beginnt beispielsweise mit der Übung *Kniebeuge*. Er absolviert 2-5 Sätze Kniebeugen und wechselt danach zur nächsten Übung. Das könnten zum Beispiel *Ausfallschritte* oder *Beinbeuger am Schlingentrainer* sein. Erst wenn auch alle Sätze und Wiederholungen an diesen Übungen absolviert sind, folgen die nächsten Kraftübungen. So stellt der Athlet sicher, die Muskulatur ausreichend zu belasten und Mikrotraumen in den entsprechenden Muskelgruppen zu verursachen, um anschließend Kraft und Muskulatur aufzubauen. Besonders, wenn Sportler kein Ganzkörpertraining, sondern ein *Splittraining* absolvieren, ist diese Organisationform gefragt. Bei einem Splittraining wird der Körper bzw. werden die zu trainierenden Muskeln unterteilt. An einem Tag wird zum Beispiel der Unterkörper trainiert und am nächsten Tag der Oberkörper. Danach folgt ein Ruhetag und der Zyklus beginnt von Neuem. Diese Trainingsmethode wird von Sportlern durchgeführt, die öfter als dreimal pro Woche ein Krafttraining absolvieren. Die Muskulatur bekommt so auch bei vier oder sechs Trainingseinheiten in der Woche genügend Regenerationszeit. Während einer Krafttrainingseinheit kann sich außerdem speziell auf einige wenige Muskeln konzentriert werden und diese können entsprechend hart trainiert werden. Die Möglichkeiten, den Körper aufzusplitten, sind schier endlos. Generell eignet sich ein Stationstraining für ein Splittraining besser als ein Zirkeltraining.

8.2 ZIRKELTRAINING

Beim *Zirkeltraining* wird eine Übung nach der anderen absolviert. Die Pause zwischen den Übungen ist dabei extrem kurz und dauert in der Regel nur so lange an, wie es dauert, um die Übung zu wechseln. Diese Organisationsform hat grundsätzlich drei Vorteile:

- ideales Aufwand-Nutzen-Verhältnis;
- trainiert neben der Kraft auch das Herz-Kreislauf-System;
- das Training in großen Gruppen ist möglich.

Durch die geringen Pausenzeiten ist das Aufwand-Nutzen-Verhältnis optimal. Innerhalb kurzer Zeit können viele Übungen und Wiederholungen absolviert werden. Wegen der schnellen Wechsel zwischen den Übungen wird zusätzlich das Herz-Kreislauf-System gefordert. Das ist auch ein Grund, warum diese Trainingsform gerade im Kampfsport sehr beliebt ist. Diese Athleten benötigen für ihren Sport sowohl Kraft als auch Ausdauer. Die Anzahl der Übungen und damit der Umfang des Zirkels lässt sich beliebig der Teilnehmerzahl anpassen. Ein Zirkeltraining ist auch mit Gruppen von über 10 Trainierenden kein Problem.

Gerade für ein Ganzkörpertraining ist diese Organisationsform geeignet. Nach einer Beinübung kann beispielsweise eine Übung für den Rücken folgen, danach eine für die Brustmuskulatur und anschließend eine Krafttrainingsübung für die Bauchmuskeln. So kann in relativ kurzer Zeit ein großer Trainingsreiz für alle Hauptmuskelgruppen des Körpers gesetzt werden und gleichzeitig wird noch das Herz-Kreislauf-System gestärkt. Während des Trainingsprozesses ist es, gerade mit Blick auf die Trainingsprinzipien der variierenden Belastung und der Periodisierung und Zyklisierung, ratsam, beide Organisationsformen anzuwenden. Auch wenn eine Form in der Regel die hauptsächliche Trainingsform darstellt, macht es durchaus Sinn, von Zeit zu Zeit das Training etwas umzustrukturieren. So können sehr effektiv neue Trainingsreize gesetzt werden und langfristige Trainingsfortschritte lassen sich erzielen. Welche Krafttrainingsübungen dabei verwendet werden, hängt von individuellen Voraussetzungen, der Trainingsmethode und dem Trainingsziel ab. Im nächsten Kapitel finden Sie einen umfangreichen Übungskatalog, der es jedem ermöglicht, neue Übungen neu zu erlernen und die Bewegungsausführung bei bereits bekannten Krafttrainingsübungen zu verbessern.

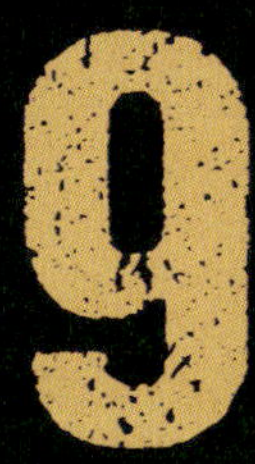

ÜBUNGSKATALOG

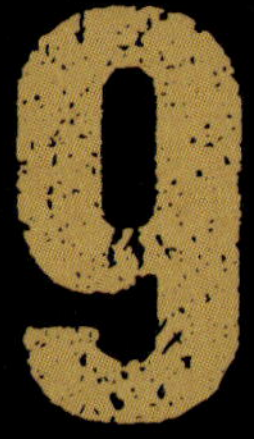

ÜBUNGSKATALOG

Der Übungskatalog besteht aus 100 Übungen, die mit dem eigenen Körpergewicht, einem Schlingentrainer und Lang- und Kurzhanteln ausgeführt werden können. Die im Folgenden beschriebenen Übungen sind nach Muskelgruppen geordnet:

- die Brustmuskulatur,
- die Rückenmuskulatur,
- die Gesäß- und Beinmuskulatur,
- die Bauchmuskulatur,
- die Schultermuskulatur und
- die Armmuskulatur.

Jede Hauptmuskelgruppe wird vor der Darstellung der einzelnen Trainingsübungen genau beschrieben. Anschauliche Illustrationen zeigen den Verlauf des Muskels. Ansatz und Ursprung des jeweiligen Muskels und die entsprechenden Funktionen werden unter der Abbildung näher erläutert. Genaue Kenntnisse über Ansatz, Ursprung und Muskelverlauf sind wichtig, um die Funktion der jeweiligen Muskulatur zu verstehen. Ein tieferes Verständnis der Skelettmuskulatur hilft uns wiederum, Krafttrainingsübungen möglichst der Funktion des zu trainierenden Muskels anzupassen und korrekt auszuführen.

Bei der Übung *Liegestütz* ist beispielsweise häufig zu beobachten, dass bei der Übungsausführung die Fingerspitzen nach außen zeigen. Die Übung *Liegestütz* ist eine Kräftigungsübung für den M. pectoralis major (großer Brustmuskel). Dieser macht neben einer Adduktion und Anteversion eine Innenrotation im Schultergelenk. Die Fingerspitzen sollten bei der Übung *Liegestütz* also leicht nach innen zeigen, um der Funktion des Brustmuskels zu entsprechen. Die korrekte Ausführung dieser und 99 weiterer Krafttrainingsübungen finden Sie auf den folgenden Seiten.

Bei den Kraftübungen wird immer die Anfangs- und die Endposition auf der linken Seite dargestellt. Auf der gegenüberliegenden rechten Seite wird die Übung detailliert beschrieben. Dadurch sind Sie in der Lage, die Übungen selbst korrekt auszuführen und Trainierenden die richtigen Anweisungen zu geben, um die Krafttrainingsübungen optimal durchzuführen.

Unter der Übungsbeschreibung wird in einem solchen Kasten die Charakteristik der Übung erläutert, ihre Besonderheiten werden besprochen und alle Hauptmuskelgruppen genannt, die bei der Ausführung trainiert werden.

Außerdem finden Sie hier nützliche Tipps aus der Trainingspraxis, die Ihnen helfen sollen, die Krafttrainingsübungen optimal auszuführen und effektiv in das Training einzubauen.

9.1 DIE BRUSTMUSKULATUR

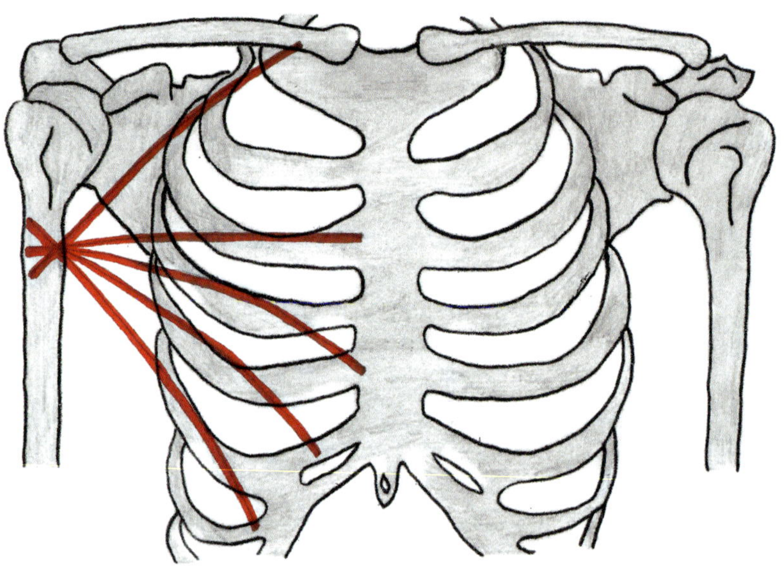

Abb. 14: M. pectoralis major

M. pectoralis major		
Ursprung	**Ansatz**	**Funktion**
• Pars clavicularis: Mediale Hälfte des Schlüsselbeins • Pars sternocostalis: Membrana sterni • Pars abdominalis: Rektusscheide	• Crista tuberculi majoris (großer Höcker am Oberarmknochen)	• Adduktion im Schultergelenk • Innenrotation im Schultergelenk • Anteversion im Schultergelenk

Der *große Brustmuskel* (M. pectoralis major) ist einer der wichtigsten Muskeln für Bewegungen im Schultergelenk. Er kann den Oberarm an den Körper heranführen, ihn nach vorne führen und eine Innenrotation durchführen. Er gliedert sich in die drei Teile *Pars clavicularis, Pars sternocostalis* und *Pars abdominalis*. Ansatz ist der große Höcker am Oberarmknochen. Dort überkreuzen sich die Fasern des M. pectoralis majoris.

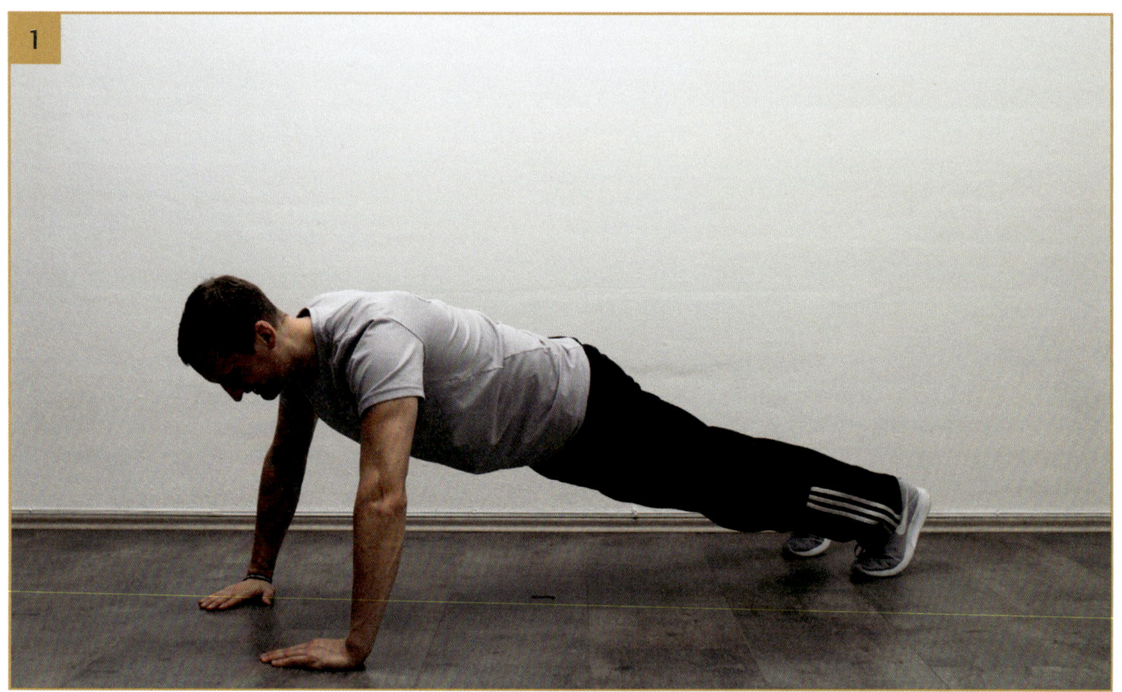
1

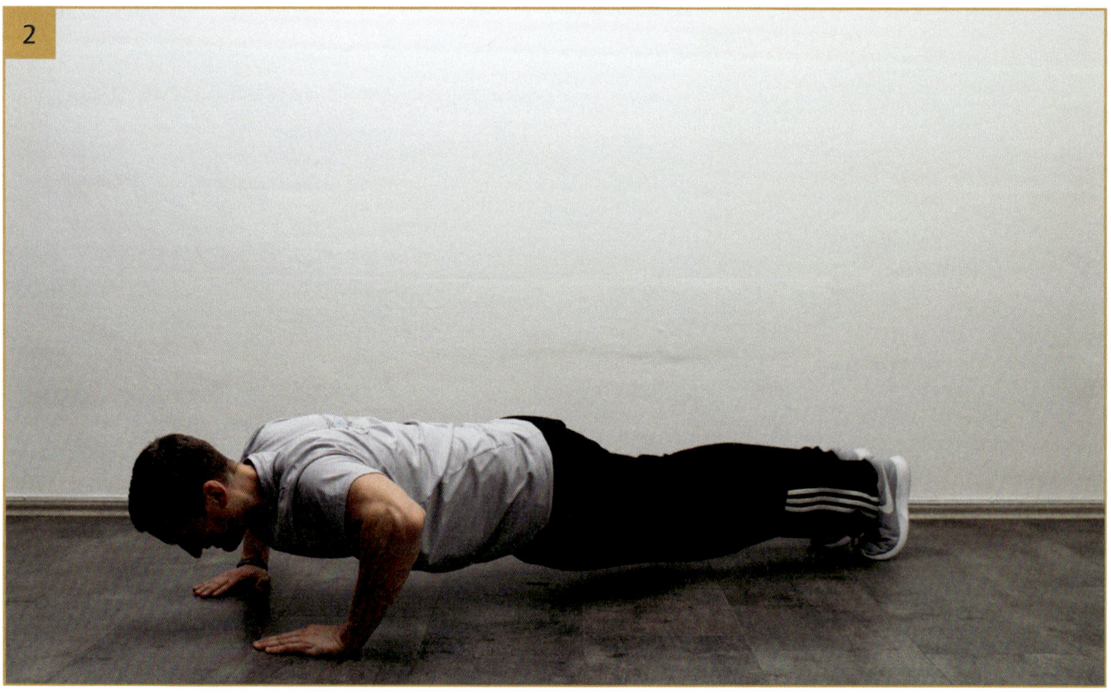
2

1. Liegestütz

Ausgangsposition

Nehmen Sie den Vierfüßlerstand am Boden ein. Der Rücken ist gerade und der Kopf ist in Verlängerung der Wirbelsäule. Der Oberkörper wird auf den Händen abgestützt. Die Hände sind etwas mehr als schulterbreit auseinander. Die Fingerspitzen zeigen leicht nach innen. Der Unterkörper wird auf den Füßen abgestützt. Spannen Sie Gesäß- und Rumpfmuskulatur an.

Übungsausführung

Beugen Sie die Ellbogen, bis sich der Oberkörper nur noch knapp über dem Boden befindet. Anschließend strecken Sie die Ellbogen und kehren wieder in die Ausgangsposition zurück.

Endposition

In der Endposition sind die Ellbogen gebeugt. Der Oberkörper berührt fast den Boden. Der Rücken ist gerade und der Kopf in Verlängerung der Wirbelsäule. Die Gesäß- und Rumpfmuskulatur ist angespannt.

Die Übung **Liegestütz** ist eine der effektivsten Übungen für die Brustmuskulatur, die mit dem eigenen Körpergewicht ausgeführt werden kann. Die Übung gehört zu den verbreitetsten und beliebtesten Übungen überhaupt. Es gibt eine Vielzahl von Möglichkeiten, den Schwierigkeitsgrad dieser Übung zu variieren.

Die leichteste Ausführung der Übung **Liegestütz**, die sich zum Beispiel für Trainingsanfänger eignet, ist der Liegestütz an der Wand. Dabei stützt man die Arme an einer Wand ab und führt die oben beschriebene Bewegung aus. Fortgeschrittene Sportler können den Liegestütz erschweren, indem er auf einem Bein oder einem Arm ausgeführt wird. Bei allen Variationen ist darauf zu achten, bereits in der Ausgangsposition eine leichte Innenrotation im Schultergelenk einzunehmen, sodass die Fingerspitzen leicht nach innen zeigen. Das entspricht der Funktion des Brustmuskels und macht die Übung effektiver.

Neben dem großen Brustmuskel (M. pectoralis major) wird auch der vordere Anteil der Schultermuskulatur (M. deltoideus, Pars clavicularis) sowie der dreiköpfige Armstrecker (M. triceps brachii) trainiert.

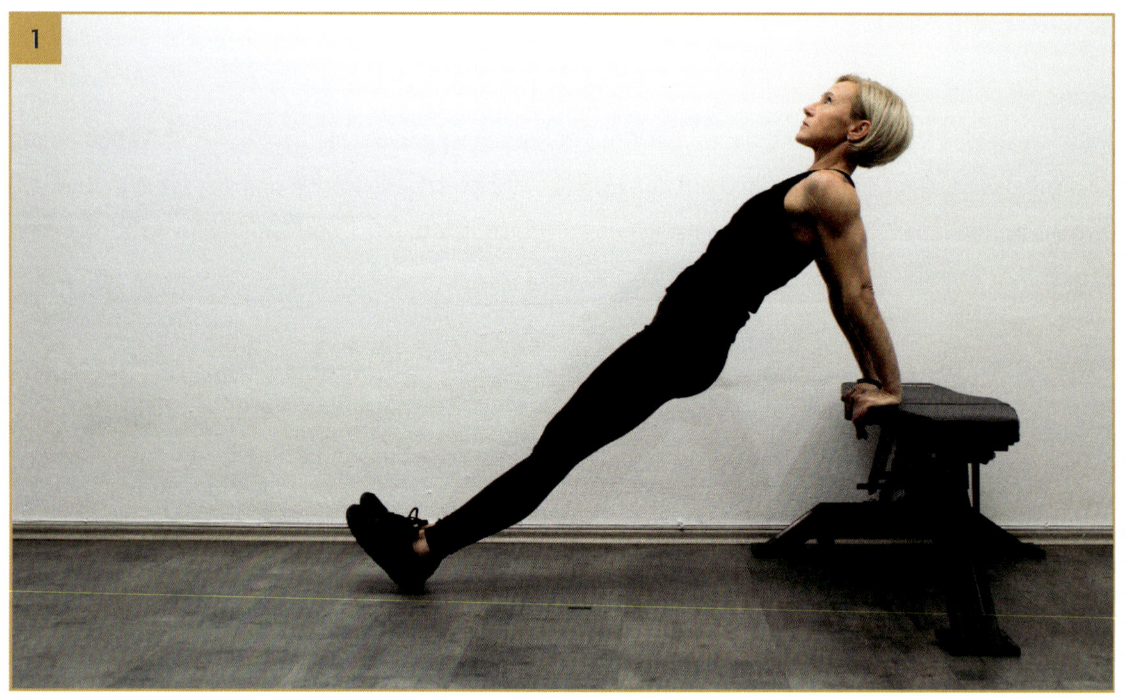
1

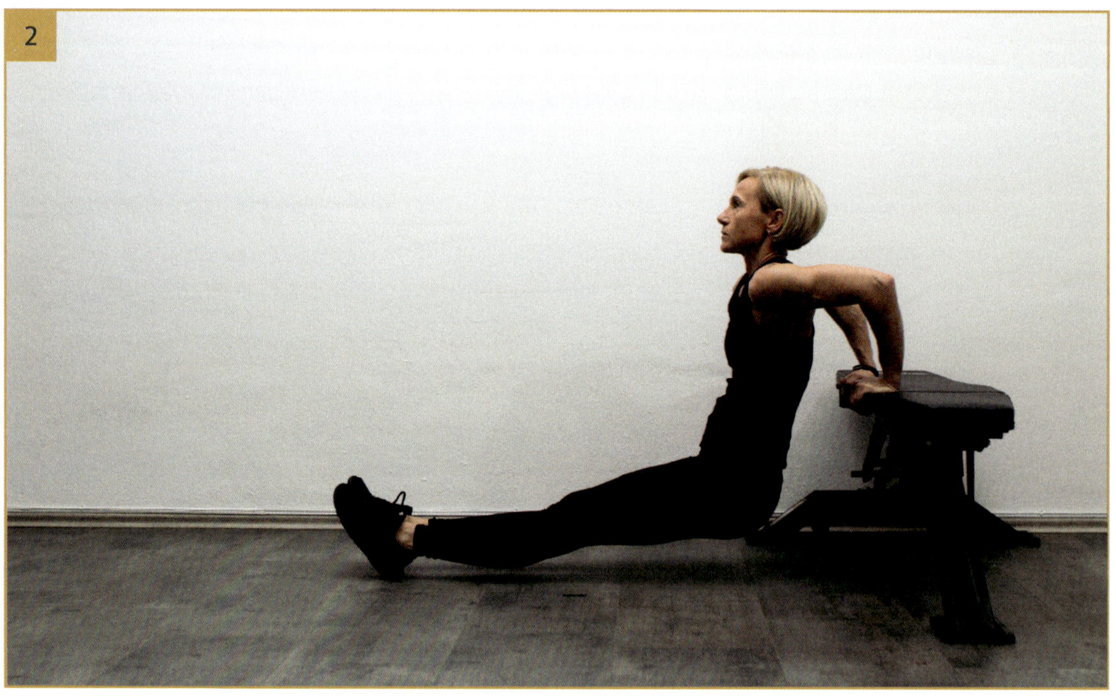
2

2. Dips

Ausgangsposition

Setzen Sie sich auf eine Flachbank oder einen Stuhl und stützen Sie die Hände auf die Sitzfläche neben Ihren Hüften. Die Beine sind nach vorne ausgestreckt. Der Fuß bzw. die Ferse steht fest am Boden. Rutschen Sie mit dem Gesäß nach vorne in die Luft. Die Ellbogen sind leicht gebeugt. Spannen Sie die Rumpfmuskulatur an.

Übungsausführung

Beugen Sie die Ellbogen bis ca. 90°. Anschließend strecken Sie die Ellbogen und kehren wieder in die Ausgangsposition zurück.

Endposition

In der Endposition sind die Ellbogen bis ca. 90° gebeugt. Der Oberkörper berührt fast den Boden. Der Rücken ist gerade und der Blick nach vorn gerichtet. Die Rumpfmuskulatur ist angespannt.

Die Übung **Dips** ist eine komplexe Übung mit dem eigenen Körpergewicht. Diese Übung kann auch auf einem Barren bzw. auf Parallelholmen durchgeführt werden. Sie gehört zu den Standardübungen des Körpergewichttrainings. Fortgeschrittene Sportler können die Intensität erhöhen, indem eine Gewichtsweste verwendet wird.

Neben der Adduktionsbewegung im Schultergelenk findet auch eine Extension im Ellbogengelenk statt. Die Belastung für den dreiköpfigen Armstrecker (M. triceps brachii) ist dabei sehr groß. Aus diesem Grund könnte die Übung **Dips** auch bei den Armstreckübungen aufgelistet werden. Personen mit Problemen im Schultergelenk sollten auf diese Übung verzichten. Trainingsanfänger können diese Übung zu Beginn mit angezogenen Beinen ausführen. Mit ansteigender Leistungsfähigkeit können die Beine immer mehr gestreckt und die Übung kann intensiviert werden.

Die hauptsächlich beanspruchte Muskulatur ist der große Brustmuskel (M. pectoralis major) und der dreiköpfigen Armstrecker (M. triceps brachii). Außerdem wird der vordere Anteil des Schultermuskels (M. deltoideus, Pars clavicularis) trainiert.

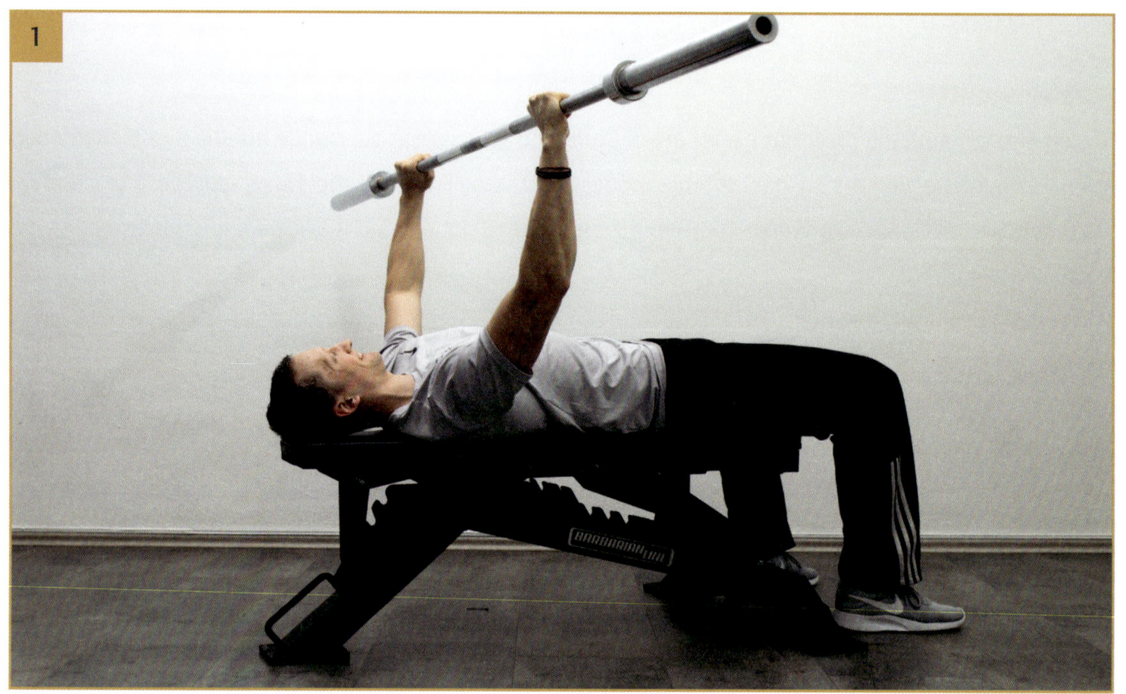
1

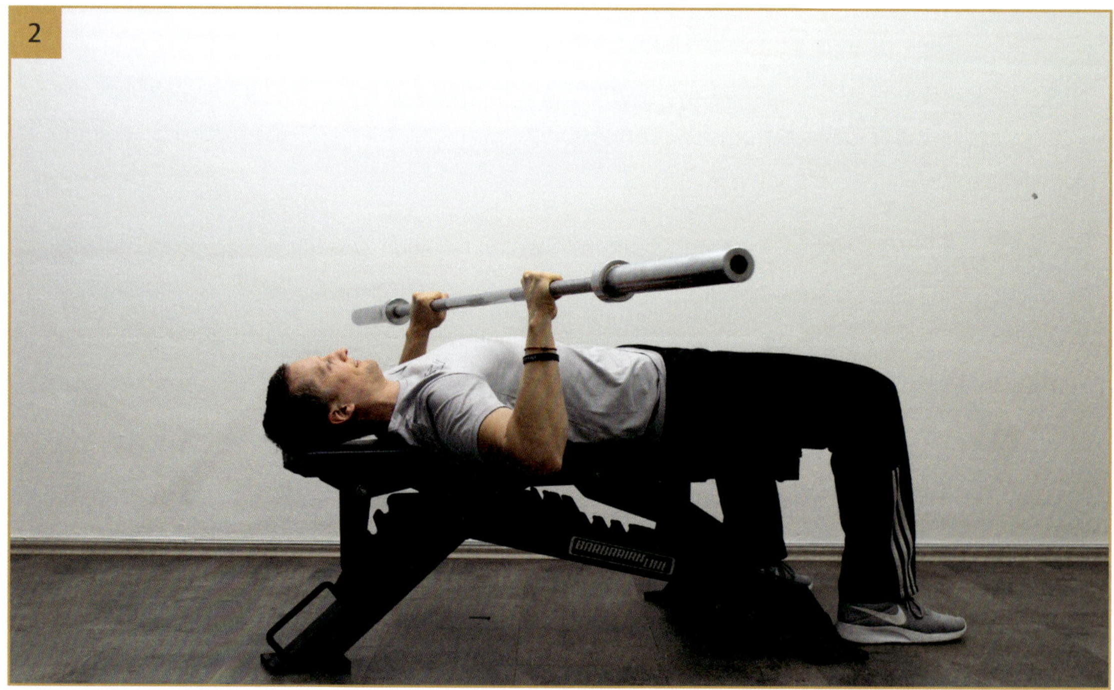
2

3. Bankdrücken mit der Langhantel

Ausgangsposition

Nehmen Sie eine stabile Rückenlage auf der Flachbank ein. Der Kopf liegt unter der Langhantel. Die Beine sind fest am Boden fixiert. Die Arme befinden sich seitlich in Schulterhöhe und die Hände greifen die Hantel im Obergriff. Die Handgelenke bilden eine Linie mit den Unterarmen.

Übungsausführung

Heben Sie die Hantel aus der Ablage und senken Sie sie langsam ab. Anschließend strecken Sie die Ellbogen und kehren wieder in die Ausgangsposition zurück.

Endposition

Die Hantel berührt am Ende der Bewegung leicht den Brustkorb. Der Ellbogen ist um 90° angewinkelt. Die Beine sind fest am Boden fixiert.

Die Übung **Bankdrücken mit der Langhantel** ist eine klassische Standardübung zur Entwicklung der Brustmuskulatur. Beinahe jeder Sportler, der ein regelmäßiges Krafttraining durchführt, wird früher oder später mit der Übung **Bankdrücken** konfrontiert werden. Bei der Übung werden alle Faseranteile der Brustmuskulatur trainiert und auch der dreiköpfige Armstrecker wird beansprucht.

Durch die stabile Position auf der Flachbank können hohe Lasten bewältigt werden und auch für Anfänger ist diese Übung durchaus geeignet. Die Übung gehört zu den wichtigsten Kräftigungsübungen für den Oberkörper mit einer Langhantel. Im Kraftdreikampf ist sie neben **Kniebeugen** und **Kreuzheben** eine Wettkampfdisziplin. Schnellkraftsportler nutzen die Übung für mehr Explosivität im Oberkörper. Bodybuilder und Fitnesssportler arbeiten mit dieser Übung seit Jahrzehnten zum Aufbau einer muskulösen Brust.

Neben dem großen Brustmuskel (M. pectoralis major) wird auch der vordere Anteil der Schultermuskulatur (M. deltoideus, Pars clavicularis) sowie der dreiköpfige Armstrecker (M. triceps brachii) trainiert.

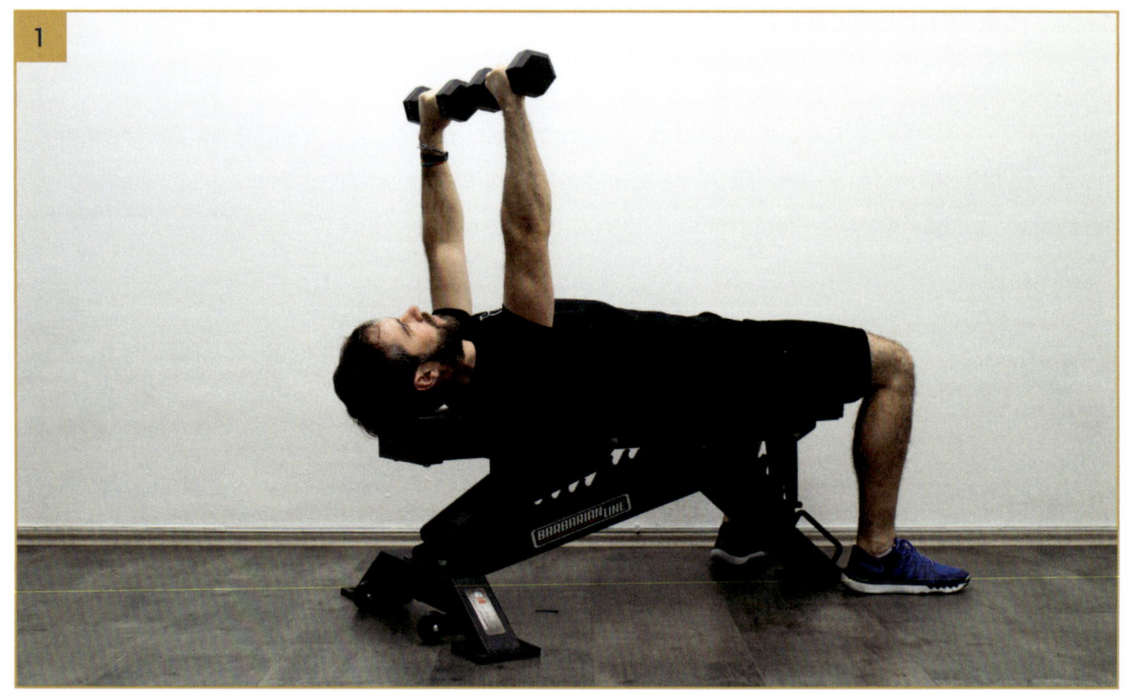
1
BARBARIAN LINE

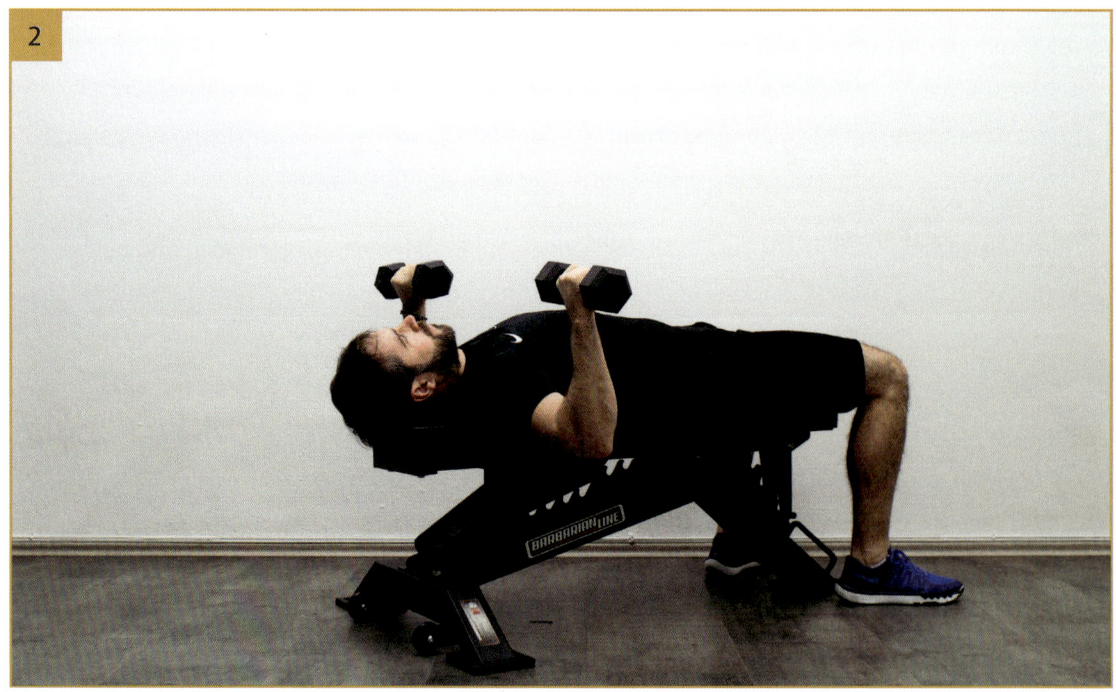
2
BARBARIAN LINE

4. Bankdrücken mit Kurzhanteln

Ausgangsposition

Nehmen Sie eine stabile Rückenlage auf der Flachbank ein. Der Kopf liegt auf der Bank und ist in Verlängerung der Wirbelsäule. Die Beine sind fest am Boden fixiert. Die Arme befinden sich seitlich in Schulterhöhe und die Hände greifen die Kurzhanteln im Obergriff. Die Handgelenke bilden eine Linie mit den Unterarmen.

Übungsausführung

Senken Sie die Hanteln bis Brusthöhe ab. Anschließend strecken Sie die Ellbogen und führen die Hanteln halbkreisförmig zueinander, um so in die Ausgangsposition zurückzukehren.

Endposition

Die Hanteln sind in der Endposition auf Höhe des Brustkorbs. Der Ellbogen ist um 90° angewinkelt. Die Handgelenke bilden eine Linie mit den Unterarmen.

Die Übung **Bankdrücken mit Kurzhanteln** ist eine ausgezeichnete Übung zur Entwicklung der Brustmuskulatur. Alle Faseranteile der Brustmuskulatur werden dabei trainiert. Im Vergleich zum Langhantelbankdrücken ist das Kurzhantelbankdrücken koordinativ anspruchsvoller, da dabei jede Körperseite für sich stabilisiert werden muss. Außerdem ist es beim Bankdrücken mit Kurzhanteln möglich, eine größere Bewegungsamplitude zu nutzen und die Hanteln tiefer abzusenken. Aufgrund der höheren koordinativen Beanspruchung kann im Vergleich zum Langhantelbankdrücken in der Regel weniger Gewicht verwendet werden.

Neben dem großen Brustmuskel (M. pectoralis major) wird auch der vordere Anteil der Schultermuskulatur (M. deltoideus, Pars clavicularis) sowie der dreiköpfige Armstrecker (M. triceps brachii) trainiert.

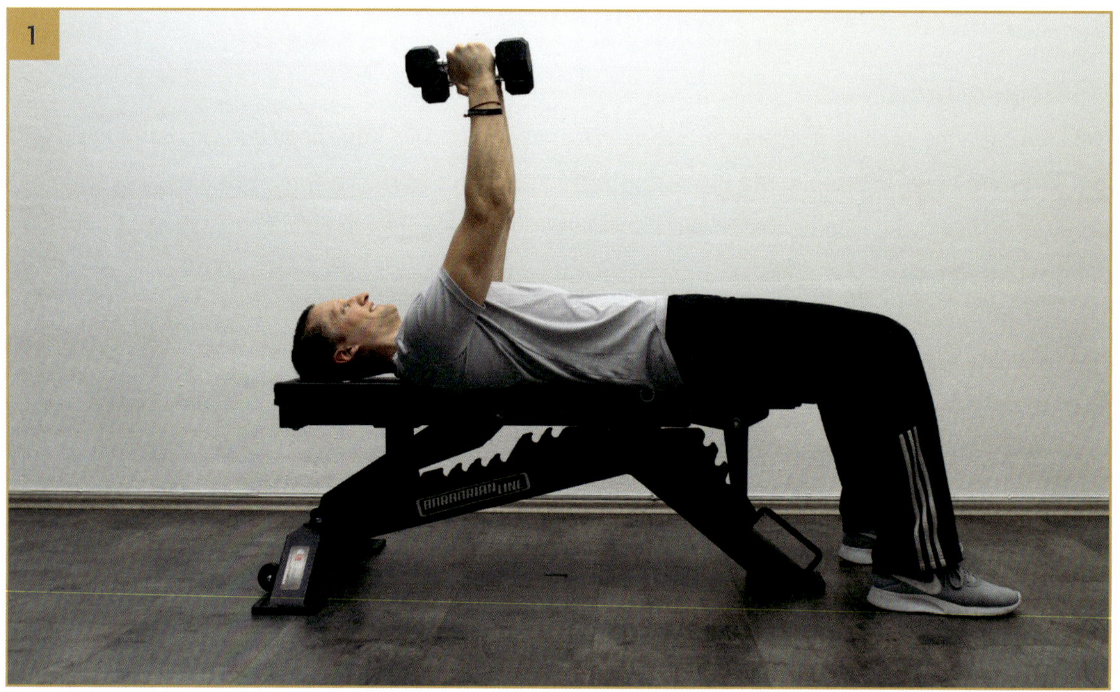
1

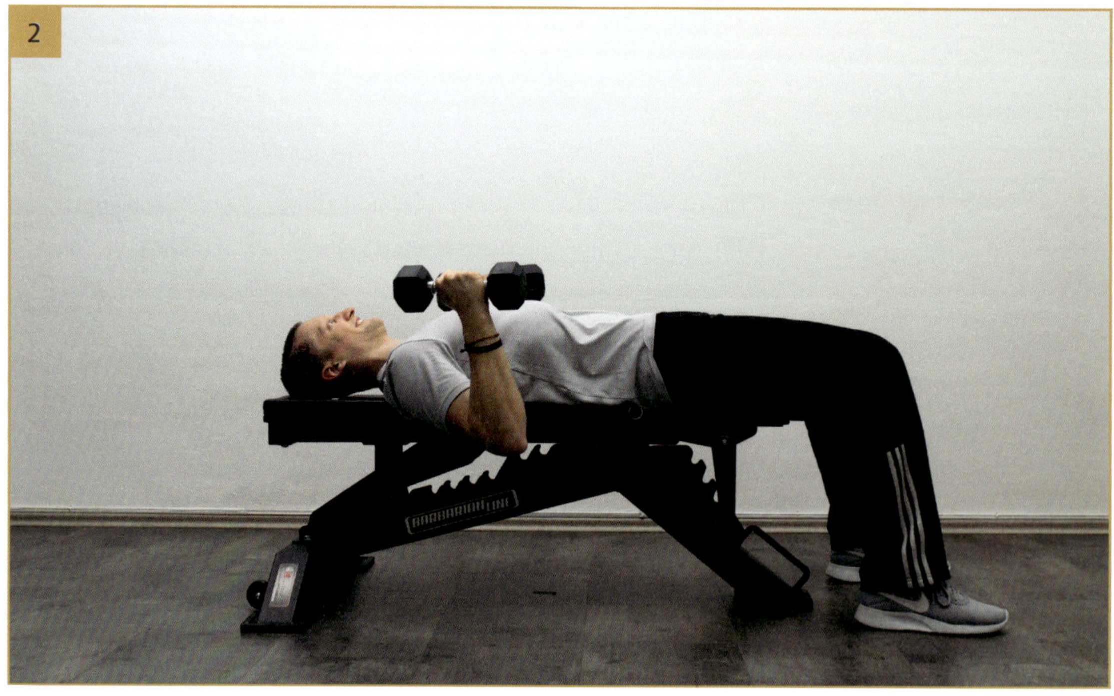
2

5. Bankdrücken mit der Kurzhantel im Neutralgriff

Ausgangsposition

Nehmen Sie eine stabile Rückenlage auf der Flachbank ein. Der Kopf liegt auf der Bank und ist in Verlängerung der Wirbelsäule. Die Beine sind fest am Boden fixiert. Die Arme befinden sich seitlich in Schulterhöhe und die Hände greifen die Kurzhanteln im Neutralgriff. Die Ellbogen liegen eng am Körper an. Die Handgelenke bilden eine Linie mit den Unterarmen.

Übungsausführung

Senken Sie die Hanteln bis Brusthöhe ab. Anschließend strecken Sie die Ellbogen und führen die Hanteln halbkreisförmig zueinander, um so in die Ausgangsposition zurückzukehren.

Endposition

Die Hanteln sind in der Endposition auf Höhe des Brustkorbs. Der Ellbogen ist um 90° angewinkelt. Die Arme werden eng am Körper gehalten. Die Hanteln sind im Neutralgriff umfasst.

Die Übung **Bankdrücken mit Kurzhanteln im Neutralgriff** ist eine Krafttrainingsübung für die Brustmuskulatur. Im Vergleich zum **Bankdrücken im Obergriff** werden die Ellbogen während der Bewegungsausführung permanent eng am Körper geführt. Zwar kann dadurch der große Brustmuskel (M. pectoralis major) weniger Kraft entfalten und der Schultermuskel wird stärker trainiert, allerdings ist diese Bewegung für Sportler mit Problemen im Schultergelenk schonender. Personen, die aufgrund von Schulterschmerzen kein Bankdrücken im Obergriff und Langhantelbankdrücken ausführen können, sollten nach Rücksprache mit einem geschulten Trainer die Variante Bankdrücken im Neutralgriff wählen.

Die hauptsächlich beanspruchte Muskulatur ist der große Brustmuskel (M. pectoralis major), der vordere Anteil der Schultermuskulatur (M. deltoideus, Pars clavicularis) und der dreiköpfige Armstrecker (M. triceps brachii).

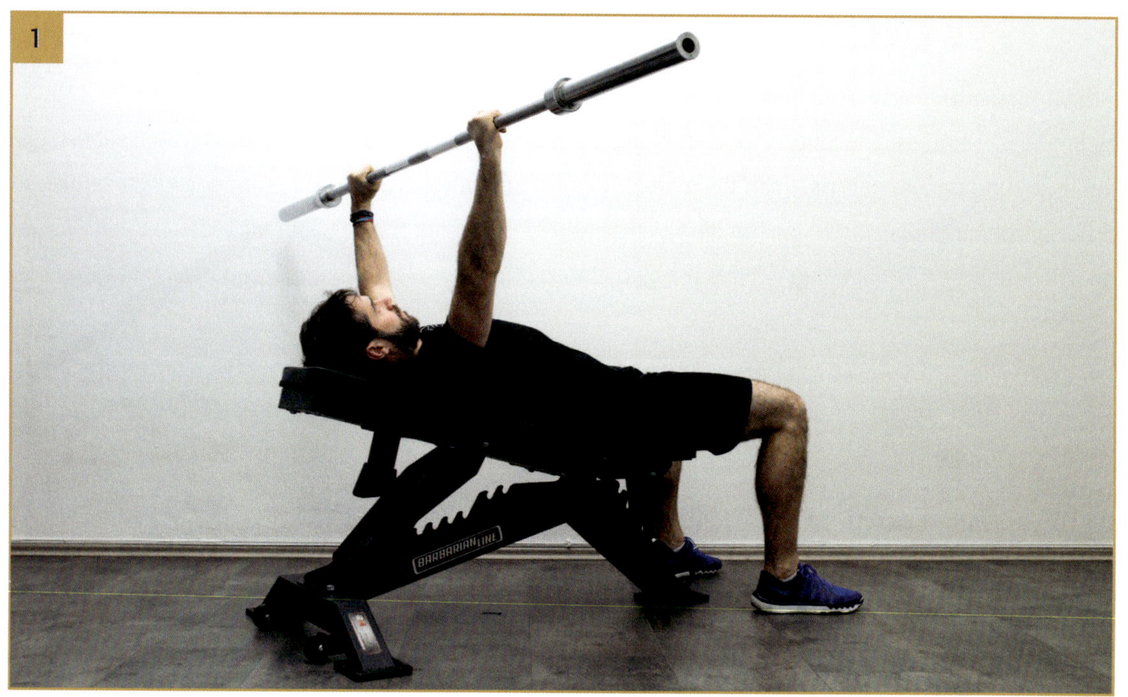
1

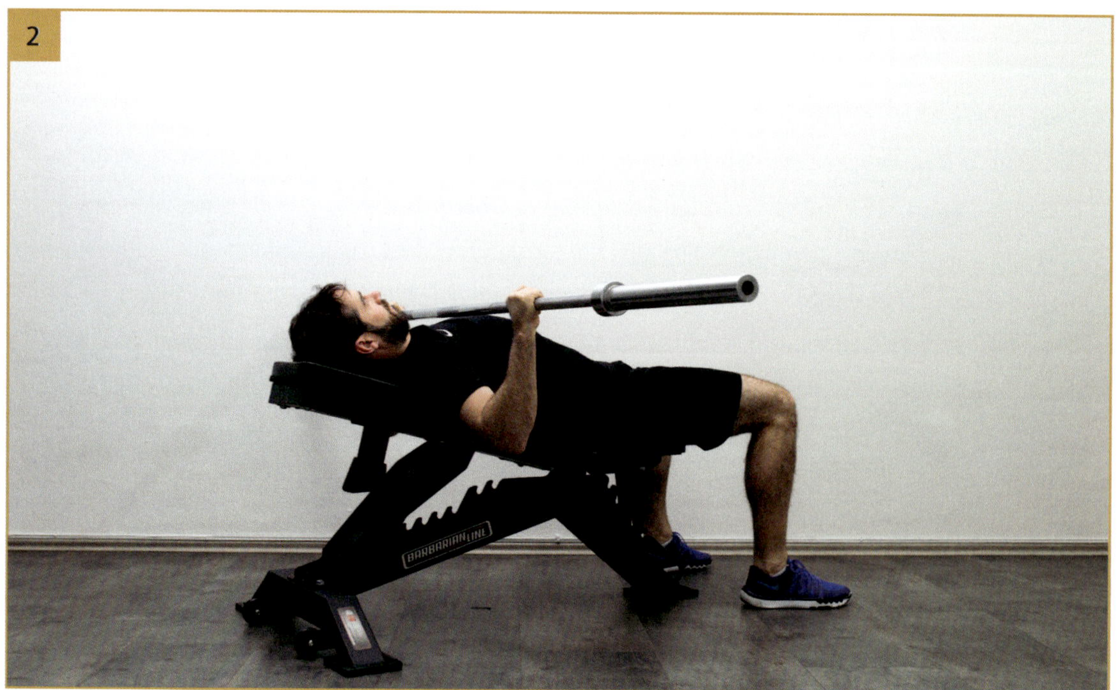
2

6. Schrägbankdrücken mit der Langhantel

Ausgangsposition

Nehmen Sie eine stabile Sitzposition auf der Schrägbank ein. Der Kopf liegt unter der Langhantel. Die Beine sind fest am Boden fixiert. Die Arme befinden sich seitlich in Schulterhöhe und die Hände greifen die Hantel im Obergriff. Die Handgelenke bilden eine Linie mit den Unterarmen.

Übungsausführung

Heben Sie die Hantel aus der Ablage und senken Sie sie langsam ab. Anschließend strecken Sie die Ellbogen und kehren wieder in die Ausgangsposition zurück.

Endposition

Die Hantel berührt am Ende der Bewegung leicht den Brustkorb. Der Ellbogen ist um 90° angewinkelt.

Bei der Übung **Schrägbankdrücken mit der Langhantel** liegt der Trainingsschwerpunkt eher auf dem oberen Anteil der Brustmuskulatur. Allerdings kann beim Drücken auf der Schrägbank in der Regel weniger Kraft aufgebracht werden. Deshalb müssen geringere Lasten im Vergleich zum Flachbankdrücken verwendet werden. Das und die Tatsache, dass beim Schrägbankdrücken die Aktivität des Deltamuskels ansteigt, macht die Übung für den großen Brustmuskel weniger effektiv als das Flachbankdrücken. Dennoch eignet sich diese Übung zur Kräftigung des Brustmuskels.

Gerade unter Berücksichtigung des Trainingsprinzips der variierenden Belastung ist es sinnvoll, neben dem Flachbankdrücken auch das Schrägbankdrücken einzubauen. So wird der Brustmuskel aus verschiedenen Winkeln gekräftigt. Dabei kann auch der Winkel der Schrägbank variiert werden. Zu berücksichtigen gilt dabei, dass mit zunehmendem Winkel in der Regel weniger Kraft aufgebracht werden kann. Je steiler die Bank gestellt wird, desto weniger Gewicht kann verwendet werden.

Neben dem großen Brustmuskel (M. pectoralis major) wird auch der vordere Anteil der Schultermuskulatur (M. deltoideus, Pars clavicularis) sowie der dreiköpfige Armstrecker (M. triceps brachii) trainiert.

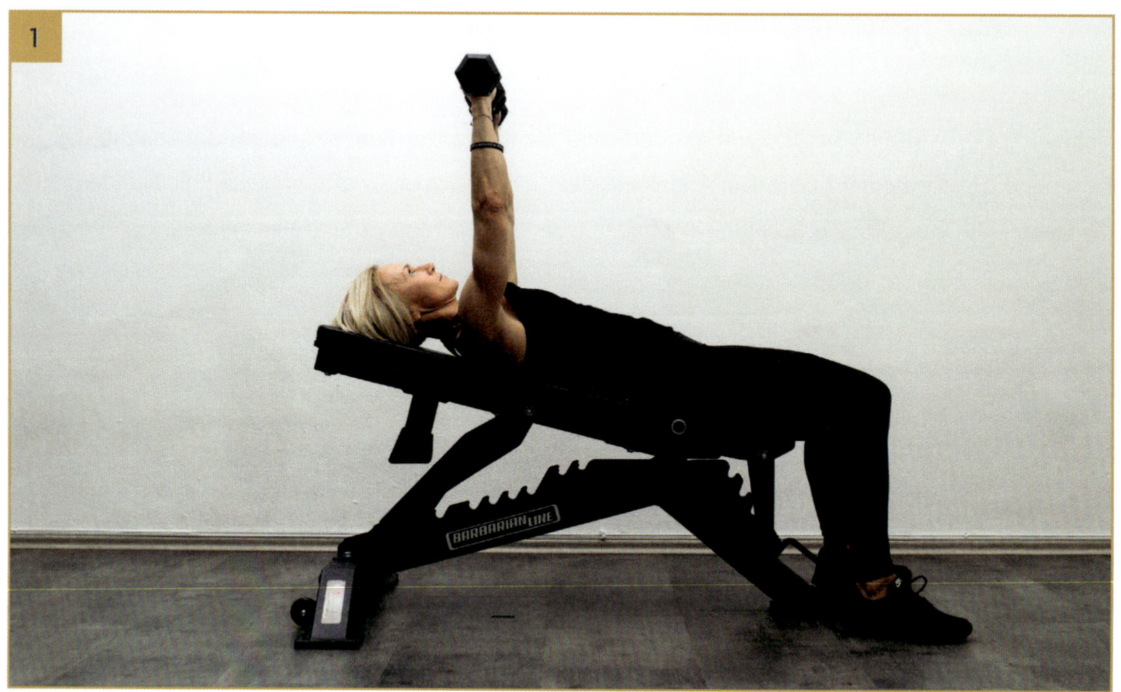
1
BARBARIAN LINE

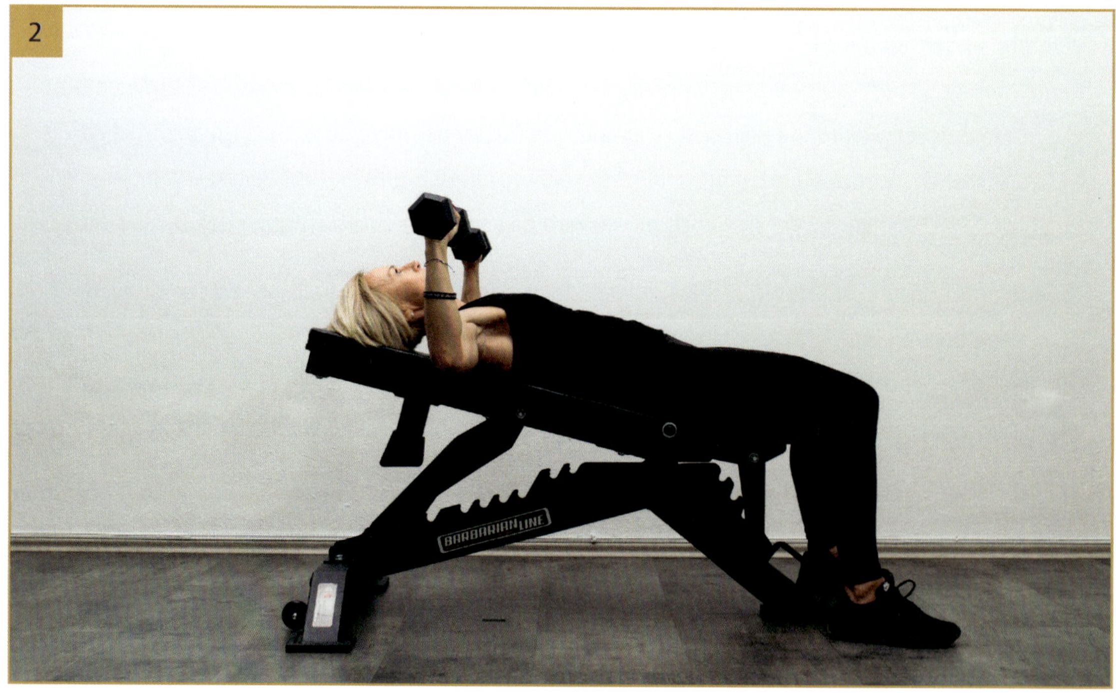
2
BARBARIAN LINE

7. Schrägbankdrücken mit Kurzhanteln

Ausgangsposition

Nehmen Sie eine stabile Sitzposition auf der Schrägbank ein. Der Kopf liegt auf der Bank und befindet sich in Verlängerung der Wirbelsäule. Die Beine sind fest am Boden fixiert. Die Arme befinden sich seitlich in Schulterhöhe und die Hände greifen die Kurzhanteln im Obergriff. Die Handgelenke bilden eine Linie mit den Unterarmen.

Übungsausführung

Senken Sie die Hanteln bis Brusthöhe ab. Anschließend strecken Sie die Ellbogen und führen die Hanteln halbkreisförmig zueinander, um so in die Ausgangsposition zurückzukehren.

Endposition

Die Hanteln sind am Ende der Bewegung auf Höhe des Brustkorbs. Der Ellbogen ist um 90° angewinkelt. Die Handgelenke bilden eine Linie mit den Unterarmen.

Die Übung **Schrägbankdrücken mit Kurzhanteln** ist zum Vergleich zum Schrägbankdrücken mit der Langhantel koordinativ anspruchsvoller. Daher kann bei dieser Übung in der Regel auch weniger Gewicht verwendet werden als beim Langhantelbankdrücken. Durch die schräge Position der Bank liegt der Trainingsschwerpunkt eher auf dem oberen Anteil der Brustmuskulatur. Je schräger die Bank gestellt wird, desto größer ist außerdem die Muskelaktivität des vorderen Schultermuskels (M. deltoideus, Pars clavicularis). Daher ist die Variante auf der Flachbank für den Brustmuskel effektiver.

Gerade mit Blick auf das Trainingsprinzip der variierenden Belastung macht es allerdings Sinn, auch das Schrägbankdrücken bei der Trainingsplanung zur Entwicklung der Brustmuskulatur zu berücksichtigen.

Neben dem großen Brustmuskel (M. pectoralis major) wird auch der vordere Anteil der Schultermuskulatur (M. deltoideus, Pars clavicularis) sowie der dreiköpfige Armstrecker (M. triceps brachii) trainiert.

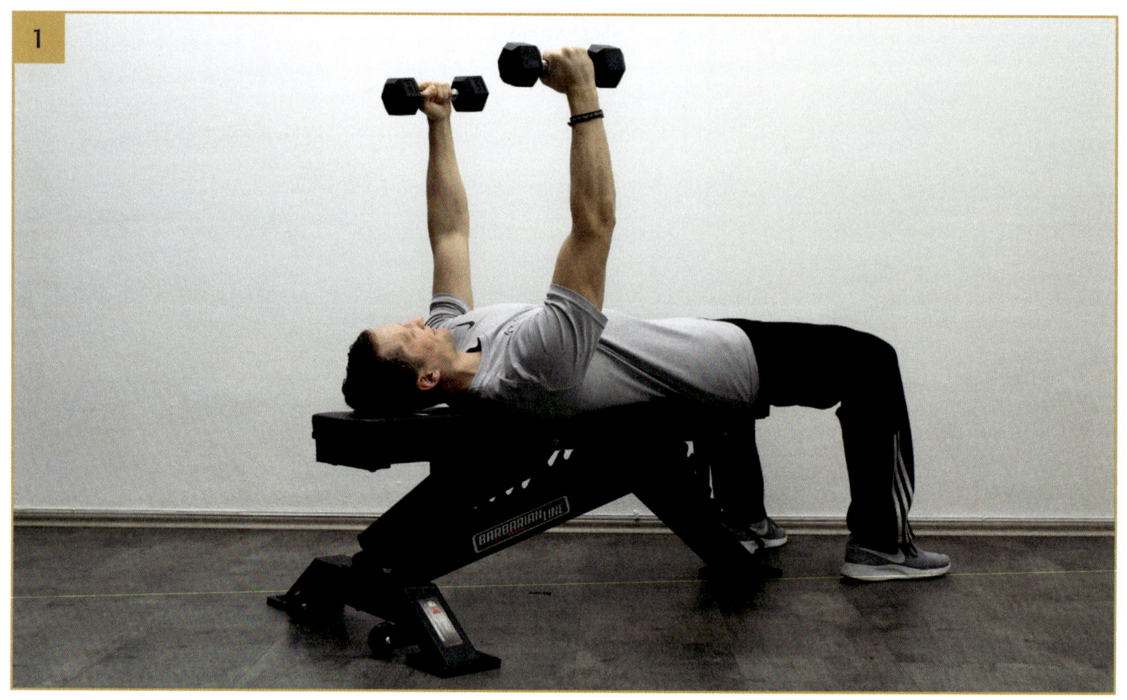
1
BARBARIAN LINE

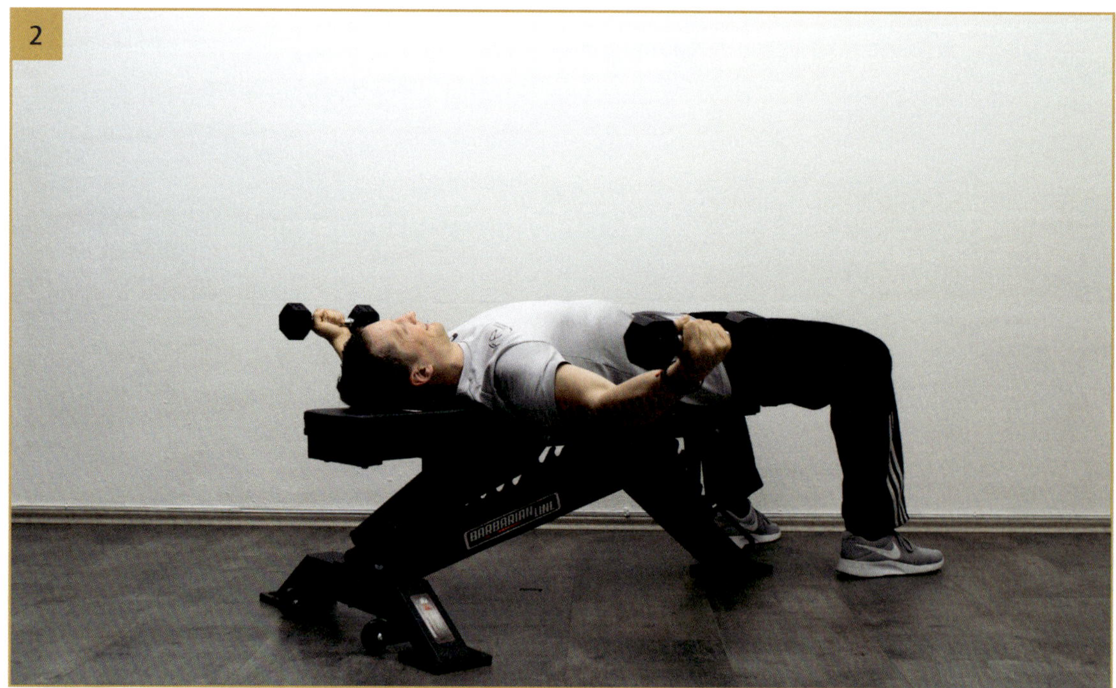
2
BARBARIAN LINE

8. Fliegende mit Kurzhanteln auf der Flachbank

Ausgangsposition

Nehmen Sie eine stabile Rückenlage auf der Flachbank ein. Der Kopf liegt auf der Bank und ist in Verlängerung der Wirbelsäule. Die Beine sind fest am Boden fixiert. Die Arme befinden sich seitlich in Schulterhöhe und die Hände greifen die Kurzhanteln im Neutralgriff. Die Handgelenke bilden eine Linie mit den Unterarmen. Die Kurzhanteln berühren sich nicht.

Übungsausführung

Senken Sie die Hanteln bis Brusthöhe ab. Halten Sie die Ellbogengelenke dabei leicht gebeugt fixiert. Anschließend führen Sie die Hanteln halbkreisförmig zueinander, um so in die Ausgangsposition zurückzukehren.

Endposition

Die Hanteln sind in der Endposition auf Höhe des Brustkorbs. Die Ellbogen sind leicht gebeugt fixiert.

Die Übung **Fliegende mit Kurzhanteln auf der Flachbank** ist eine Isolationsübung für die Brustmuskulatur. Im Gegensatz zu den vorangegangenen Drucküblungen findet bei der Übung **Fliegende** die Bewegung nur im Schultergelenk statt. Die Brustmuskulatur muss daher mehr Arbeit ohne Synergisten verrichten. Im Vergleich zu den Drückübungen müssen deshalb wesentlich geringere Gewichte verwendet werden. Die Bewegung kann über eine große Bewegungsamplitude ausgeführt werden. Allerdings ist dabei zu beachten, dass die Muskelspannung zum Ende der Bewegung stark nachlässt. Daher empfiehlt es sich, die Hanteln beim Zurückkehren in die Ausgangsposition nicht komplett zusammenzuführen.

Neben dem großen Brustmuskel (M. pectoralis major) wird auch der vordere Anteil der Schultermuskulatur (M. deltoideus, Pars clavicularis) trainiert.

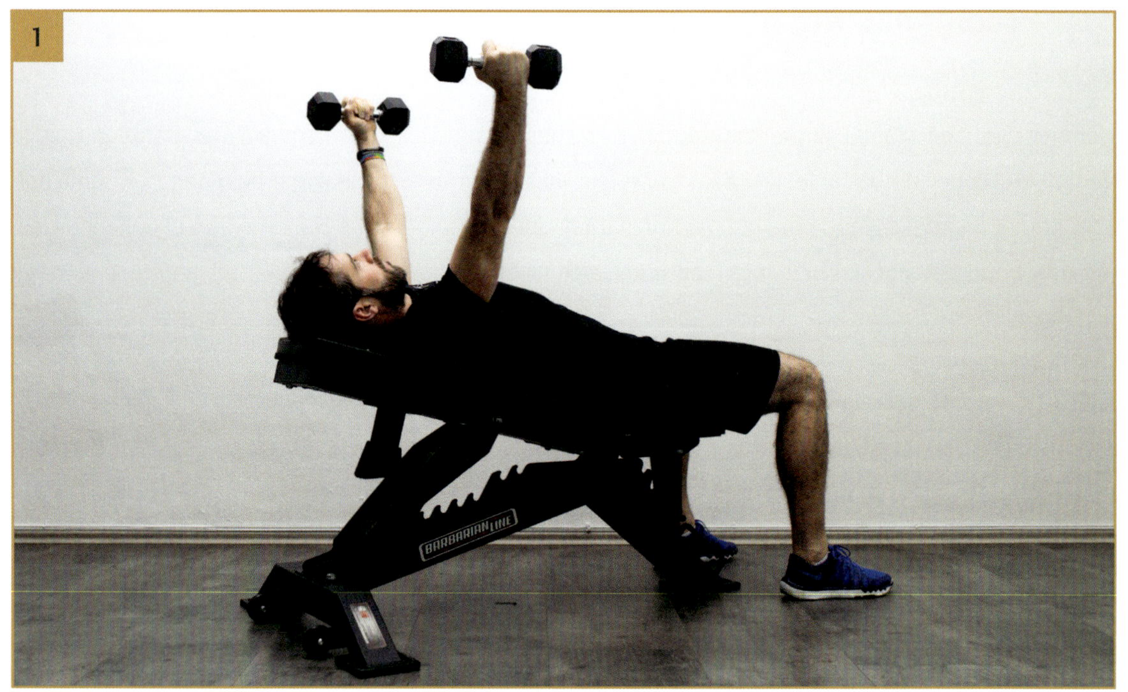
1
BARBARIAN LINE

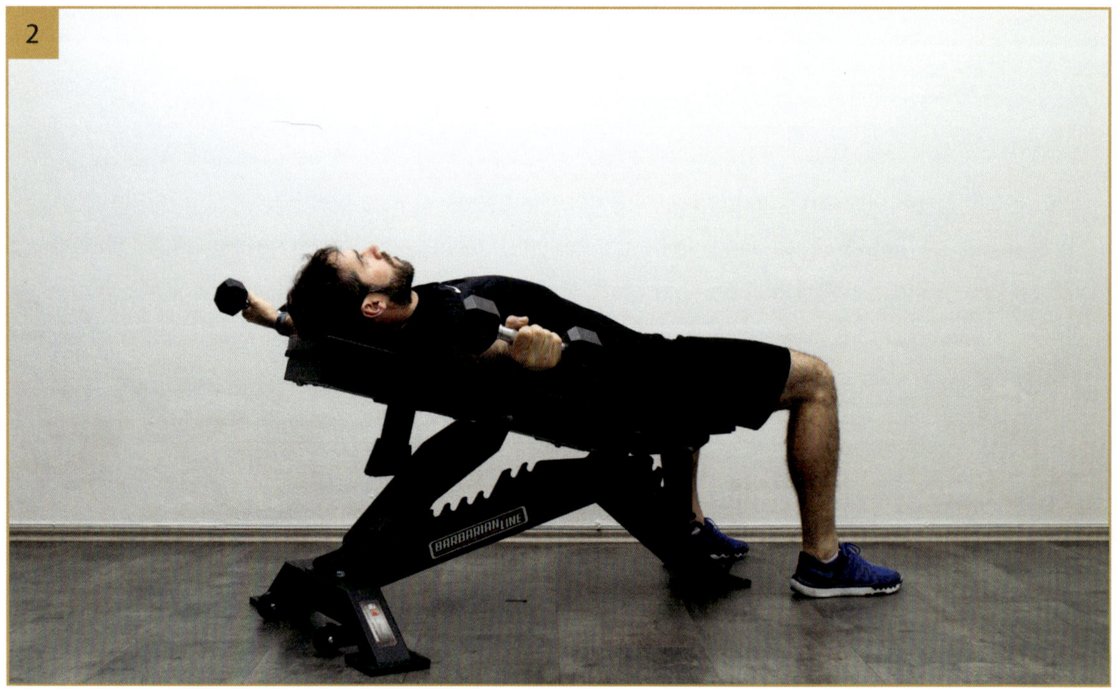
2
BARBARIAN LINE

9. Fliegende mit Kurzhanteln auf der Schrägbank

Ausgangsposition

Nehmen Sie eine stabile Sitzposition auf der Schrägbank ein. Der Kopf liegt auf der Bank und befindet sich in Verlängerung der Wirbelsäule. Die Beine sind fest am Boden fixiert. Die Arme befinden sich seitlich in Schulterhöhe und die Hände greifen die Kurzhanteln im Neutralgriff. Die Ellbogen sind leicht gebeugt und fixiert. Die Handgelenke bilden eine Linie mit den Unterarmen. Die Kurzhanteln berühren sich nicht.

Übungsausführung

Senken Sie die Hanteln bis Brusthöhe ab. Halten Sie die Ellbogengelenke dabei leicht gebeugt fixiert. Anschließend führen Sie die Hanteln halbkreisförmig zueinander, um so in die Ausgangsposition zurückzukehren.

Endposition

Die Hanteln sind in der Endposition auf Höhe des Brustkorbs. Die Ellbogen sind leicht gebeugt fixiert.

Die Übung **Fliegende mit Kurzhanteln auf der Schrägbank** ist eine Isolationsübung für die Brustmuskulatur. Im Gegensatz zu den Druckübungen findet bei der Übung **Fliegende** die Bewegung nur im Schultergelenk statt. Die Brustmuskulatur muss daher mehr Arbeit ohne Synergisten verrichten. Im Vergleich zu den Drückübungen müssen deshalb wesentlich geringere Gewichte verwendet werden. Die Bewegung kann über eine große Bewegungsamplitude ausgeführt werden. Allerdings ist dabei zu beachten, dass die Muskelspannung zum Ende der Bewegung stark nachlässt. Daher empfiehlt es sich, die Hanteln beim Zurückkehren in die Ausgangsposition nicht komplett zusammenzuführen. Der Trainingsschwerpunkt bei dieser Übung liegt eher auf dem oberen Anteil der Brustmuskulatur.

Neben dem großen Brustmuskel (M. pectoralis major) wird auch der vordere Anteil der Schultermuskulatur (M. deltoideus, Pars clavicularis) trainiert.

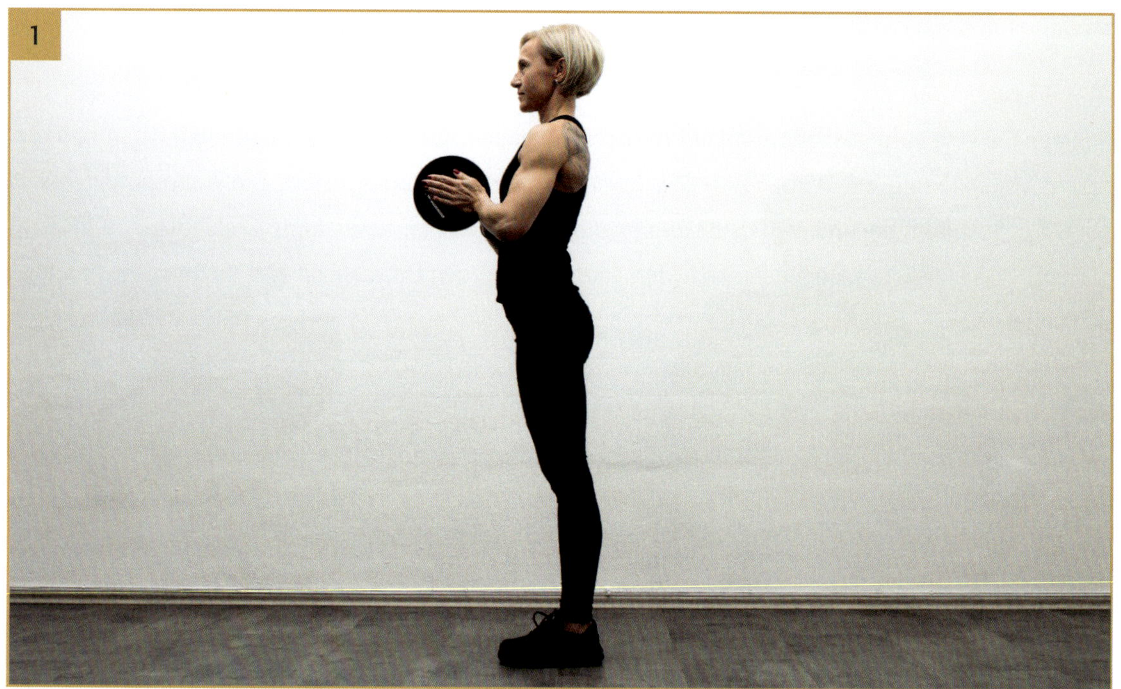

1

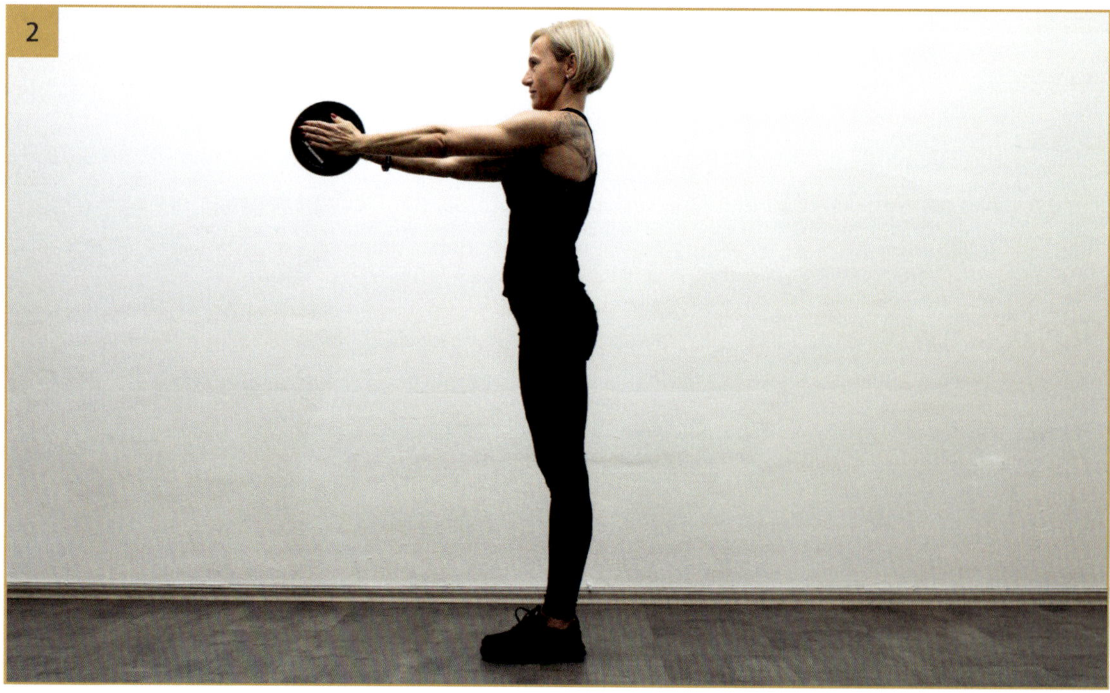

2

10. Adduktion mit einer Gewichtsscheibe

Ausgangsposition

Nehmen Sie einen stabilen, hüftbreiten Stand ein. Zwischen den Händen halten Sie eine Gewichtsscheibe. Die Hände befinden sich knapp vor der Brust. Die Hände drücken auf die Scheibe, sodass bereits in der Ausgangsposition eine Grundspannung in der Brustmuskulatur entsteht.

Übungsausführung

Strecken Sie die Ellbogen nach vorne aus und drücken Sie die Hände verstärkt gegen die Scheibe. Anschließend kehren Sie wieder in die Ausgangsposition zurück.

Endposition

In der Endposition sind die Ellbogen gestreckt. Die Hände drücken gegen die Gewichtsscheibe. Der Rücken ist gerade und der Kopf in Verlängerung der Wirbelsäule. Die Brustmuskulatur ist angespannt.

Die Übung **Adduktion mit einer Gewichtsscheibe** ist eine Kräftigungsübung für die Brustmuskulatur. Entscheidend ist, die Hände möglichst fest gegen die Scheibe zu drücken, um so eine starke Spannung in der Brustmuskulatur aufzubauen. Durch die Bewegung nach vorne und die damit verbundene Adduktion verstärkt sich die Spannung in der Muskulatur während der Bewegungsausführung. Diese Übung wird in der Regel mit wenig Gewicht ausgeführt. Auf eine langsame Bewegung und eine kontinuierliche Spannung auf der Brustmuskulatur ist zu achten.

Diese Übung gehört zu den weniger verbreiteten Kräftigungsübungen. Baut man diese Übung jedoch nach den klassischen Drückübungen wie **Bankdrücken** und **Schrägbankdrücken** in den Trainingsplan ein, eignet sich diese Übung hervorragend, um den bereits vorbelasteten Brustmuskel einer erneuten hohen Spannung auszusetzen und ihn zu ermüden.

Die hauptsächlich beanspruchte Muskulatur ist der große Brustmuskel (M. pectoralis major) und der dreiköpfige Armstrecker (M. triceps brachii).

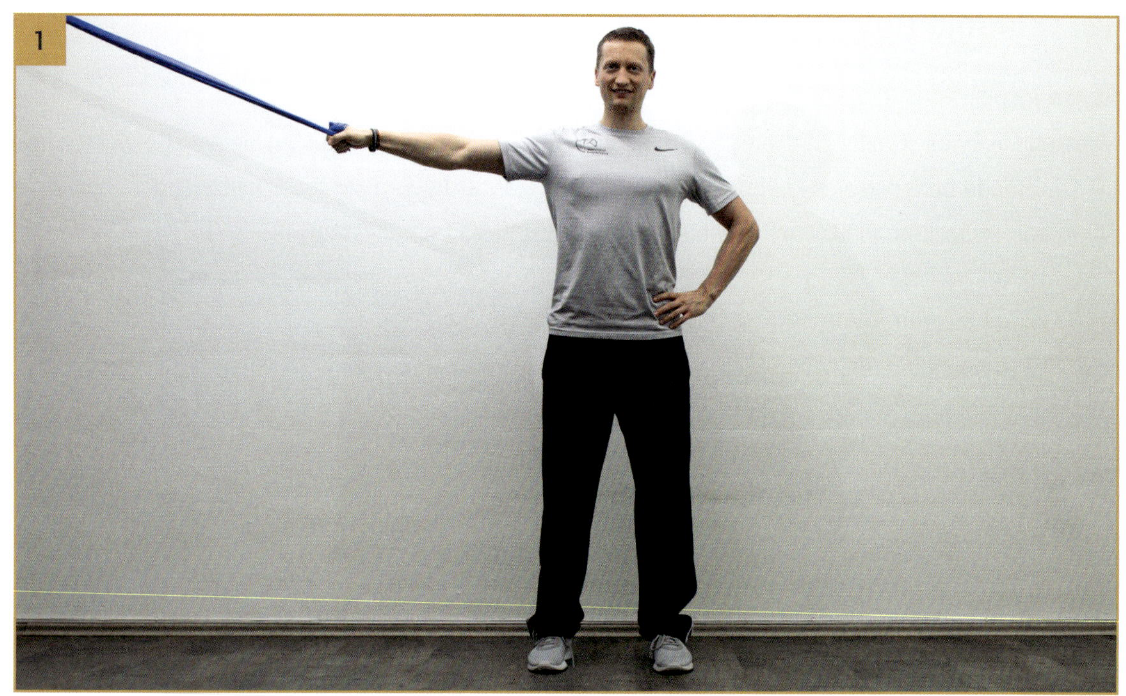

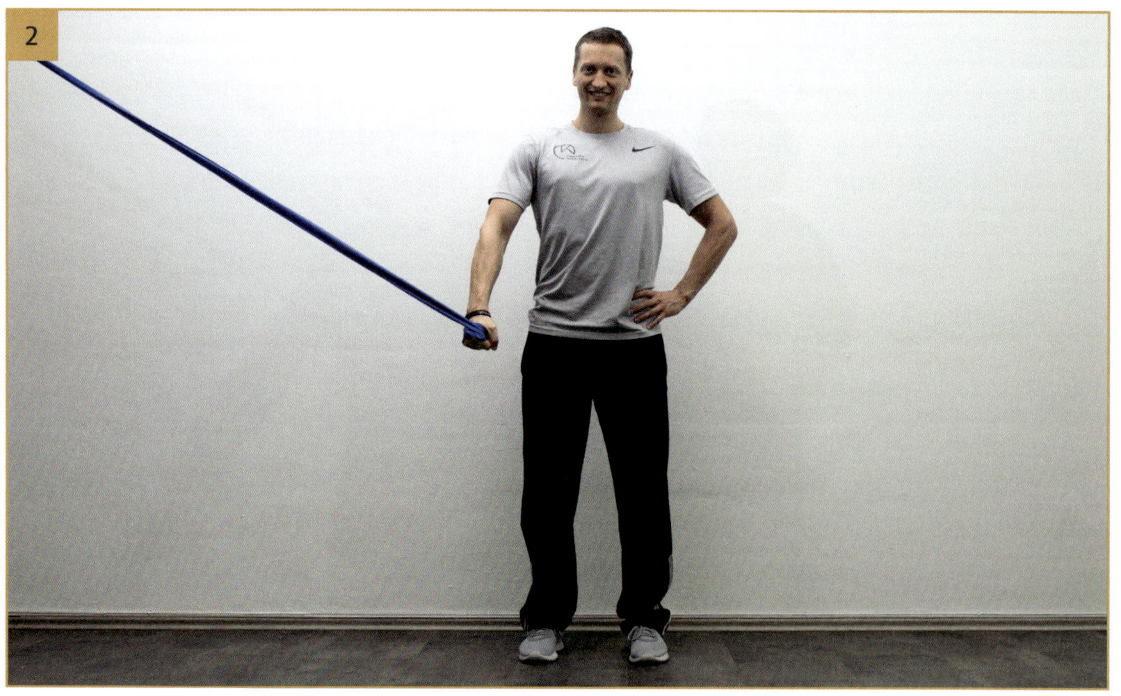

11. Schulteradduktion mit dem Fitnessband

Ausgangsposition

Nehmen Sie einen stabilen, hüftbreiten Stand ein. Der Rücken ist gerade und der Kopf in Verlängerung der Wirbelsäule. Der Blick ist nach vorne gerichtet. Ein Arm ist in Schulterhöhe seitlich vom Körper abgespreizt und greift ein elastisches Fitnessband, welches an einer Tür oder an der Wand auf Kopfhöhe befestigt ist. Der freie Arm wird an die Hüfte gelegt. Spannen Sie die Rumpfmuskulatur an. Das Band ist auf Spannung.

Übungsausführung

Führen Sie den arbeitenden Arm zum Körper, bis sich die Hand auf Höhe des Bauchnabels befindet. Anschließend kehren Sie wieder in die Ausgangsposition zurück.

Endposition

In der Endposition befindet sich die arbeitende Hand auf Höhe des Bauchnabels. Der Rücken ist gerade und der Kopf in Verlängerung der Wirbelsäule. Die Rumpfmuskulatur ist angespannt.

Die Übung **Schulteradduktion mit Fitnessband** ist eine Isolationsübung für die Brustmuskulatur. Die Bewegung findet ausschließlich im Schultergelenk statt. Die Übung eignet sich allerdings nicht nur zum Aufbau einer starken Brustmuskulatur. Vielmehr wird sie häufig auch im Rehatraining nach Verletzungen im Schultergelenk eingesetzt, um das Gelenk langfristig muskulär zu stabilisieren. Sportler mit hohen Beanspruchungen für die Schulter wie bei Wurfdisziplinen sollten die Schulteradduktion ebenfalls im Trainingsplan berücksichtigen. Die Übung eignet sich auch für Anfänger.

Die hauptsächlich beanspruchte Muskulatur ist der große Brustmuskel (M. pectoralis major), der große Rundmuskel (M. teres major) und der Unterschulterblattmuskel (M. subscapularis). Außerdem ist der große Rückenmuskel (M. latissimus dorsi) an der Bewegung beteiligt.

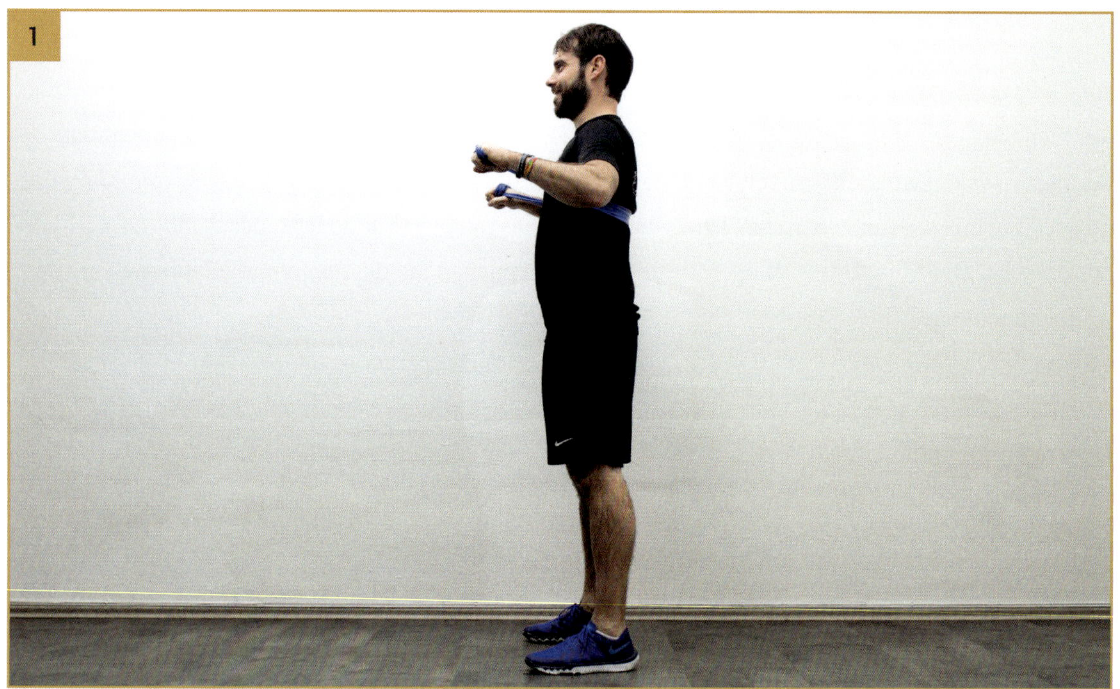

1

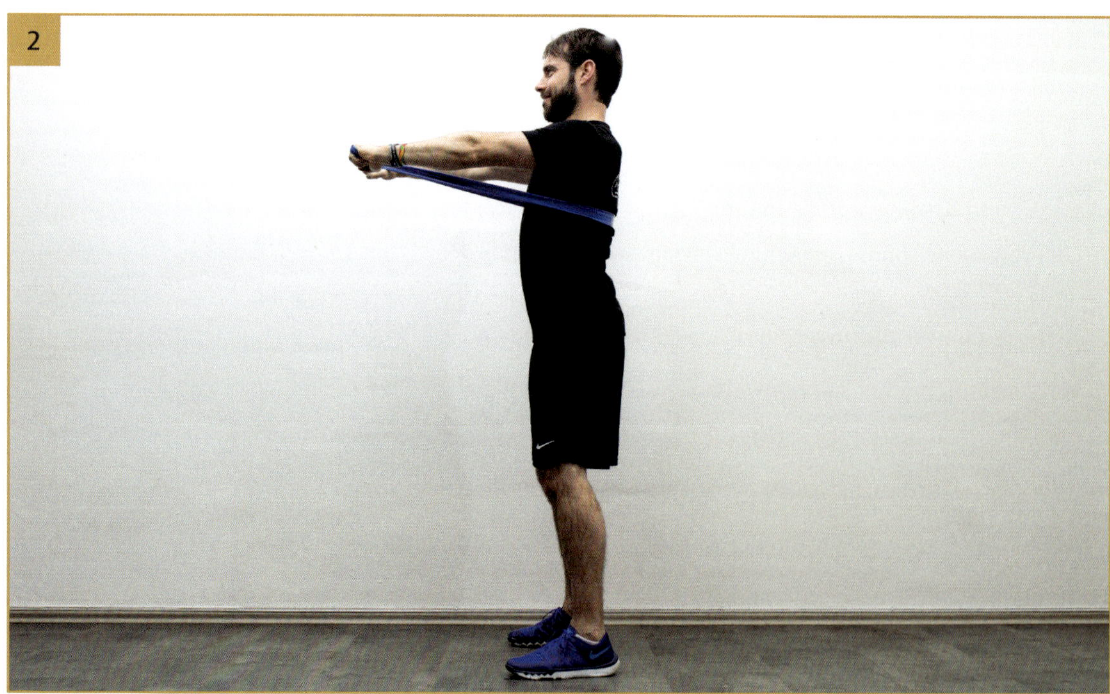

2

12. Brustdrücken mit dem Fitnessband

Ausgangsposition

Nehmen Sie einen stabilen, hüftbreiten Stand ein. Der Rücken ist gerade und der Kopf in Verlängerung der Wirbelsäule. Die Arme sind seitlich vom Körper abgespreizt und greifen ein elastisches Fitnessband, welches um den Oberkörper gelegt ist. Die Ellbogen sind gebeugt. Das Band ist auf Spannung. Spannen Sie die Rumpfmuskulatur an.

Übungsausführung

Führen Sie die Arme halbkreisförmig vor den Körper, bis sich die Hände auf Höhe der Brustwarzen berühren. Die Ellbogen werden dabei nahezu bis zur Endstellung des Gelenks gestreckt. Anschließend wieder in die Ausgangsposition zurückkehren.

Endposition

In der Endposition befinden sich die Hände auf Höhe der Brustwarzen. Die Ellbogen sind nur noch leicht gebeugt. Der Rücken ist gerade und der Kopf ist in Verlängerung der Wirbelsäule. Die Rumpfmuskulatur ist angespannt.

Die Übung **Brustdrücken mit dem Fitnessband** ist eine komplexe Krafttrainingsübung für die Brustmuskulatur. Wie bei den Übungen **Bankdrücken** und **Liegestütz** wird hier neben der Adduktion im Schultergelenk auch eine Extension im Ellbogengelenk ausgeführt. Die Übung **Brustdrücken mit dem Fitnessband** ist im Vergleich zum **Bankdrücken** und **Liegestütz** aber koordinativ einfacher und daher auch gut für Anfänger geeignet. Die Übung kann auch im Sitzen ausgeführt werden. Gerade für Krafttrainingsbeginner ist die sitzende Variante zu empfehlen, da durch die stabile Sitzposition ein Abfälschen der Bewegung erschwert wird.

Die hauptsächlich beanspruchte Muskulatur ist der große Brustmuskel (M. pectoralis major), der vordere Anteil der Schultermuskulatur (M. deltoideus, Pars clavicularis) und der dreiköpfige Armstrecker (M. triceps brachii).

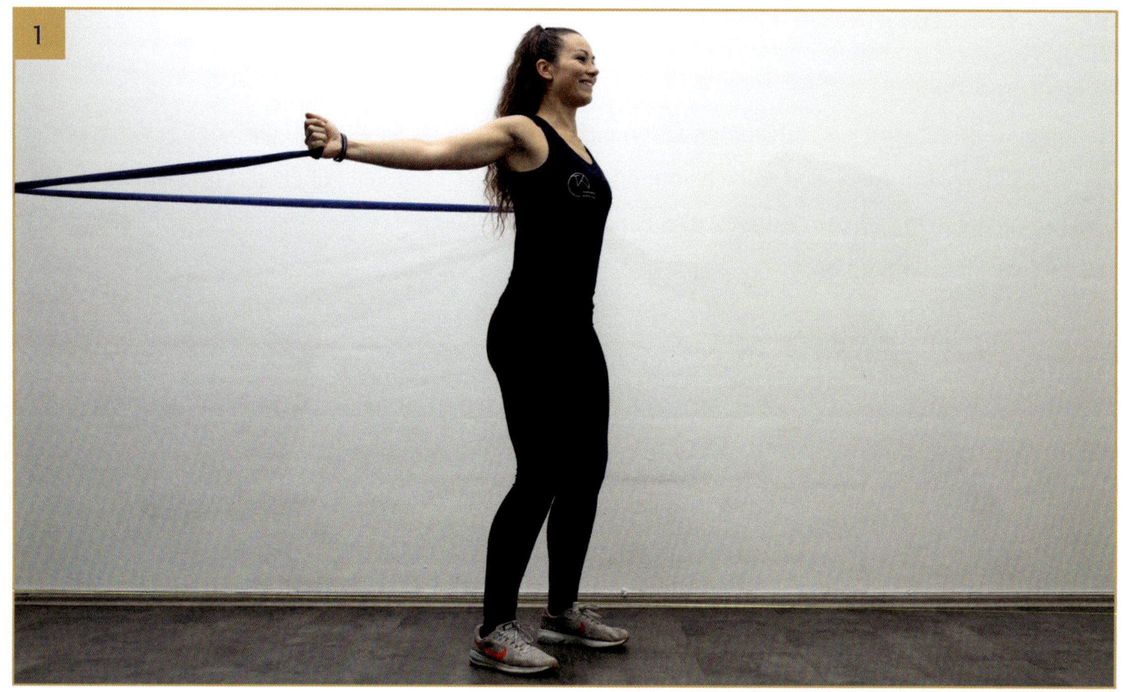
1

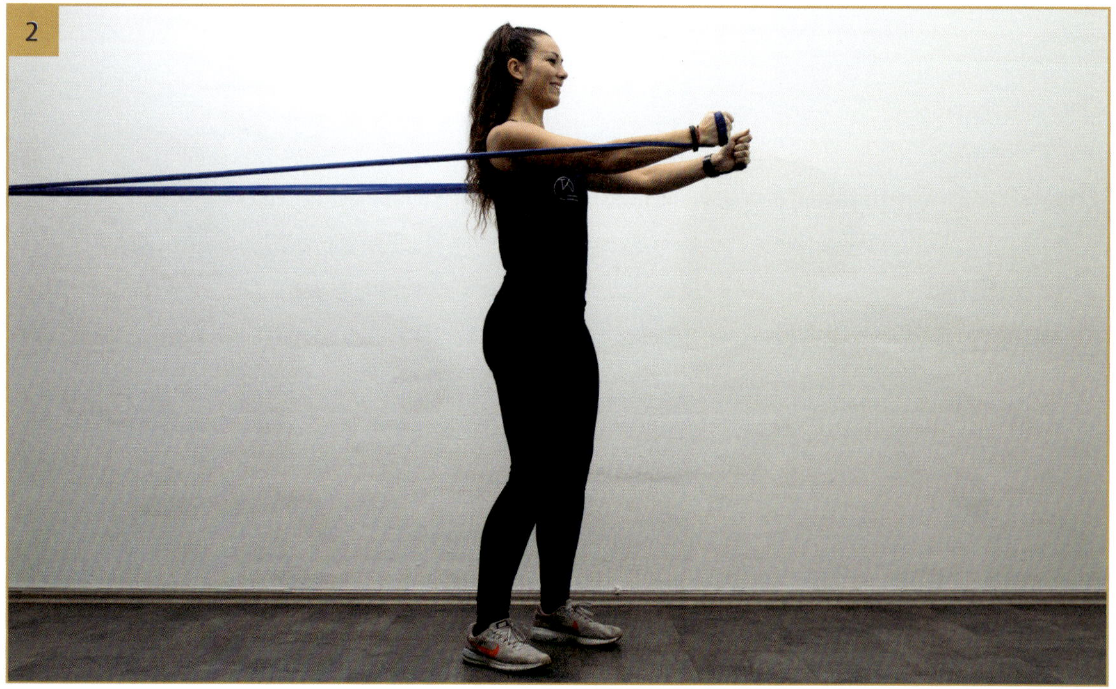
2

13. Fliegende mit dem Fitnessband

Ausgangsposition

Nehmen Sie einen stabilen, hüftbreiten Stand ein. Der Rücken ist gerade und der Kopf in Verlängerung der Wirbelsäule. Die Arme sind seitlich vom Körper abgespreizt und greifen ein elastisches Fitnessband, welches an einer Tür oder an der Wand auf Schulterhöhe befestigt ist. Die Ellbogen sind leicht gebeugt fixiert. Das Band ist auf Spannung. Spannen Sie die Rumpfmuskulatur an.

Übungsausführung

Führen Sie die Arme halbkreisförmig vor den Körper, bis sich die Hände auf Höhe der Brustwarzen berühren. Anschließend wieder in die Ausgangsposition zurückkehren.

Endposition

In der Endposition befinden sich die Hände auf Höhe der Brustwarzen. Die Ellbogen sind leicht gebeugt. Der Rücken ist gerade und der Kopf ist in Verlängerung der Wirbelsäule. Die Rumpfmuskulatur ist angespannt.

Die Übung **Fliegende mit dem Fitnessband** ist eine Isolationsübung für die Brustmuskulatur. Die Bewegung findet ausschließlich im Schultergelenk statt. Dort wird eine Adduktion ausgeführt. Die Übung eignet sich für Anfänger und kann auch sitzend ausgeführt werden. Bei der Übungsausführung ist darauf zu achten, die Ellbogen leicht gebeugt fixiert zu lassen. In den Ellbogengelenken darf weder eine Extension noch eine Flexion stattfinden. Die Bewegung darf lediglich im Schultergelenk stattfinden. Dadurch wird speziell die Brustmuskulatur gefordert und Synergisten werden aus der Bewegung rausgehalten. Fortgeschrittene Sportler müssen bei dieser Übung ein relativ starkes Fitnessband auswählen, um einen überschwelligen Trainingsreiz zu setzen.

Die hauptsächlich beanspruchte Muskulatur ist der große Brustmuskel (M. pectoralis major) und der vordere Anteil der Schultermuskulatur (M. deltoideus, Pars clavicularis).

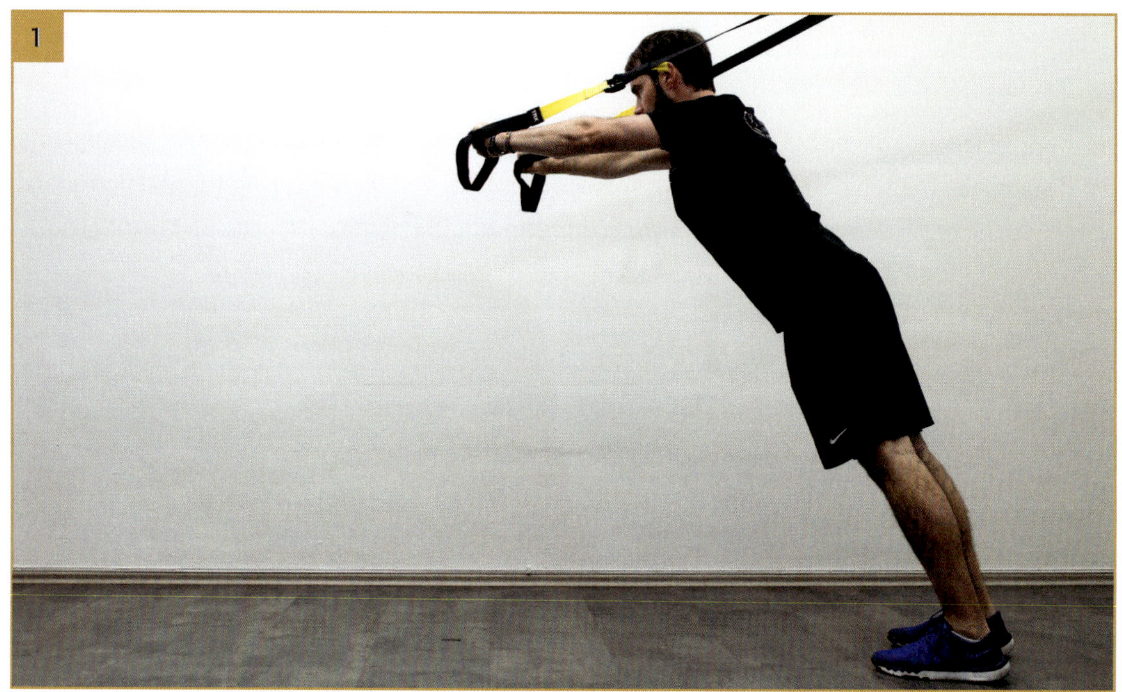
1

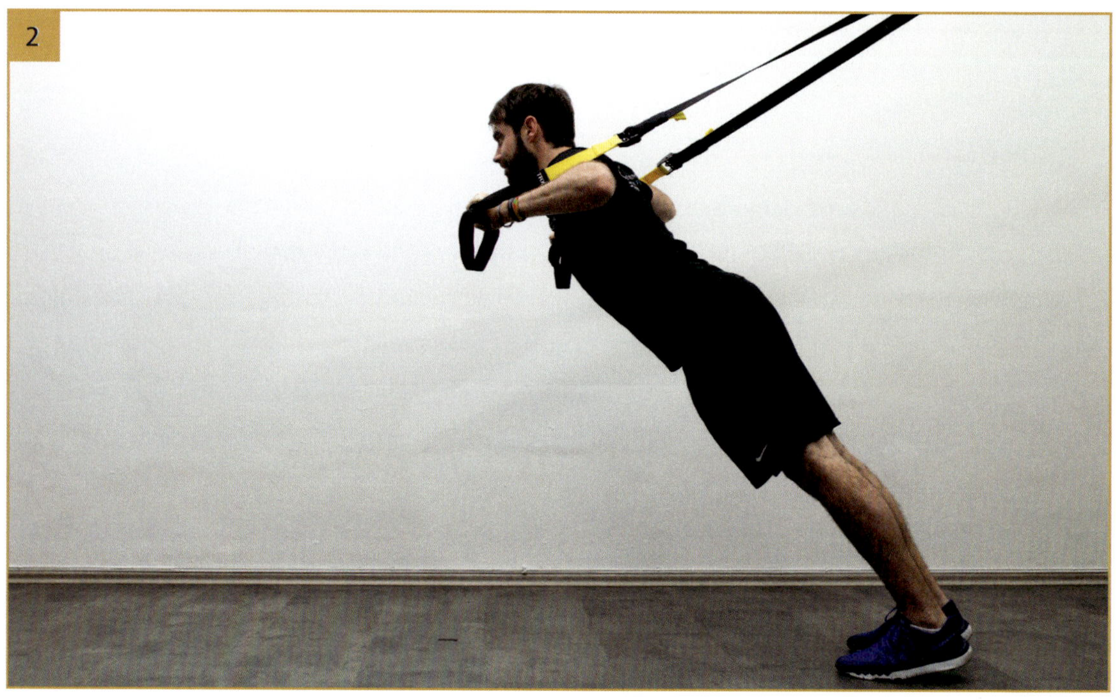
2

14. Liegestütz im Schlingentrainer

Ausgangsposition

Nehmen Sie einen stabilen, hüftbreiten Stand ein. Umfassen Sie die beiden Handschlaufen des Schlingentrainers im Obergriff. Die Hände sind etwas mehr als schulterbreit auseinander. Treten Sie mit den Füßen nach hinten und lehnen Sie den Oberkörper nach vorne. Der Rücken ist gerade und der Kopf ist in Verlängerung der Wirbelsäule. Spannen Sie die Gesäß- und Rumpfmuskulatur an.

Übungsausführung

Beugen Sie die Ellbogen und lehnen Sie den Körper weit nach vorne. Anschließend strecken Sie die Ellbogen und kehren wieder in die Ausgangsposition zurück.

Endposition

In der Endposition sind die Ellbogen gebeugt. Der Oberkörper ist weit nach vorne gelehnt. Der Rücken ist gerade und der Kopf ist in Verlängerung der Wirbelsäule. Die Gesäß- und Rumpfmuskulatur ist angespannt.

Die Übung **Liegestütz im Schlingentrainer** ist eine sehr effektive Übung für die Brustmuskulatur. Durch die instabilen Bedingungen beim Training am Schlingentrainer wird die Muskulatur stark gefordert. Zudem ist die Übung koordinativ anspruchsvoll und stellt hohe Anforderungen an alle Synergisten und die stabilisierende Muskulatur. Für Anfänger ist diese Übung daher weniger geeignet. Der Schwierigkeitsgrad kann über den Winkel zwischen Oberköper und Boden variiert werden. Je länger die Seile eingestellt werden und je weiter der Oberkörper in Richtung Boden abgesenkt werden kann, desto intensiver wird die Übung.

Neben dem großen Brustmuskel (M. pectoralis major) wird auch der vordere Anteil der Schultermuskulatur (M. deltoideus, Pars clavicularis) sowie der dreiköpfige Armstrecker (M. triceps brachii) trainiert.

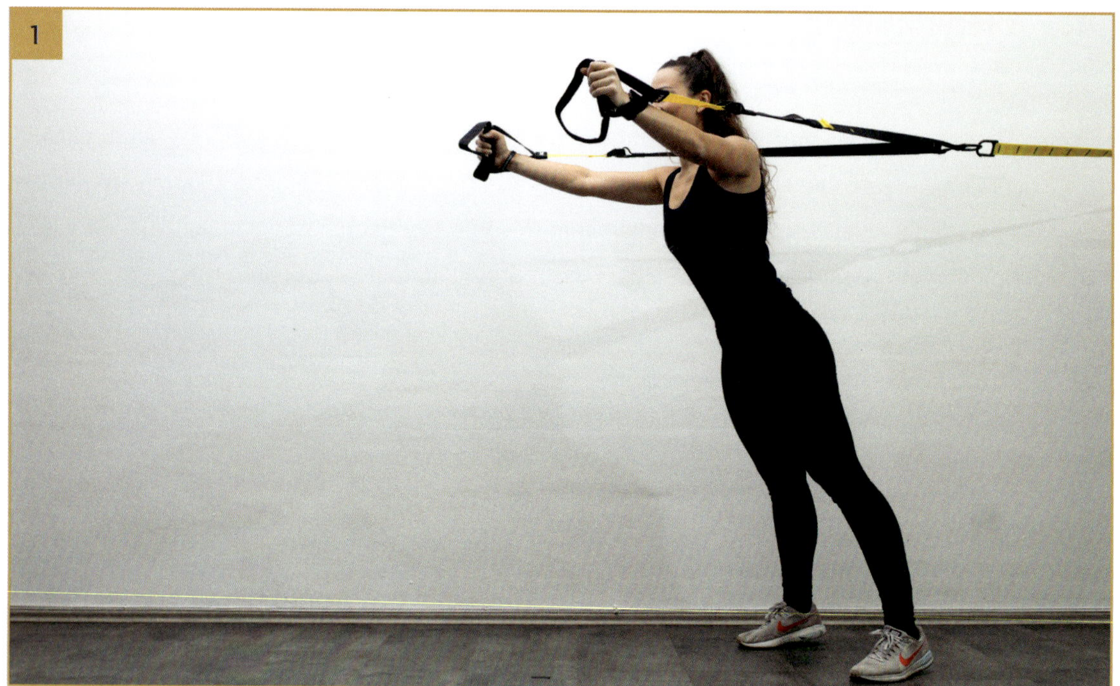
1

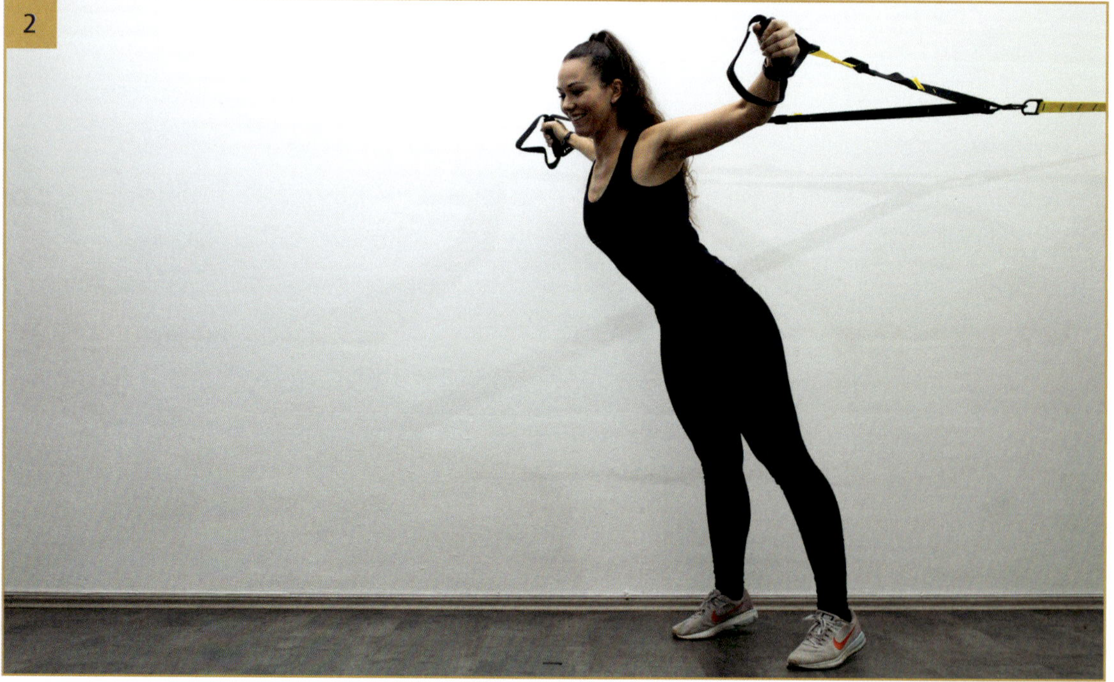
2

15. Fliegende im Schlingentrainer

Ausgangsposition

Nehmen Sie einen stabilen, hüftbreiten Stand ein. Umfassen Sie die beiden Handschlaufen des Schlingentrainers im Neutralgriff. Die Hände sind etwas mehr als schulterbreit auseinander. Die Ellbogen sind leicht gebeugt und fixiert. Treten Sie mit den Füßen nach hinten und lehnen Sie den Oberkörper nach vorne. Der Rücken ist gerade und der Kopf ist in Verlängerung der Wirbelsäule. Spannen Sie die Gesäß- und Rumpfmuskulatur an.

Übungsausführung

Bewegen Sie die Arme voneinander weg nach außen und lehnen Sie den Körper weit nach vorne. Anschließend führen Sie die Arme zum Körper heran und kehren wieder in die Ausgangsposition zurück.

Endposition

In der Endposition sind die Arme vom Körper abgespreizt und der Oberkörper ist weit nach vorne gelehnt. Der Rücken ist gerade und der Kopf ist in Verlängerung der Wirbelsäule. Die Gesäß- und Rumpfmuskulatur ist angespannt.

Die Übung **Fliegende im Schlingentrainer** ist eine Isolationsübung für die Brustmuskulatur. Durch die instabilen Bedingungen beim Training am Schlingentrainer wird die Muskulatur stark gefordert. Außerdem wird eine gute muskuläre Koordination benötigt. Für Anfänger ist diese Übung daher weniger geeignet. Personen mit Problemen im Schultergelenk sollten diese Übung ebenfalls meiden, da eine große Stabilität im Schultergelenk eine entscheidende Voraussetzung für eine korrekte Übungsausführung darstellt. Fortgeschrittene Sportler können diese Übung allerdings sehr effektiv einsetzen, um den großen Brustmuskel isoliert von seinen Synergisten zu stärken.

Neben dem großen Brustmuskel (M. pectoralis major) wird auch der vordere Anteil der Schultermuskulatur (M. deltoideus, Pars clavicularis) trainiert.

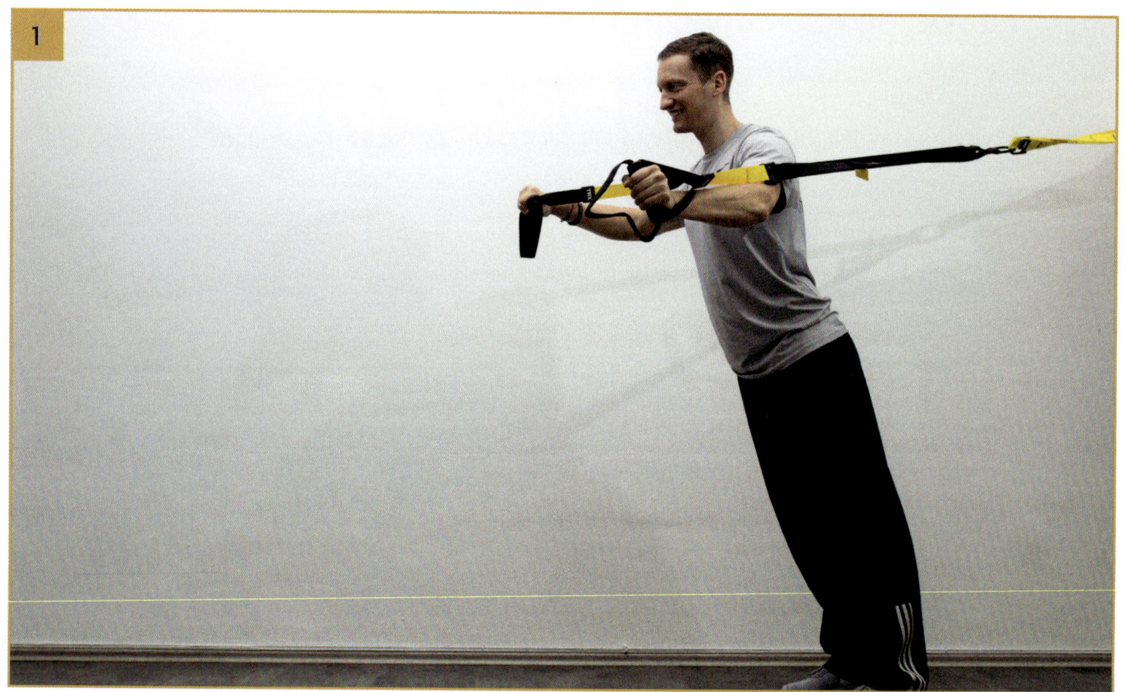
1

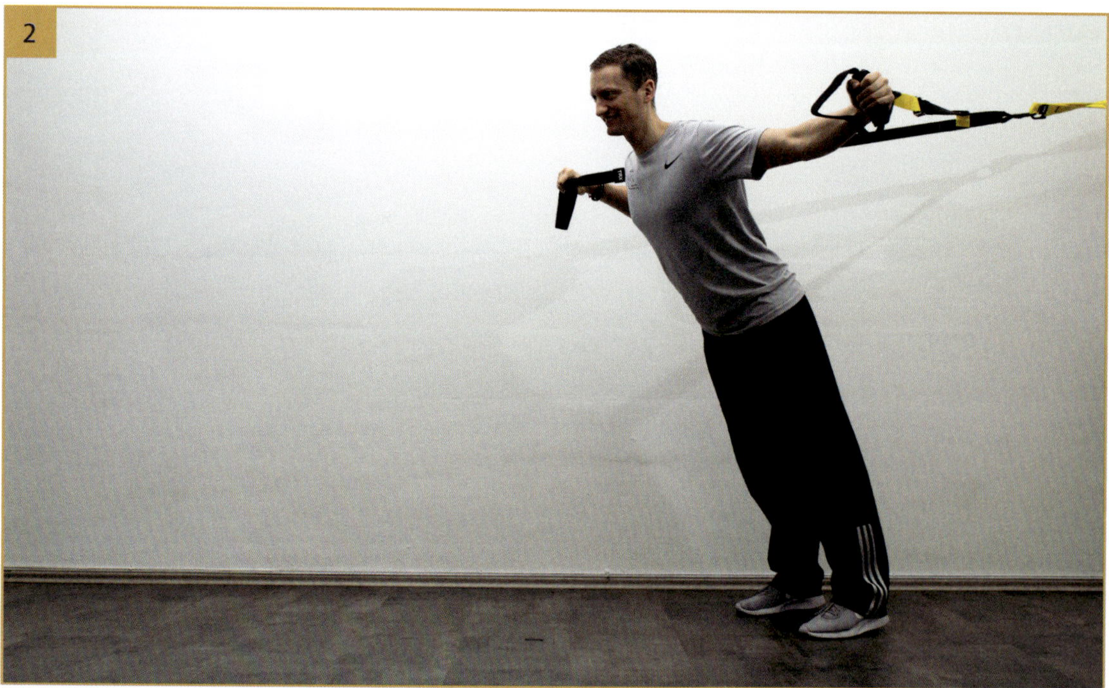
2

16. Fliegende Liegestütze im Schlingentrainer

Ausgangsposition

Nehmen Sie einen stabilen, hüftbreiten Stand ein. Umfassen Sie eine Handschlaufe des Schlingentrainers im Neutralgriff und die andere Handschlaufe im Obergriff. Die Hände sind etwas mehr als schulterbreit auseinander. Die Ellbogen sind leicht gebeugt und fixiert. Treten Sie mit den Füßen nach hinten und lehnen Sie den Oberkörper nach vorne. Der Rücken ist gerade und der Kopf ist in Verlängerung der Wirbelsäule. Spannen Sie die Gesäß- und Rumpfmuskulatur an.

Übungsausführung

Ein Arm bewegt sich nach außen und der andere Arm wird im Ellbogengelenk gebeugt. Anschließend führen Sie den einen Arm zum Körper heran, den anderen Ellbogen strecken und wieder in die Ausgangsposition zurückkehren.

Endposition

In der Endposition ist ein Arm vom Körper abgespreizt und der andere Arm im Ellbogengelenk gebeugt. Der Oberkörper ist weit nach vorne gelehnt. Der Rücken ist gerade und der Kopf in Verlängerung der Wirbelsäule. Die Gesäß- und Rumpfmuskulatur ist angespannt.

Die Übung **Fliegende Liegestütze im Schlingentrainer** ist eine äußerst komplexe Übung für die Brustmuskulatur. Während ein Arm die Handschlaufe im Neutralgriff fasst und eine fliegende Bewegung ausführt, greift der andere Arm die Handschlaufe im Obergriff und führt die gleiche Bewegung wie bei den Liegestützen aus. Nach einem Durchgang wechseln die Arme ihre Aufgabe. Da die Arme gleichzeitig eine andere Bewegung ausführen müssen, ist diese Übung koordinativ extrem anspruchsvoll und nur für fortgeschrittene Sportler geeignet.

Neben dem großen Brustmuskel (M. pectoralis major) wird auch der vordere Anteil der Schultermuskulatur (M. deltoideus, Pars clavicularis) und der dreiköpfige Armstrecker (M. triceps brachii) trainiert.

9.2 DIE RÜCKENMUSKULATUR

Zur *Rückenmuskulatur* gehört neben der autochthonen Rückenmuskulatur, die sich beiderseits entlang der **Wirbelsäule** vom **Becken** über den **Brustkorb** zum **Kopf** erstreckt und wegen ihrer Funktion als Aufrichter und Stabilisator der Wirbelsäule als M. erector spinae bezeichnet wird, der M. latissimus dorsi und der M. trapezius.

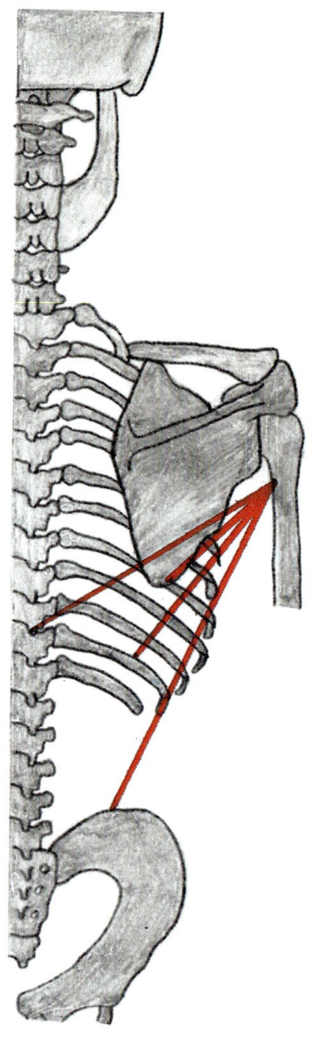

Abb. 15: M. latissimus dorsi

M. latissimus dorsi		
Ursprung	**Ansatz**	**Funktion**
• Pars vertebralis: Dornfortsätze des 7.-12. Brustwirbels und aller Lendenwirbel • Pars iliaca: Fascia thoracolumbalis und hinteres Drittel der Crista iliaca • Pars costalis: 10.-12. Rippe • Pars scapularis: Angulus inferior der Scapula	• Crista tuberculi minoris (kleiner Höcker am Oberarmknochen)	• Adduktion im Schultergelenk • Innenrotation im Schultergelenk • Retroversion im Schultergelenk

Der M. latissimus dorsi ist einer der größten Muskeln des Menschen. Er verleiht dem Rücken die athletische V-Form, die bei trainierten Sportlern gut zu erkennen ist. Im Schultergelenk führt er eine Adduktion, Retroversion und Innenrotation durch. Für die Trainingstherapie ist interessant, dass dieser Muskel aufgrund seines Ursprungs im unteren Teil der Wirbelsäule und seine Ansatzes am Oberarmknochen Störungen im LWS-Bereich auf den Schultergürtel übertragen kann.

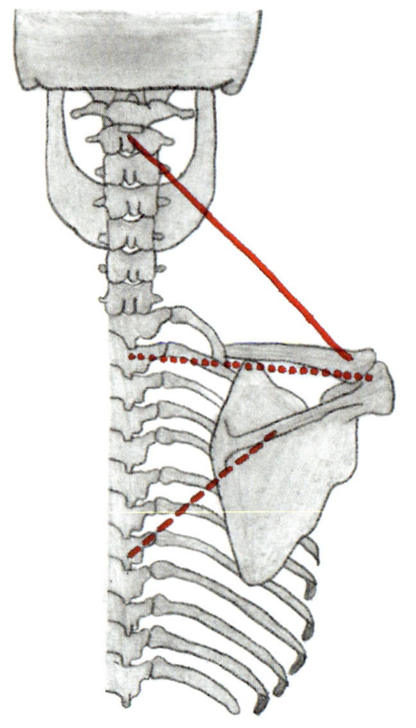

Abb. 16: M. trapezius

M. trapezius		
Ursprung	**Ansatz**	**Funktion**
• Pars descendens: Linea nuchae superior, Protuberantia occipitalis externa • Pars transversa: Dornfortsätze des siebten Halswirbels bis dritten Brustwirbels • Pars ascendens: Dornfortsätze des 3.-12. Brustwirbels	• Pars descendens: Laterales Drittel der Clavicula • Pars transversa: Acromion • Pars ascendens: Spina scapulae	• Pars descendens: Elevation der Schulter • Pars transversa: Retraktion der Schulterblätter • Pars ascendens: Depression der Schulterblätter

Der M. trapezius besteht aus den drei Teilen *Pars descendens, Pars transversa* und *Pars ascendens*. Er hält das Schulterblatt und fixiert den Schultergürtel. Neben dieser statischen Halteaufgabe ist der obere Anteil des Muskels für die Elevation der Schulter von entscheidender Bedeutung. Daneben zieht der mittlere Anteil des Trapezmuskels die Schulterblätter zur Wirbelsäule und ist so für eine gerade, aufrechte Haltung wichtig. Der untere Anteil zieht die Schulterblätter nach unten.

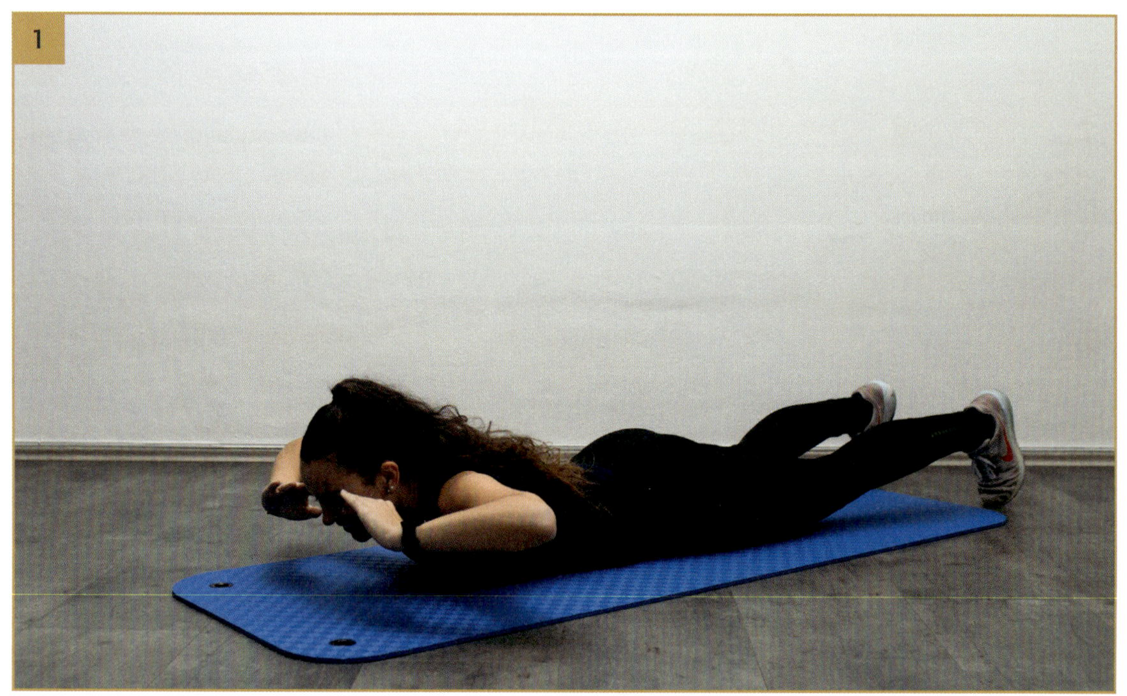

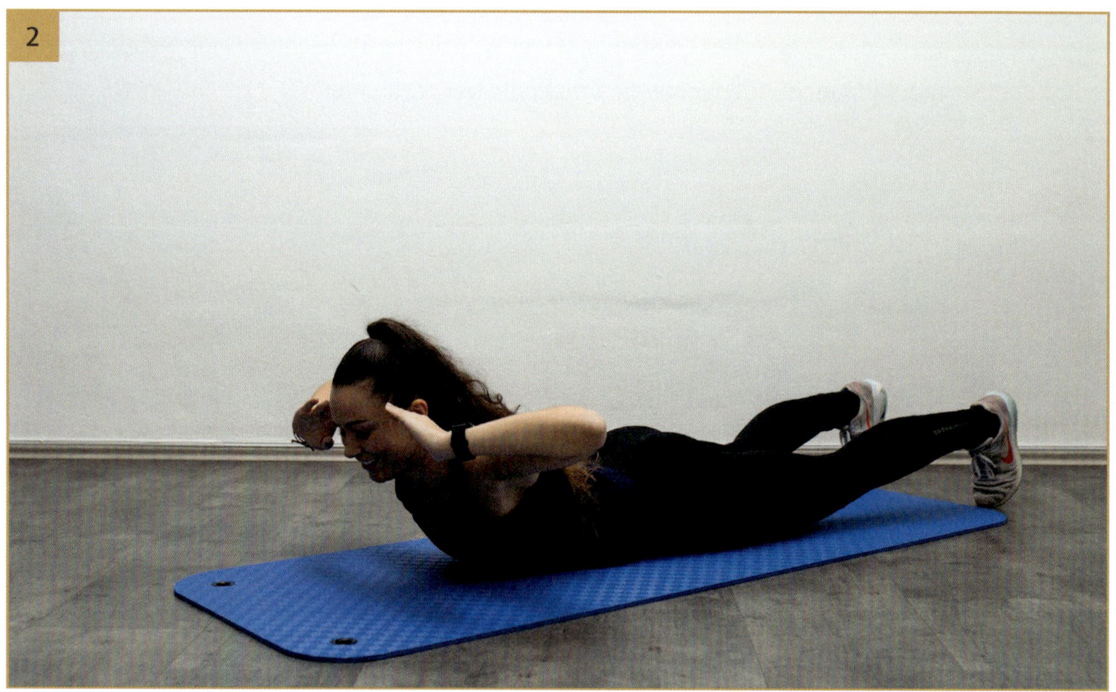

17. Oberkörperanheben in Bauchlage

Ausgangsposition

Nehmen Sie die Bauchlage am Boden ein. Oberkörper und Oberschenkel bilden eine Linie. Der Kopf ist in Verlängerung der Wirbelsäule. Drücken Sie die Zehen aktiv in den Boden und spannen Sie die Gesäß- und Rückenmuskulatur an. Die Hände liegen an der Stirn.

Übungsausführung

Heben Sie den Oberkörper leicht vom Boden ab. Die Oberschenkel und die Zehen stehen während der gesamten Übungsausführung fest am Boden. Anschließend wieder in die Ausgangsposition zurückkehren.

Endposition

In der Endposition ist der Oberkörper leicht angehoben. Die Hände liegen an der Stirn. Die Gesäß- und Rückenmuskulatur ist angespannt.

Die Übung **Oberkörperanheben in Bauchlage** ist eine Körpergewichtsübung, die sich hervorragend dafür eignet, den unteren Rücken zu stärken. Diese Übung können auch Anfänger ausführen Gerade für Personen, die einen zu schwachen Rücken stärken möchten, ist diese Übung sehr gut geeignet. Durch eine Veränderung des Lastarms kann der Schwierigkeitsgrad der Übung variiert werden. Für eine einfache Ausführung können die Arme seitlich am Körper angelegt oder bei Bedarf sogar abgelegt werden.

Gestreckte Arme über den Kopf machen die Übung dagegen anspruchsvoller. Personen mit Beschwerden im unteren Rücken sollten darauf achten, die Belastungsintensität langsam und vorsichtig zu steigern. Bei der Übungsausführung ist in jedem Fall darauf zu achten, dass die Beine und Füße stets fest am Boden bleiben. Lediglich die rückenstreckende Muskulatur darf dynamisch arbeiten. Eine besonders langsame Übungsausführung ist zu empfehlen.

Diese Übung trainiert vor allem den Rückenstrecker (M. erector spinae).

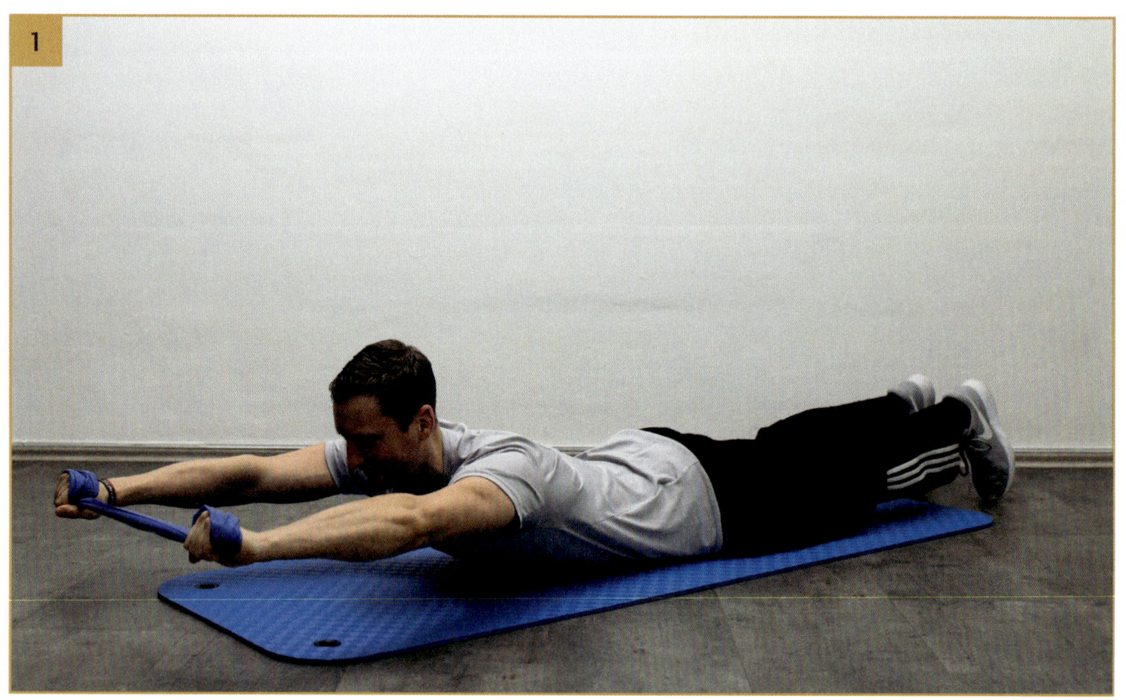
1

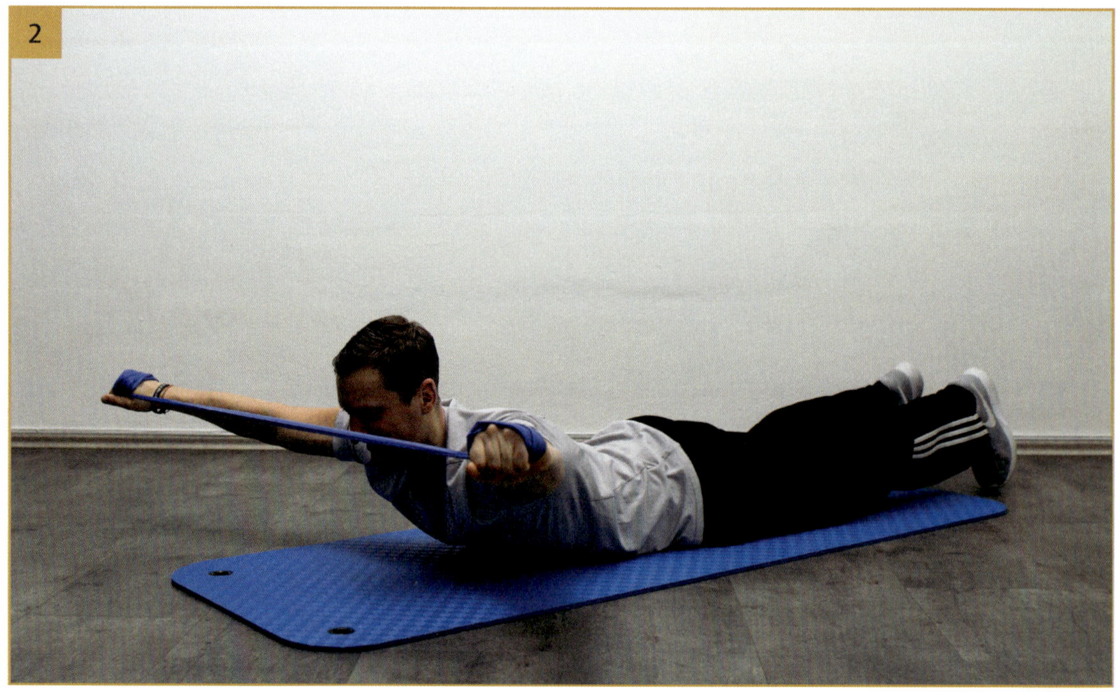
2

18. Oberkörperanheben mit dem Fitnessband

Ausgangsposition

Nehmen Sie die Bauchlage am Boden ein. Oberkörper und Oberschenkel bilden eine Linie. Der Kopf ist in Verlängerung der Wirbelsäule. Drücken Sie die Zehen aktiv in den Boden und spannen Sie die Gesäß- und Rückenmuskulatur an. Die Arme sind nach vorne ausgestreckt. Die Hände greifen ein elastisches Fitnessband. Das Band ist in der Ausgangsposition bereits unter Spannung.

Übungsausführung

Heben Sie den Oberkörper leicht vom Boden ab und ziehen Sie dabei das Fitnessband auseinander. Anschließend wieder in die Ausgangsposition zurückkehren.

Endposition

In der Endposition ist der Oberkörper leicht angehoben. Die Arme sind nach vorne ausgestreckt und ziehen das Fitnessband auseinander. Die Gesäß- und Rückenmuskulatur ist angespannt.

Die Übung **Oberkörperanheben mit dem Fitnessband** ist eine komplexe Übung für die Rückenmuskulatur. Im Vergleich zum Oberkörperanheben in Bauchlage wird hier eine zusätzliche Bewegung im Schultergelenk ausgeführt. Dadurch wird auch der obere Rücken dynamisch belastet. Durch die komplexe Bewegung ist die Übung weniger für Anfänger geeignet. Fortgeschrittene Sportler können mit der Übung hervorragende Trainingsreize für mehr Stabilität im Rücken setzen.

Von außen betrachtet, wirkt diese Übung nicht besonders spektakulär, aber selbst erfahrene Sportler werden bei dieser Übung gefordert. Die Beine und Füße dürfen während der gesamten Bewegung den Boden nicht verlassen.

Diese Übung trainiert vor allem den Rückenstrecker (M. erector spinae). Außerdem ist der breite Rückenmuskel (M. latissimus dorsi) und der hintere Anteil des Schultermuskels (M. deltoideus, Pars spinata) an der Bewegung beteiligt.

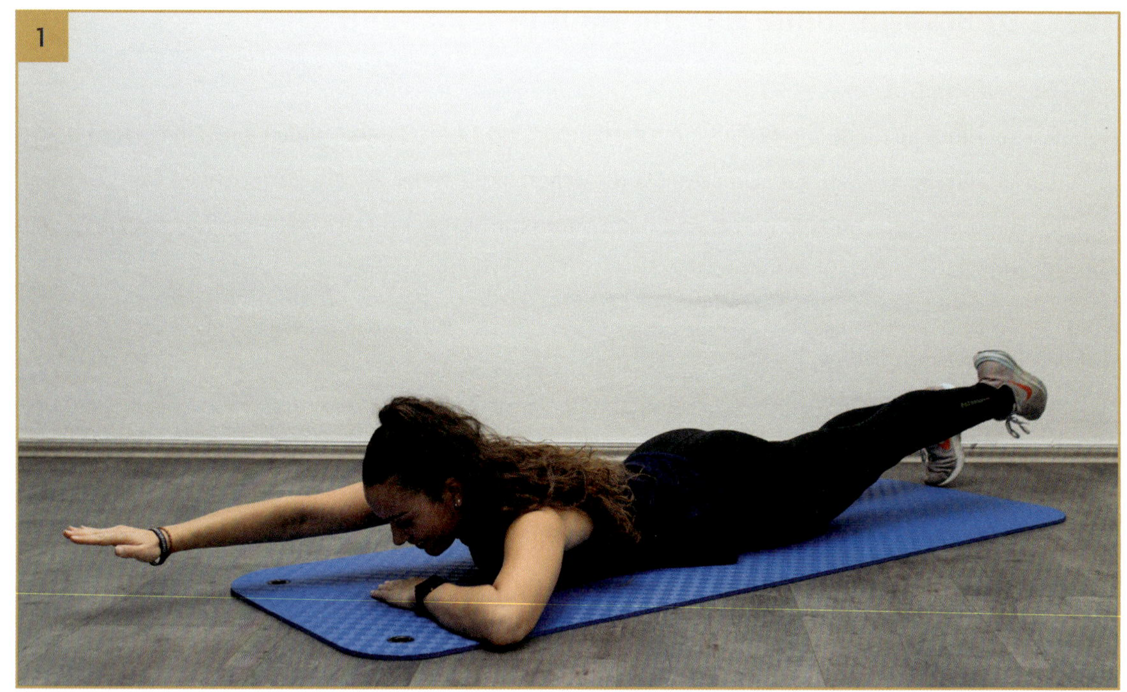
1

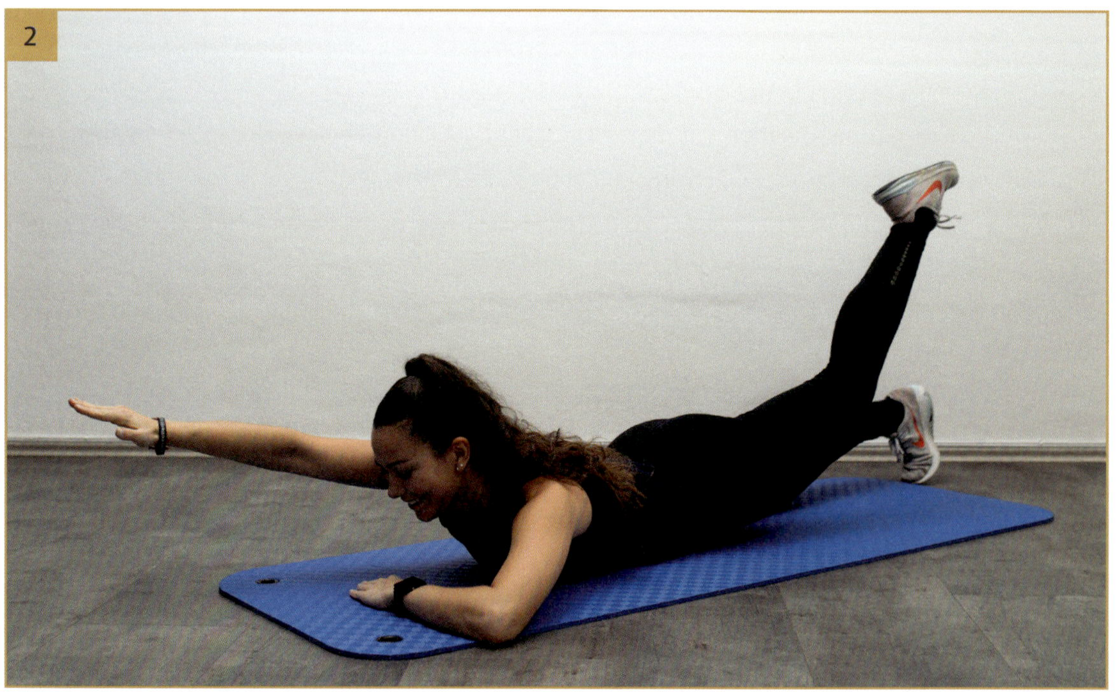
2

19. Diagonalheben in Bauchlage

Ausgangsposition

Nehmen Sie die Bauchlage am Boden ein. Oberkörper und Oberschenkel bilden eine Linie. Der Kopf ist in Verlängerung der Wirbelsäule. Strecken Sie einen Arm nach vorne aus. Der andere Arm kann im Ellbogengelenk gebeugt und am Boden abgelegt werden. Spannen Sie die Gesäß- und Rückenmuskulatur an.

Übungsausführung

Heben Sie einen Arm und ein Bein diagonal an. Oberkörper und Kopf heben leicht vom Boden ab. Die Oberschenkel und die Zehen des anderen Beins stehen während der gesamten Übungsausführung fest am Boden. Anschließend wieder in die Ausgangsposition zurückkehren und die Übung mit dem anderen Arm und Bein wiederholen.

Endposition

In der Endposition sind Oberkörper, ein Arm und das diagonale Bein leicht angehoben. Die Gesäß- und Rückenmuskulatur ist angespannt.

Die Übung **Diagonalheben in Bauchlage** ist eine komplexe Körpergewichtsübung, die sich dafür eignet, den unteren Rücken zu stärken. Diese Übung eignet sich auch für Anfänger. Durch eine Veränderung des Lastarms kann der Schwierigkeitsgrad der Übung variiert werden. Für eine einfache Ausführung können die Arme seitlich am Körper angelegt oder bei Bedarf sogar abgelegt werden.

Gestreckte Arme über den Kopf machen die Übung dagegen anspruchsvoller. Im Vergleich zur Übung **Oberkörperanheben in Bauchlage** wird bei dieser Übung aktiv das Hüftgelenk gestreckt. Dementsprechend werden bei der Übung **Diagonalheben in Bauchlage** mehr Muskeln beansprucht.

Diese Übung trainiert den Rückenstrecker (M. erector spinae), den großen Gesäßmuskel (M. glutaeus maximus), den Halbsehnenmuskel (M. semitendinosus), den Plattsehnenmuskel (M. semimembranosus) und den langen Kopf des zweiköpfigen Oberschenkelbeugers (M. biceps femoris).

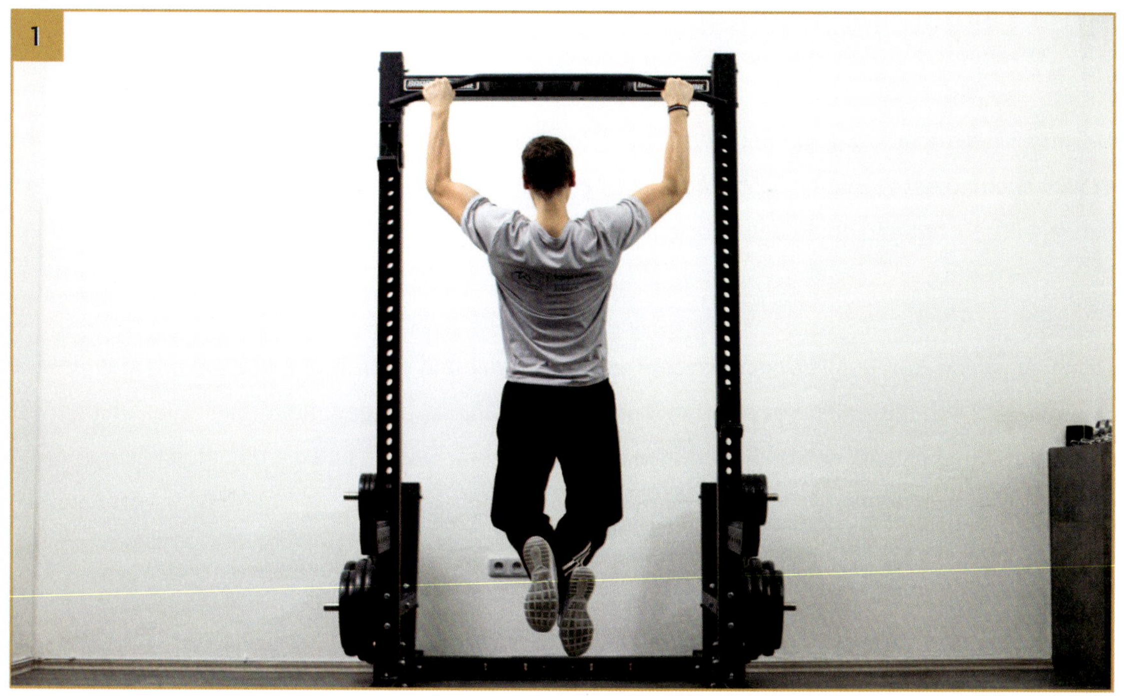

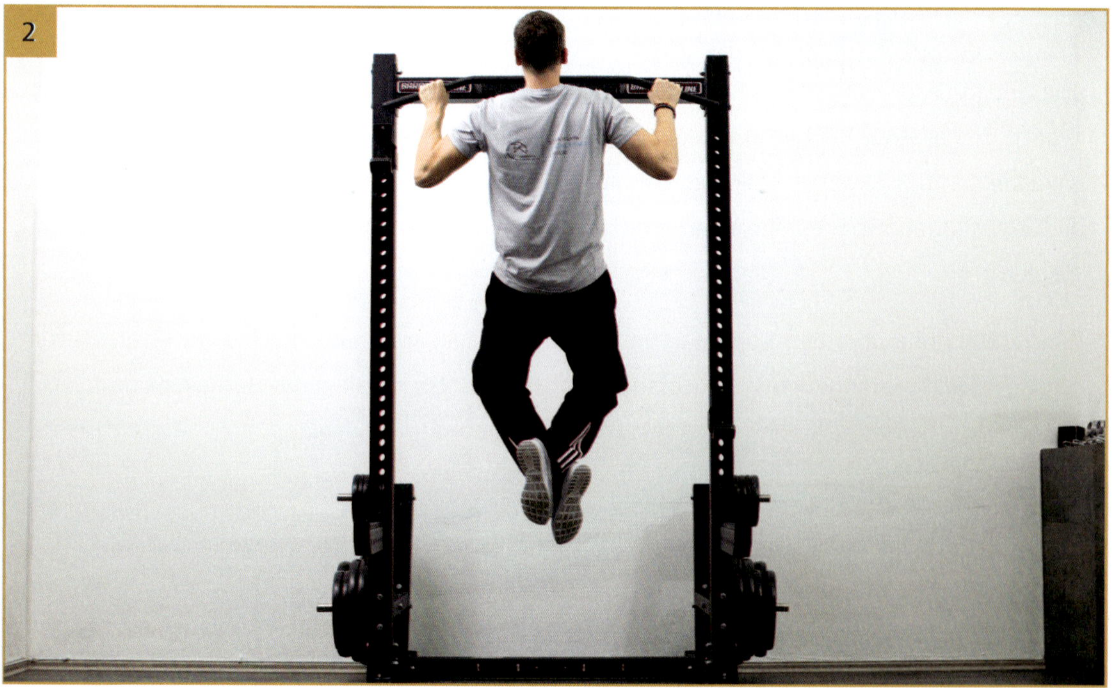

20. Klimmzüge im Obergriff

Ausgangsposition

Greifen Sie die Klimmzugstange im Obergriff. Die Ellbogen sind leicht gebeugt. Lehnen Sie den Oberkörper leicht nach hinten. Die Rumpfmuskulatur ist angespannt.

Übungsausführung

Ziehen Sie den Oberkörper nach oben, bis das Kinn auf Höhe der Klimmzugstange ist. Anschließend kehren Sie wieder in die Ausgangsposition zurück.

Endposition

In der Endposition sind die Ellbogen um ca. 90° gebeugt und das Kinn ist auf Höhe der Klimmzugstange. Die Rumpfmuskulatur ist angespannt.

Die Übung **Klimmzug im Obergriff** ist eine intensive Körpergewichtsübung. Die effektive Durchführung der Übung hängt zum einem vom Körpergewicht und zum anderen von der Kraftfähigkeit des Sportlers ab. Bei einer ausreichenden Leistungsfähigkeit für korrekt ausgeführte Klimmzüge ist sie eine der effektivsten Kraftübungen für den Rücken. Bei dieser Übung kann sowohl die Griffbreite als auch die Neigung des Oberkörpers variiert werden. Der Oberkörper kann auch nach vorne geneigt werden, sodass der Nacken zur Stange gezogen wird. Eine weitere Variante ist der Klimmzug im Obergriff mit engerer Armhaltung.

Mit Blick auf das Trainingsprinzip der variierenden Belastung sollten die unterschiedlichsten Varianten bei der Trainingsplanung und Periodisierung berücksichtigt werden. Grundsätzlich wird bei jeder Griffvariation eine Retroversion im Schultergelenk und eine Flexion im Ellbogengelenk durchgeführt. Bei der weiten Griffbreite im Obergriff wird außerdem eine Adduktion im Schultergelenk durchgeführt. Das fordert zusätzlich den breiten Rückenmuskel.

Bei dieser komplexe Zugübung wird neben dem breiten Rückenmuskel (M. latissimus dorsi) auch der untere Anteil des Trapezmuskels (M. trapezius, Pars ascendens), der hintere Anteil des Schultermuskels (M. deltoideus, Pars spinata) und der zweiköpfige Armbeuger (M. biceps brachii) trainiert.

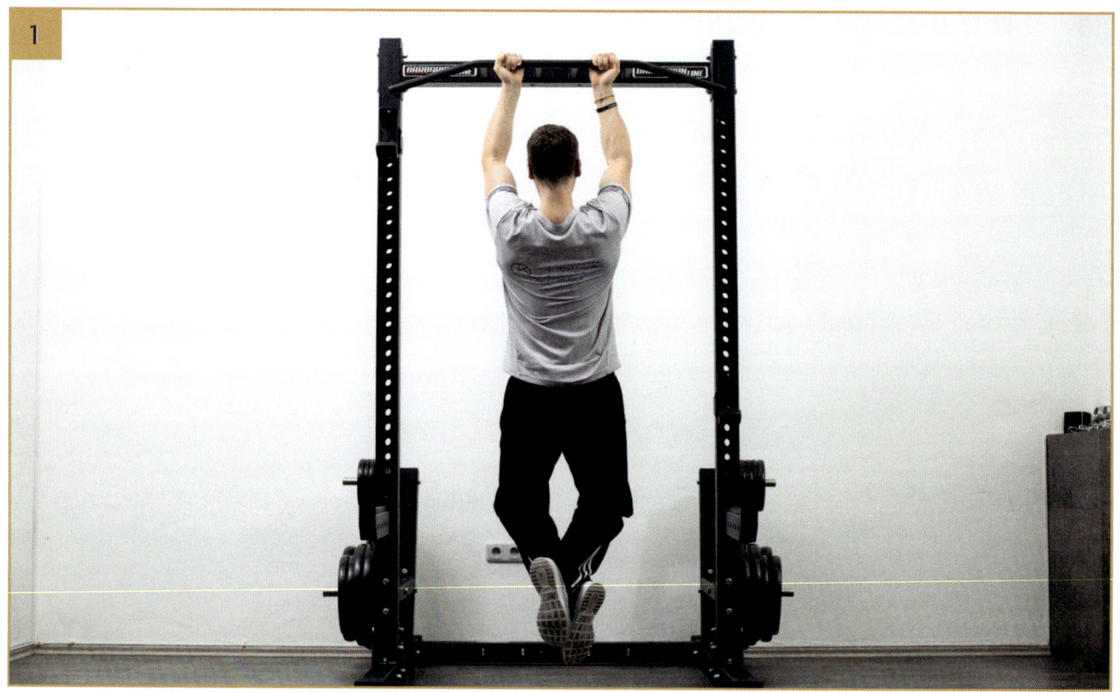
1

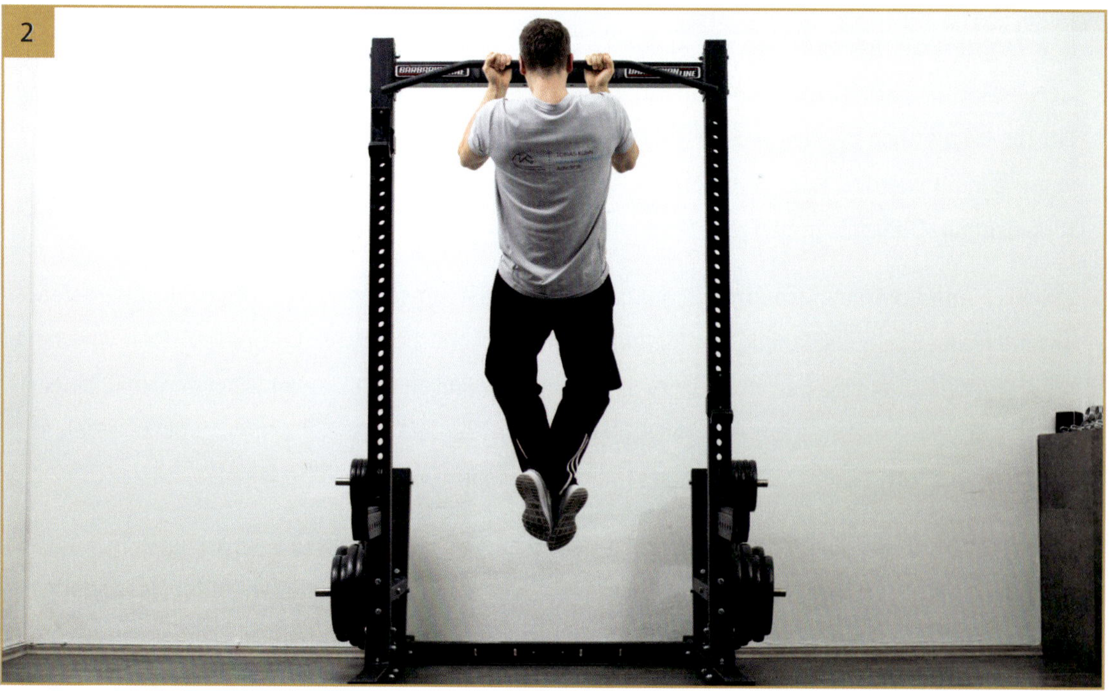
2

21. Klimmzüge im Untergriff

Ausgangsposition

Greifen Sie die Klimmzugstange im Untergriff. Die Ellbogen sind leicht gebeugt. Lehnen Sie den Oberkörper leicht nach hinten. Die Rumpfmuskulatur ist angespannt.

Übungsausführung

Ziehen Sie den Oberkörper nach oben, bis das Kinn auf Höhe der Klimmzugstange ist. Anschließend kehren Sie wieder in die Ausgangsposition zurück.

Endposition

In der Endposition sind die Ellbogen gebeugt und das Kinn ist auf Höhe der Klimmzugstange. Die Rumpfmuskulatur ist angespannt.

Die Übung **Klimmzug im Untergriff** ist eine intensive Körpergewichtsübung. Die effektive Durchführung der Übung hängt – wie auch bei der Variante im Obergriff – zum einem vom Körpergewicht und zum anderen von der Kraftfähigkeit des Sportlers ab.

Im Vergleich zu **Klimmzügen im Obergriff** kann hier die Retroversion im Schultergelenk über eine größere Bewegungsamplitude erfolgen. Außerdem werden bei der Variante im Untergriff die Armbeuger stärker beansprucht. Allerdings ist die Adduktionsbewegung im Schultergelenk weitaus geringer. Es gibt also sowohl Vor- als auch Nachteile bei der Ausführung von Klimmzügen im Untergriff zum Vergleich mit Klimmzügen im Obergriff. Entscheidend bei der Auswahl der richtigen Übung ist die Zielsetzung des Sportlers. Beide Varianten langfristig im Trainingsprozess zu berücksichtigen, begünstigt sicher die Entwicklung eines kräftigen Rückenmuskels.

Bei dieser komplexe Zugübung wird neben dem breiten Rückenmuskel (M. latissimus dorsi) auch der untere Anteil des Trapezmuskels (M. trapezius, Pars ascendens), der hintere Anteil des Schultermuskels (M. deltoideus, Pars spinata) und der zweiköpfige Armbeuger (M. biceps brachii) trainiert.

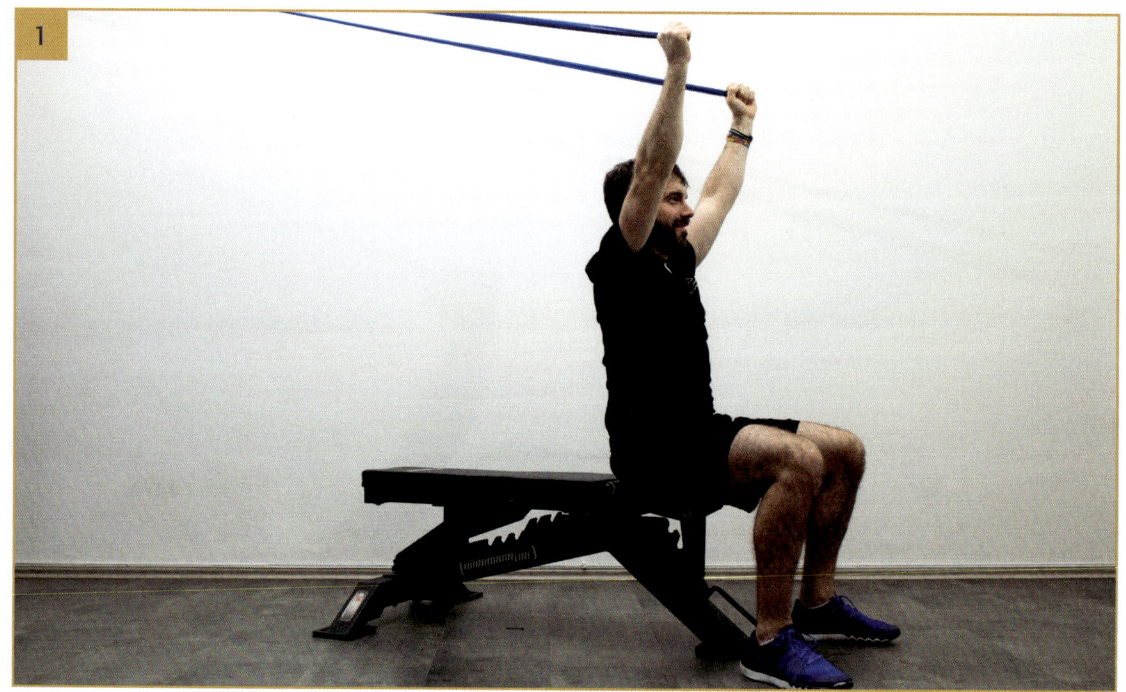
1

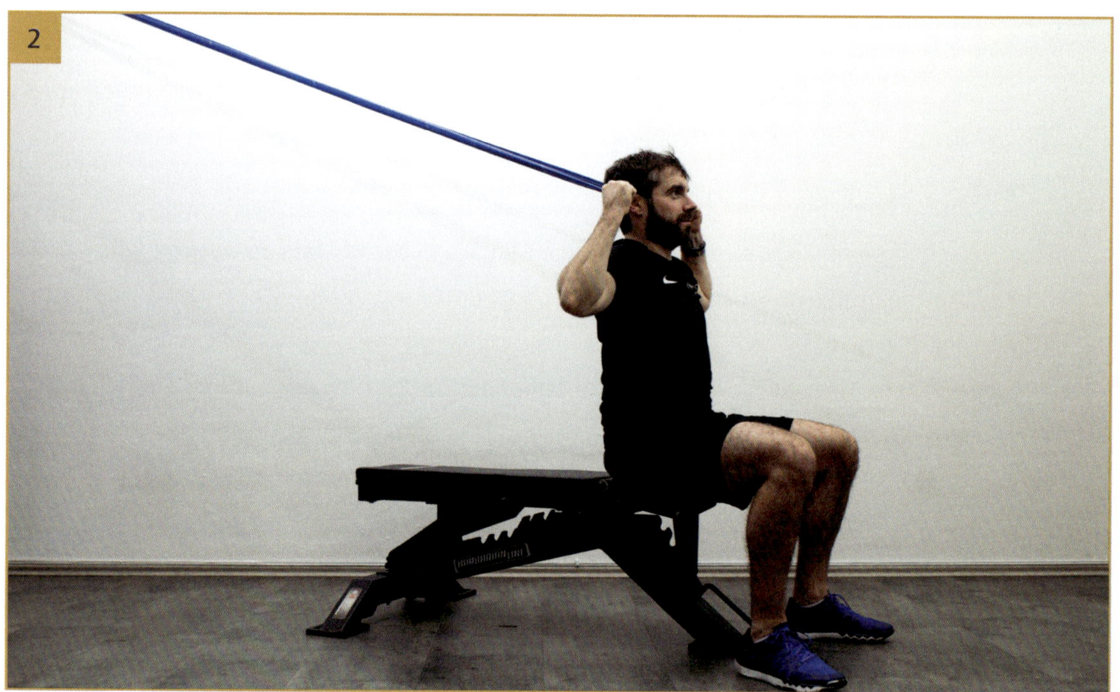
2

22. Vertikaler Zug mit dem Fitnessband

Ausgangsposition

Nehmen Sie eine stabile Sitzposition auf einer Flachbank ein. Die Beine sind fest am Boden fixiert. Der Oberkörper ist leicht nach hinten gelehnt und fixiert. Der Rücken ist gerade und der Kopf in Verlängerung der Wirbelsäule. Die Hände greifen das elastische Fitnessband etwas weiter als schulterbreit. Die Ellbogen sind leicht gebeugt und das Fitnessband ist in der Ausgangsposition bereits unter Spannung. Die Rumpfmuskulatur ist angespannt.

Übungsausführung

Ziehen Sie die Arme bis knapp unter Höhe der Ohren. Anschließend kehren Sie wieder in die Ausgangsposition zurück.

Endposition

In der Endposition sind die Arme etwa auf Höhe der Ohren. Der Oberkörper ist leicht nach hinten gelehnt. Der Rücken ist gerade. Die Rumpfmuskulatur ist angespannt.

Die Übung **Vertikaler Zug mit dem Fitnessband** ist eine komplexe Übung für die Rückenmuskulatur. Diese Übung ist auch für Anfänger geeignet. Bei der Übungsausführung ist darauf zu achten, den Oberkörper stabil zu halten. Die Bewegung findet lediglich im Schulter- und Ellbogengelenk statt.

Bei einer schwachen Rumpfmuskulatur kann die Übung auch mit geradem Rücken ausgeführt werden. Dann werden die Arme senkrecht nach unten gezogen. Dadurch verringert sich allerdings die Bewegungsamplitude für den breiten Rückenmuskel (M. latissimus dorsi). Gerade Trainierende, die noch nicht in der Lage sind, korrekte Klimmzüge auszuführen, können mit dieser Übung effektive Trainingsreize setzen und sich so für die Übung **Klimmzüge** vorbereiten.

Die hauptsächlich beanspruchte Muskulatur ist der breite Rückenmuskel (M. latissimus dorsi), der untere Anteil des Trapezmuskels (M. trapezius, Pars ascendens), der hintere Anteil des Schultermuskels (M. deltoideus, Pars spinata) und der zweiköpfige Armbeuger (M. biceps brachii).

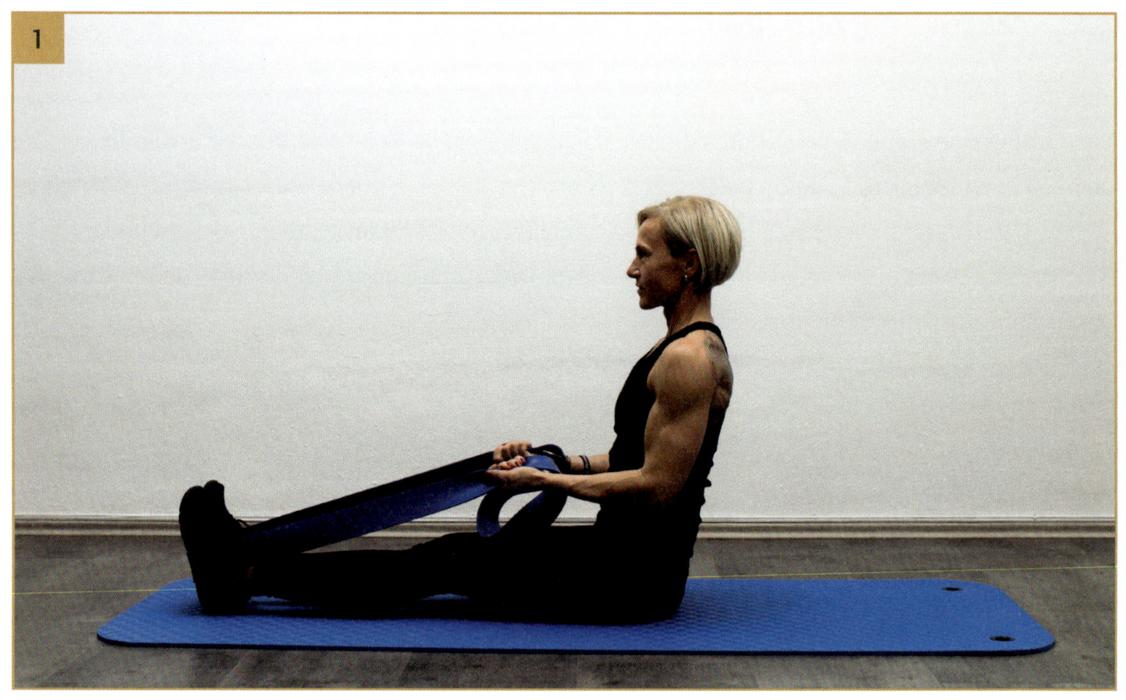

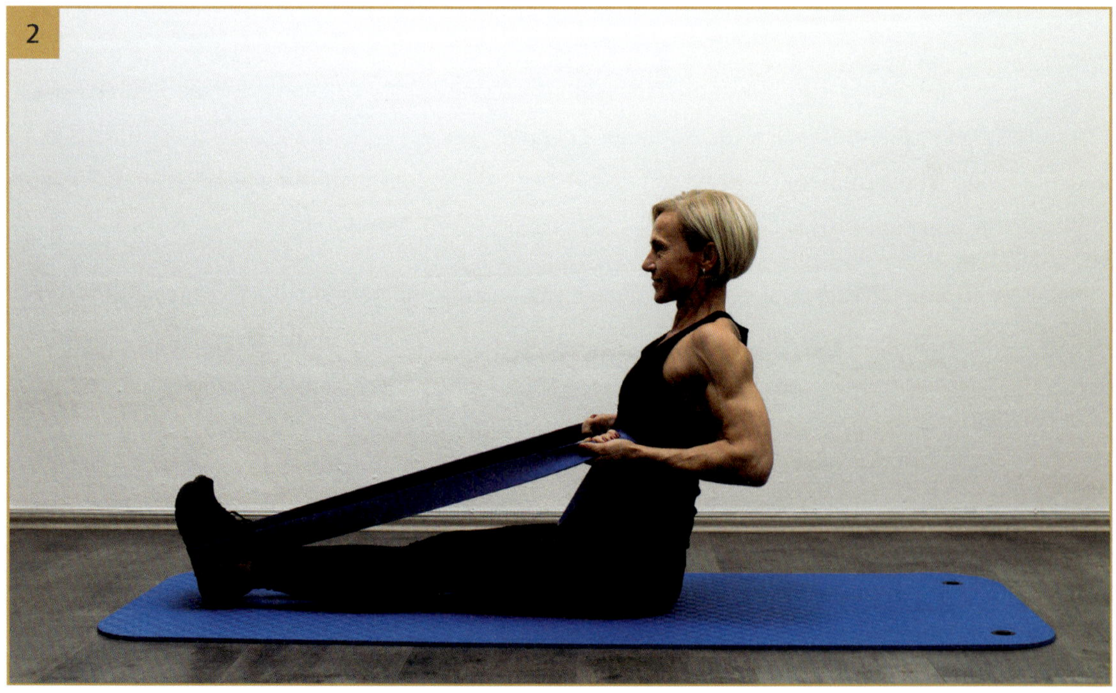

23. Horizontaler Zug mit dem Fitnessband

Ausgangsposition

Nehmen Sie eine stabile Sitzposition auf dem Boden ein. Die Beine sind nach vorne ausgestreckt. Um die Füße ist ein Ende des Fitnessbands gewickelt. Das andere Ende greifen die Hände. Der Rücken ist gerade und der Kopf in Verlängerung der Wirbelsäule. Das Fitnessband ist unter Spannung. Spannen Sie die Rumpfmuskulatur an.

Übungsausführung

Ziehen Sie die Arme eng am Körper nach hinten. Anschließend kehren Sie wieder in die Ausgangsposition zurück.

Endposition

In der Endposition sind die Ellbogen gebeugt und die Hände sind auf Höhe des Bauchnabels. Der Rücken ist gerade, der Kopf in Verlängerung der Wirbelsäule. Die Rumpfmuskulatur ist angespannt.

Die Übung **Horizontaler Zug mit dem Fitnessband** ist eine komplexe Krafttrainingsübung, die sich auch für Anfänger eignet. Im Vergleich zur vertikalen Zugübung ist bei dieser Ausführung die Vorspannung für den breiten Rückenmuskel (M. latissimus dorsi) geringer. Daher wird der Trapezmuskel und der hintere Anteil des Schultermuskels stärker beansprucht. Bei der Übungsausführung ist unbedingt darauf zu achten, den Rücken gerade zu halten. Eine Rundrückenhaltung muss hier während der gesamten Bewegung vermieden werden.

Die hauptsächlich beanspruchte Muskulatur ist der breite Rückenmuskel (M. latissimus dorsi), der untere Anteil des Trapezmuskels (M. trapezius, Pars ascendens), der mittlere Anteil des Trapezmuskel (M. trapezius, Pars transversa), der hintere Anteil des Schultermuskels (M. deltoideus, Pars spinata) und der zweiköpfige Armbeuger (M. biceps brachii).

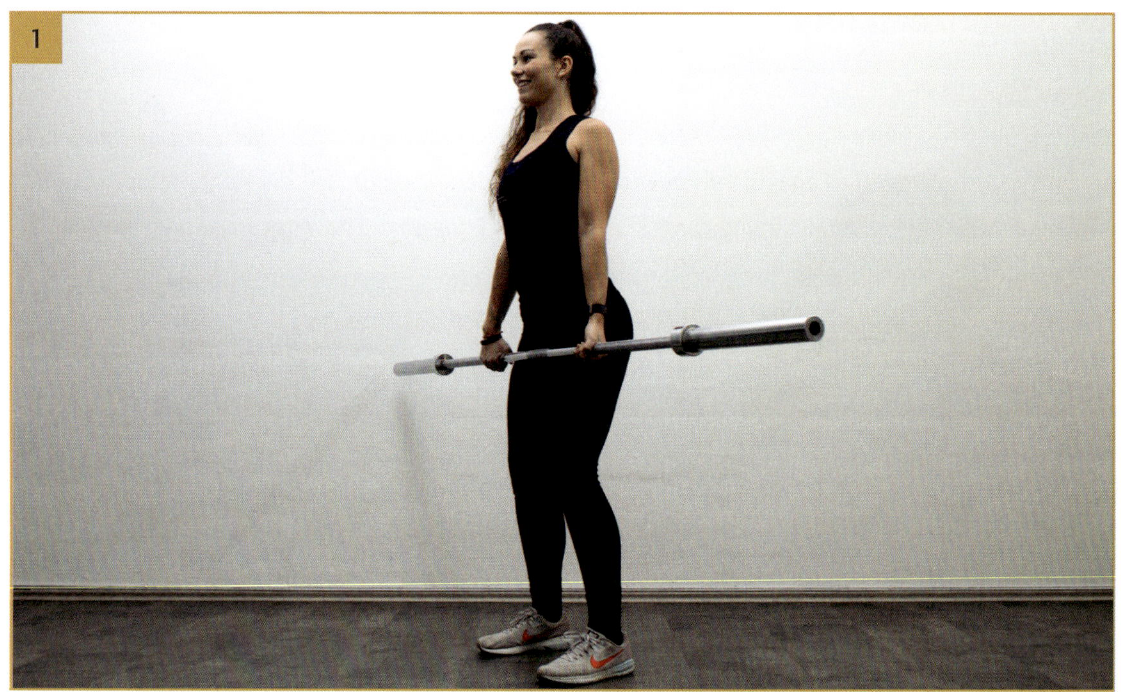
1

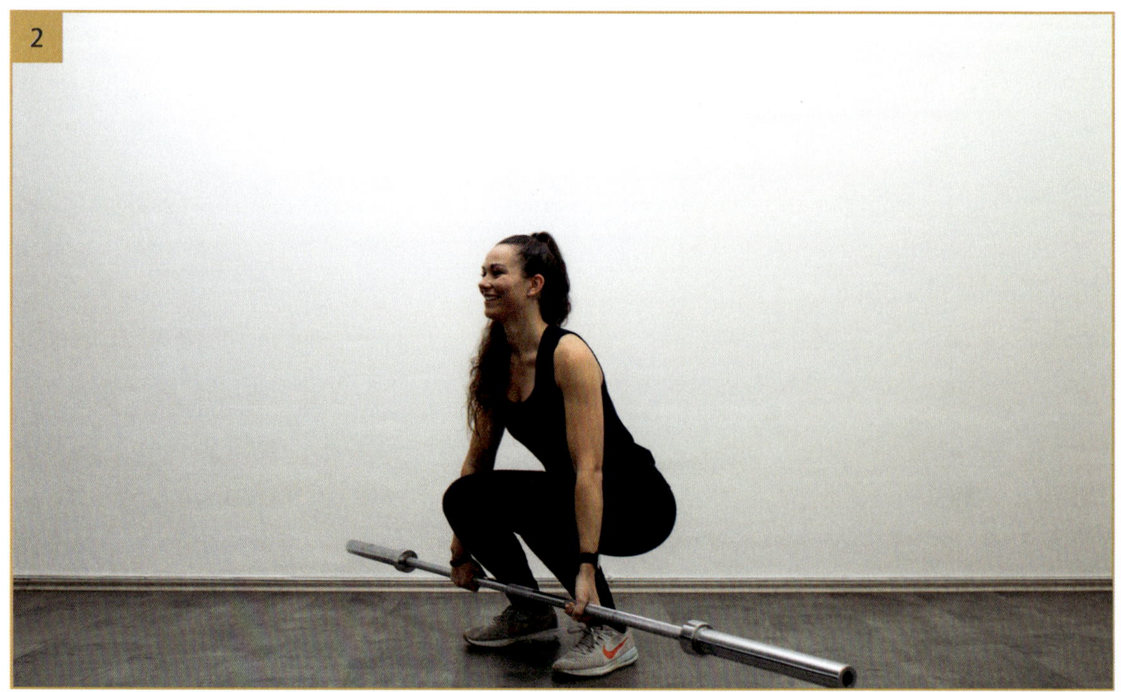
2

24. Kreuzheben

Ausgangsposition

Nehmen Sie einen stabilen, hüftbreiten Stand ein. Der Rücken ist gerade und der Kopf in Verlängerung der Wirbelsäule. Die Langhantel schulterbreit im Obergriff oder Kreuzgriff umfassen. Spannen Sie die Gesäß- und Rumpfmuskulatur an.

Übungsausführung

Beugen Sie Hüft- und Kniegelenke, bis sich die Langhantel auf Höhe der Schienbeinmitte befindet. Die Hantel wird dabei dicht am Körper gehalten. Der Rücken bleibt gerade und der Kopf in Verlängerung der Wirbelsäule. Anschließend strecken Sie Hüft- und Kniegelenk und kehren wieder in die Ausgangsposition zurück.

Endposition

In der Endposition sind Hüft- und Kniegelenke gebeugt. Die Langhantel ist auf Höhe der Mitte der Schienbeine. Der Rücken ist gerade und der Kopf ist in Verlängerung der Wirbelsäule. Die Gesäß- und Rumpfmuskulatur ist angespannt.

Die Übung **Kreuzheben** ist eine äußerst komplexe Krafttrainingsübung. Während der Übungsausführung erfolgt eine Extension im Hüft- und Kniegelenk und der Oberkörper muss aufgerichtet werden. Diese Übung ist koordinativ sehr anspruchsvoll und eignet sich besonders für fortgeschrittene Sportler. Bei korrekter Ausführung und einer entsprechend gut ausgebildeten Leistungsfähigkeit können bei dieser Übung sehr schwere Lasten bewältigt werden.

Um den passiven Bewegungsapparat zu schützen, gilt es, zunächst die Bewegungsausführung korrekt zu beherrschen, bevor die Intensität gesteigert werden kann. Die Übung zählt zu den Standardübungen mit der Langhantel und ist besonders zu empfehlen.

Die hauptsächlich beanspruchten Muskeln beim Kreuzheben sind der Rückenstrecker (M. erector spinae), der vierköpfige Schenkelstrecker (M. quadriceps femoris), die ischiokrurale Muskulatur (M. biceps femoris, M. semitendinosus und M. semimembranosus) und der große Gesäßmuskel (M. gluateus maximus).

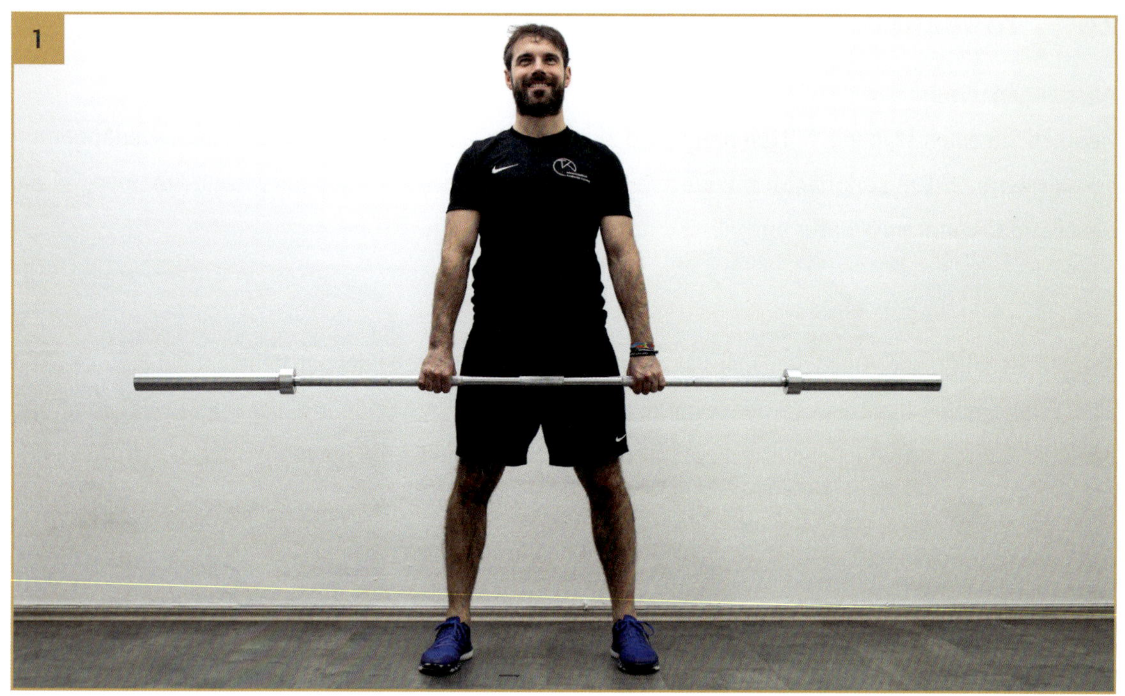

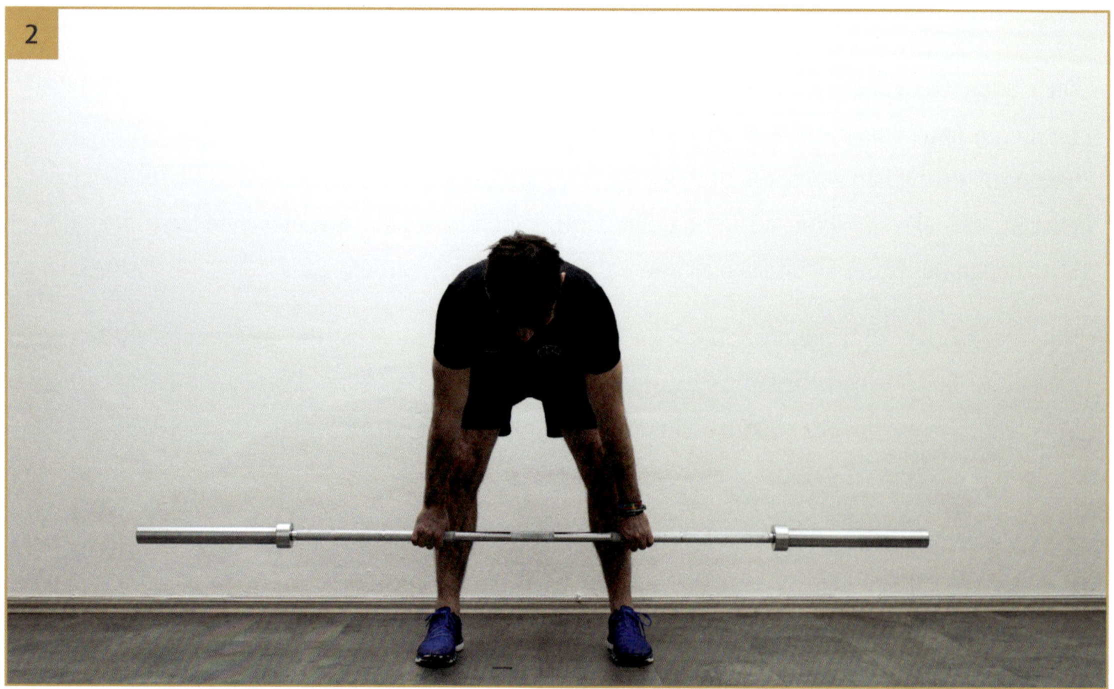

25. Rumänisches Kreuzheben

Ausgangsposition

Nehmen Sie einen stabilen, hüftbreiten Stand ein. Der Rücken ist gerade und der Kopf in Verlängerung der Wirbelsäule. Die Langhantel im breiten Obergriff oder Kreuzgriff umfassen, um die Hände außerhalb der Knie zu halten. Spannen Sie die Gesäß- und Rumpfmuskulatur an.

Übungsausführung

Beugen Sie den Oberkörper nach vorne, bis er nahezu parallel zum Boden ist. Die Hantel wird dabei dicht am Körper gehalten. Der Rücken bleibt gerade und der Kopf ist in Verlängerung der Wirbelsäule. Die Beine sind leicht gebeugt und während der gesamten Bewegung fixiert. Anschließend richten Sie den Oberkörper wieder auf und kehren in die Ausgangsposition zurück.

Endposition

In der Endposition ist der Oberkörper nach vorne gebeugt. Die Beine sind nur leicht gebeugt und fixiert. Der Rücken ist gerade und der Kopf ist in Verlängerung der Wirbelsäule. Die Gesäß- und Rumpfmuskulatur ist angespannt.

Die Übung **Rumänisches Kreuzheben** ist eine Abwandlung des klassischen Kreuzhebens. Im Gegensatz zum **Kreuzheben** wird beim **Rumänischen Kreuzheben** die Übung mit fast gestreckten Beinen durchgeführt. Dabei werden weniger Muskeln aktiviert und es kann bei dieser Übungsvariante weniger Gewicht verwendet werden. Dafür ist die Belastung für die ischiokrurale Muskulatur (M. biceps femoris, M. semitendinosus und M. semimembranosus) und dem großen Gesäßmuskel (M. gluateus maximus) höher.

Da diese Übung auch hohe Anforderungen an den Rückenstrecker (M. erector spinae) stellt, wird sie hier bei den Rückenübungen beschrieben. Eine Zuordnung zu den Krafttrainingsübungen für die Beinmuskulatur wäre allerdings auch möglich.

Die hauptsächlich beanspruchten Muskeln sind der Rückenstrecker (M. erector spinae), die ischiokrurale Muskulatur (M. biceps femoris, M. semitendinosus und M. semimembranosus) und der große Gesäßmuskel (M. gluateus maximus).

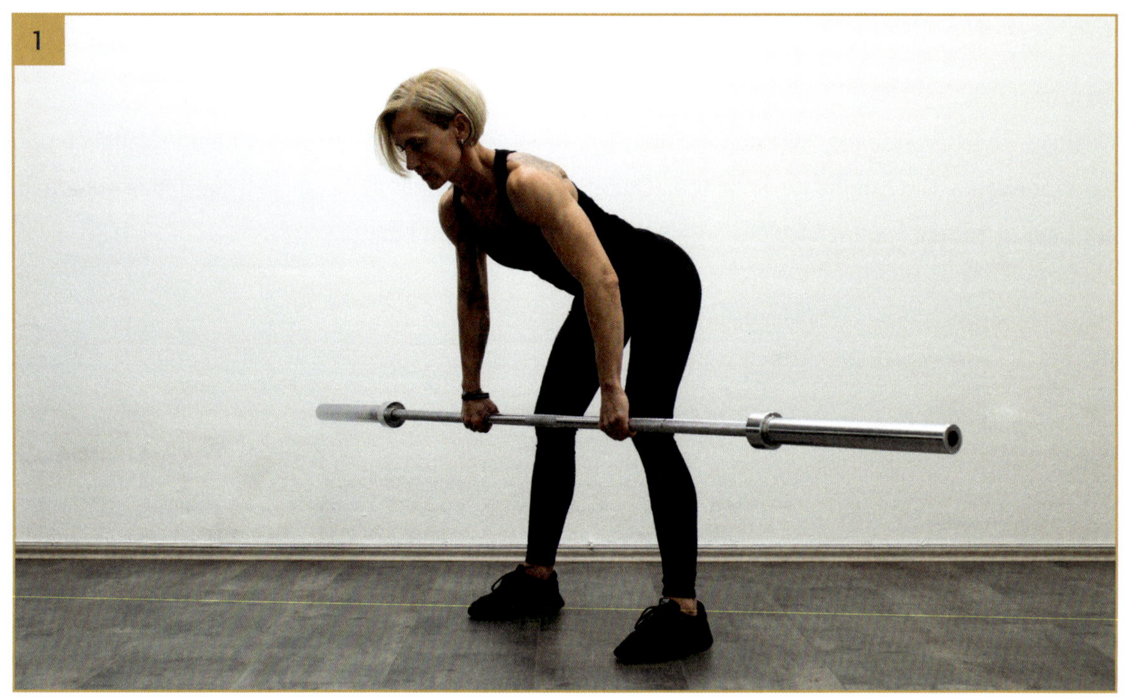
1

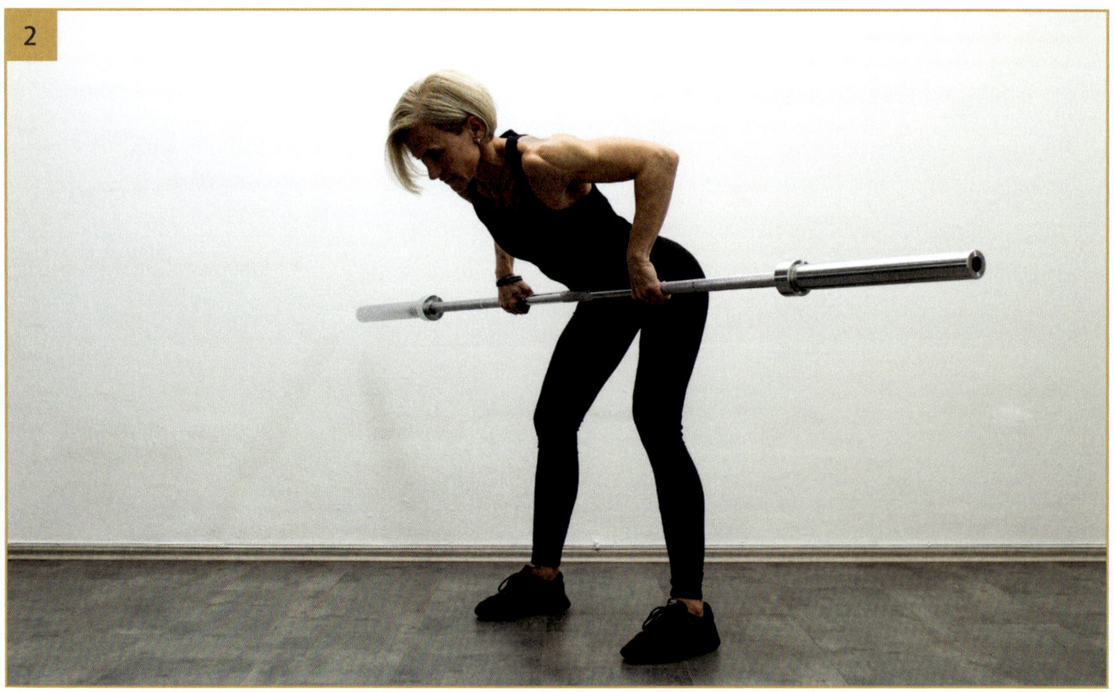
2

26. Vorgebeugtes Langhantelrudern im Obergriff

Ausgangsposition

Nehmen Sie einen stabilen, hüftbreiten Stand ein. Der Oberkörper ist leicht vorgebeugt. Der Rücken ist gerade und der Kopf in Verlängerung der Wirbelsäule. Die Langhantel wird im breiten Obergriff erfasst. Die Ellbogen sind in der Ausgangsposition leicht gebeugt. Spannen Sie die Gesäß- und Rumpfmuskulatur an.

Übungsausführung

Beugen Sie die Ellbogen und ziehen Sie die Langhantel zum Körper. Die Schulterblätter werden, so weit es geht, zur Wirbelsäule herangezogen. Anschließend wieder in die Ausgangsposition zurückkehren.

Endposition

In der Endposition berührt die Langhantel den Bauch. Die Hände sind auf Höhe des Bauchs. Die Ellbogen zeigen nach hinten oben. Die Rumpf- und Gesäßmuskulatur ist angespannt.

Die Übung **Vorgebeugtes Langhantelrudern im Obergriff** ist eine komplexe Übung zum Aufbau der gesamten Rückenmuskulatur. Die rumpfstabilisierende Muskulatur wird dabei ebenfalls stark aktiviert. Diese Krafttrainingsübung gehört zu den Standardübungen mit der Langhantel. Fortgeschrittene Athleten können bei dieser Übung mit schweren Lasten arbeiten. Trainingsanfänger müssen bei der Übungsausführung von Anfang an darauf achten, den Rücken immer gerade zu halten. Gelingt das noch nicht, sollte zunächst der untere Rücken mit einfacheren Übungen gekräftigt werden.

Die hauptsächlich beanspruchte Muskulatur ist der breite Rückenmuskel (M. latissimus dorsi), der mittlere Anteil des Trapezius (M. trapezius, Pars transversa), der hintere Anteil des Schultermuskels (M. deltoideus, Pars spinata) und der zweiköpfige Armbeuger (M. biceps brachii).

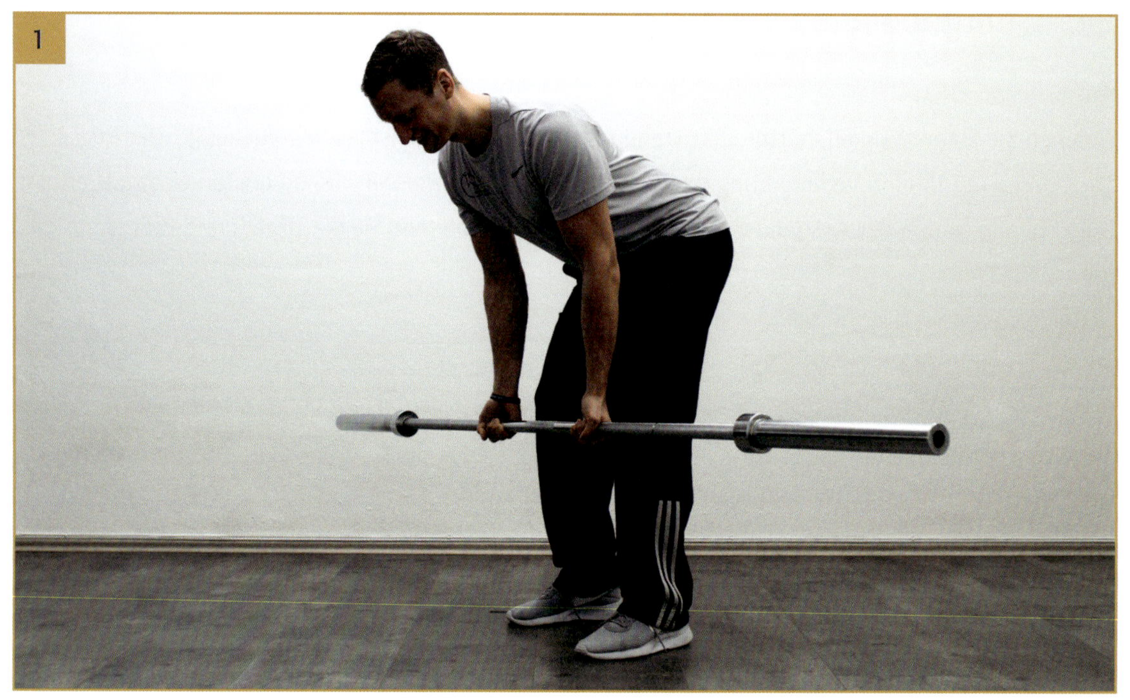
1

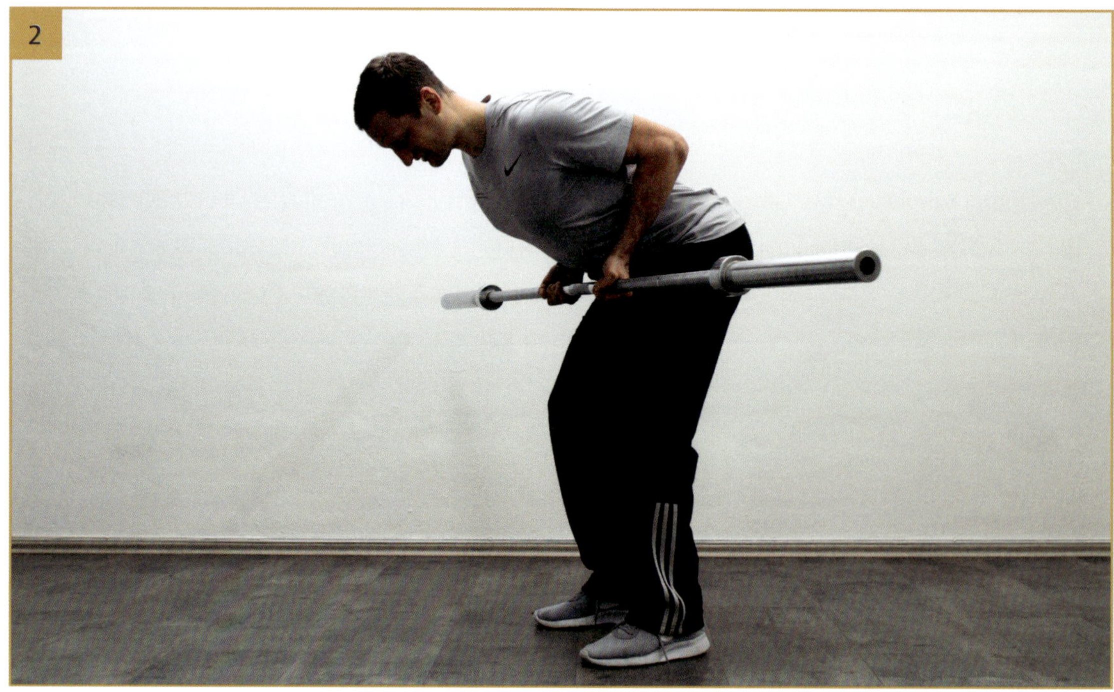
2

27. Vorgebeugtes Langhantelrudern im Untergriff

Ausgangsposition

Nehmen Sie einen stabilen, hüftbreiten Stand ein. Der Oberkörper ist leicht vorgebeugt. Der Rücken ist gerade und der Kopf in Verlängerung der Wirbelsäule. Die Langhantel wird im Untergriff erfasst. Die Ellbogen sind in der Ausgangsposition leicht gebeugt. Spannen Sie die Gesäß- und Rumpfmuskulatur an.

Übungsausführung

Ziehen Sie die Arme dicht am Körper zum Bauch. Die Schulterblätter werden, so weit es geht, zur Wirbelsäule herangezogen. Anschließend wieder in die Ausgangsposition zurückkehren.

Endposition

In der Endposition befinden sich die Arme eng am Körper. Die Hände sind auf Höhe des Bauchs. Die Ellbogen zeigen nach hinten oben. Die Rumpf- und Gesäßmuskulatur ist angespannt.

Die Übung **Vorgebeugtes Langhantelrudern im Untergriff** ist eine komplexe Übung zum Aufbau der gesamten Rückenmuskulatur. Die rumpfstabilisierende Muskulatur wird dabei ebenfalls stark aktiviert. Ähnlich wie bei der Übung **Klimmzüge** ist es auch bei dieser Krafttrainingsübung möglich, die Griffe zu variieren. Im Vergleich zum **Langhantelrudern im Obergriff** wird beim **Rudern im Untergriff** der breite Rückenmuskel (M. latissimus dorsi) noch stärker aktiviert und die Armbeuger müssen mehr Arbeit verrichten. Wenn die Technik richtig beherrscht wird, können bei dieser Übung auch sehr schwere Gewichte verwendet werden.

Die hauptsächlich beanspruchte Muskulatur ist der breite Rückenmuskel (M. latissimus dorsi), der mittlere Anteil des Trapezius (M. trapezius, Pars transversa), der hintere Anteil des Schultermuskels (M. deltoideus, Pars spinata) und der zweiköpfige Armbeuger (M. biceps brachii).

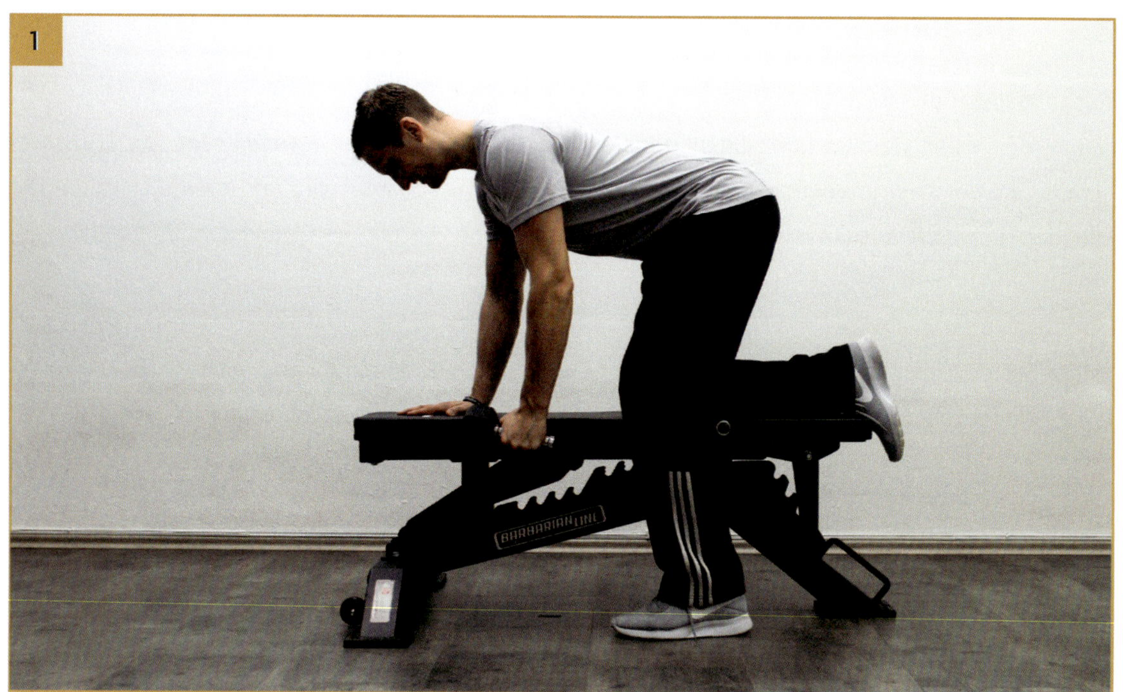

1

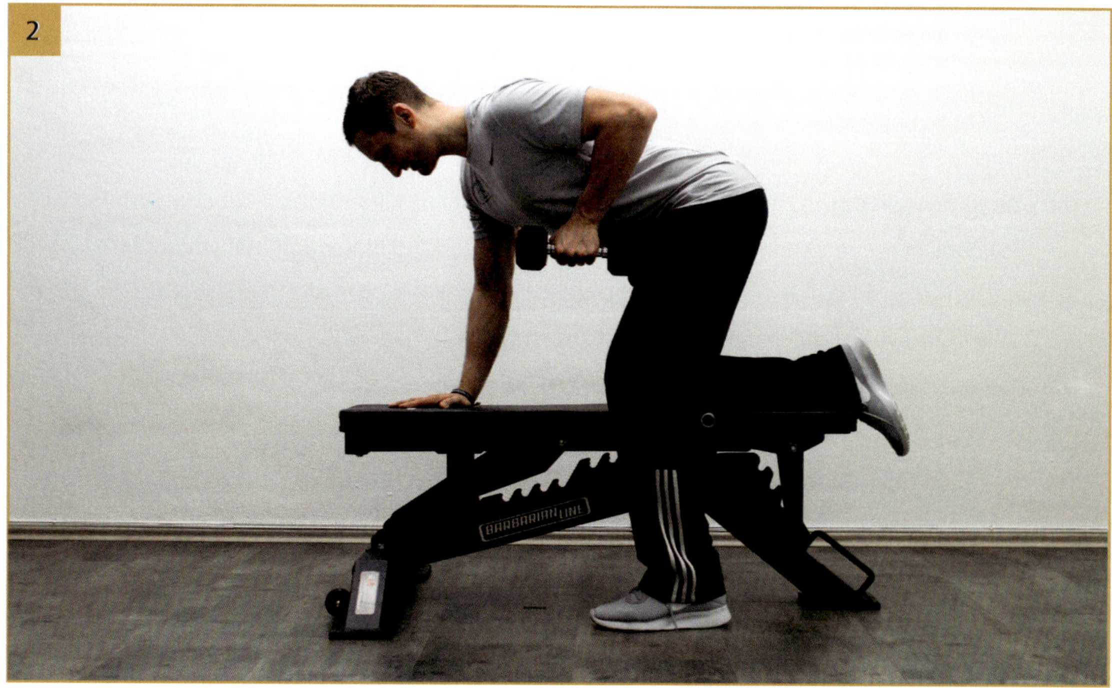

2

28. Kurzhantelrudern im Neutralgriff

Ausgangsposition

Stützen Sie den Oberkörper mit gleichseitigem Knie und Arm auf der Flachbank ab. Der Rücken ist gerade und der Kopf in der Verlängerung der Wirbelsäule. Der Trainingsarm greift die Kurzhantel im Neutralgriff. Der Ellbogen ist leicht gebeugt.

Übungsausführung

Ziehen Sie den Trainingsarm nach oben, bis die Kurzhantel auf Höhe des Beckenkamms ist. Der Arm wird dabei eng am Körper gezogen. Anschließend wieder in die Ausgangsposition zurückkehren.

Endposition

In der Endposition befindet sich der Arm eng am Körper. Die Kurzhantel ist auf Höhe des Beckenkamms. Der Ellbogen des Trainingsarms zeigt nach hinten oben. Das Standbein ist leicht gebeugt. Der Rücken ist gerade und der Kopf in Verlängerung der Wirbelsäule.

Die Übung **Kurzhantelrudern im Neutralgriff** ist eine komplexe Übung, die einarmig ausgeführt wird. Durch die Konzentration auf eine Körperhälfte und die stabile Position auf der Bank ist diese komplexe Rückenübung auch für Anfänger geeignet. Im Vergleich zum stehenden Rudern mit der Langhantel wird hier die Rumpfmuskulatur weniger stark gefordert. Wie bei allen unilateralen Übungen gilt, dass auf jeder Seite bei einer Serie das gleiche Gewicht und die gleiche Anzahl an Wiederholungen verwendet werden muss.

Die hauptsächlich beanspruchte Muskulatur bei dieser Übung ist der breite Rückenmuskel (M. latissimus dorsi), der mittlere Anteil des Trapezius (M. trapezius, Pars transversa), der hintere Anteil des Schultermuskels (M. deltoideus, Pars spinata) und der zweiköpfige Armbeuger (M. biceps brachii).

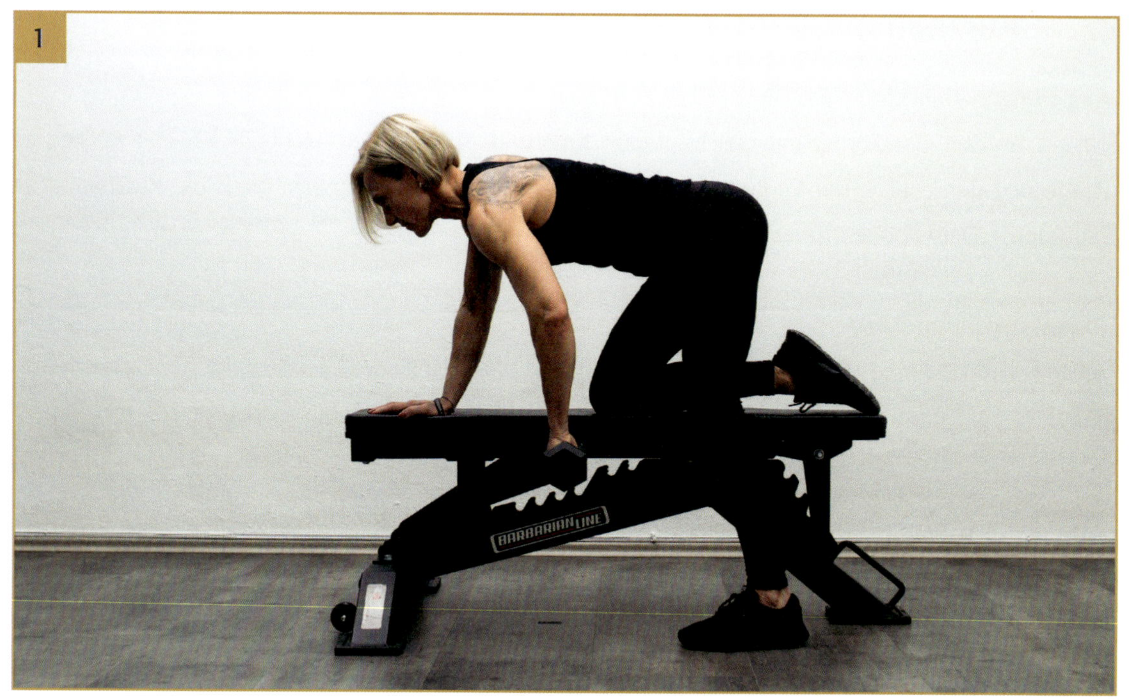
1
BARBARIAN LINE

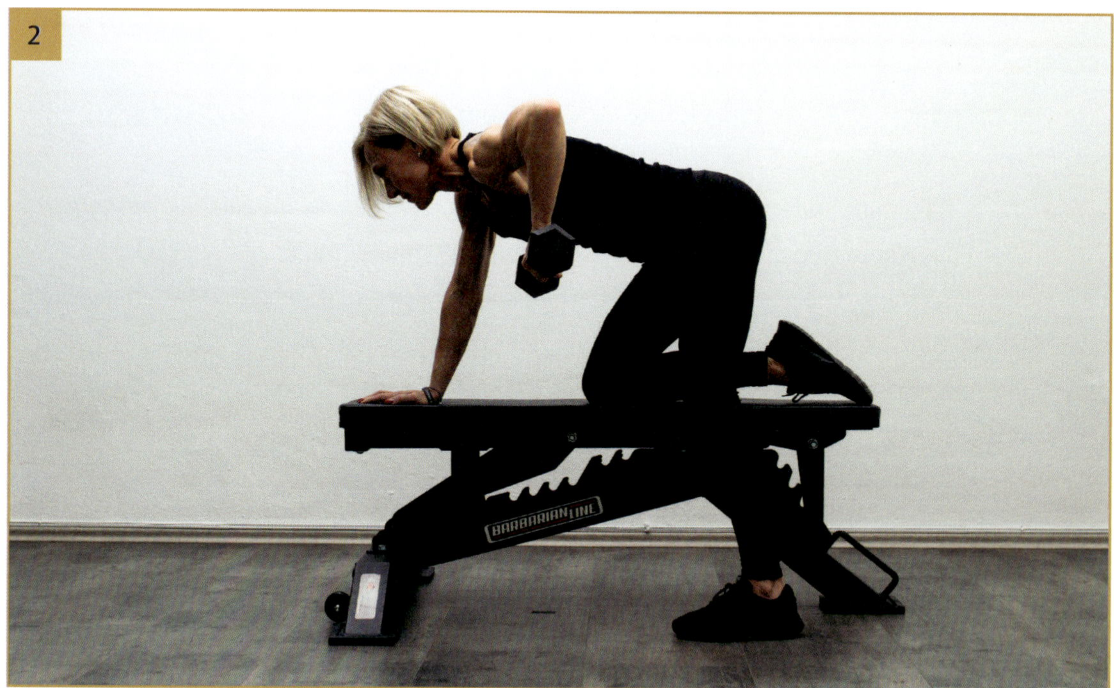
2
BARBARIAN LINE

29. Kurzhantelrudern im Obergriff

Ausgangsposition

Stützen Sie den Oberkörper mit gleichseitigem Knie und Arm auf der Flachbank ab. Der Rücken ist gerade und der Kopf in der Verlängerung der Wirbelsäule. Der Trainingsarm greift die Kurzhantel im Obergriff. Der Ellbogen ist leicht gebeugt.

Übungsausführung

Ziehen Sie den Trainingsarm nach oben, bis die Kurzhantel auf Höhe der Brust ist. Anschließend wieder in die Ausgangsposition zurückkehren.

Endposition

In der Endposition befindet sich die Kurzhantel auf Höhe der Brust. Das Standbein ist leicht gebeugt. Der Rücken ist gerade und der Kopf ist in Verlängerung der Wirbelsäule. Der Oberarm ist vom Oberkörper abgespreizt.

Die Übung **Kurzhantelrudern im Obergriff** ist eine komplexe Übung für die Rückenmuskulatur. Im Vergleich zum **Kurzhantelrudern im Neutralgriff** kann bei dieser Übung der M. latissimus dorsi durch den großen Abduktionswinkel zwischen Oberarm und Oberkörper weniger Kraft entfalten. Deshalb werden hier die Schultermuskeln und der Trapezmuskel stärker beansprucht.

Die hauptsächlich beanspruchte Muskulatur bei dieser Übung ist der breite Rückenmuskel (M. latissimus dorsi), der mittlere Anteil des Trapezius (M. trapezius, Pars transversa), der hintere Anteil des Schultermuskels (M. deltoideus, Pars spinata) und der zweiköpfige Armbeuger (M. biceps brachii).

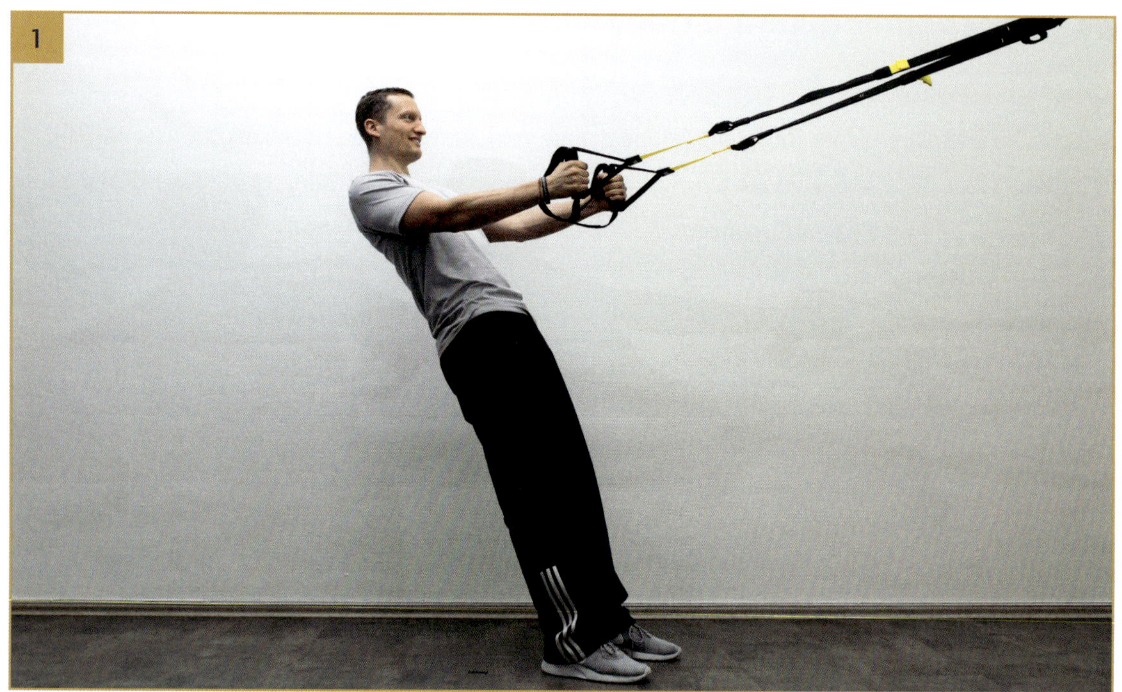
1

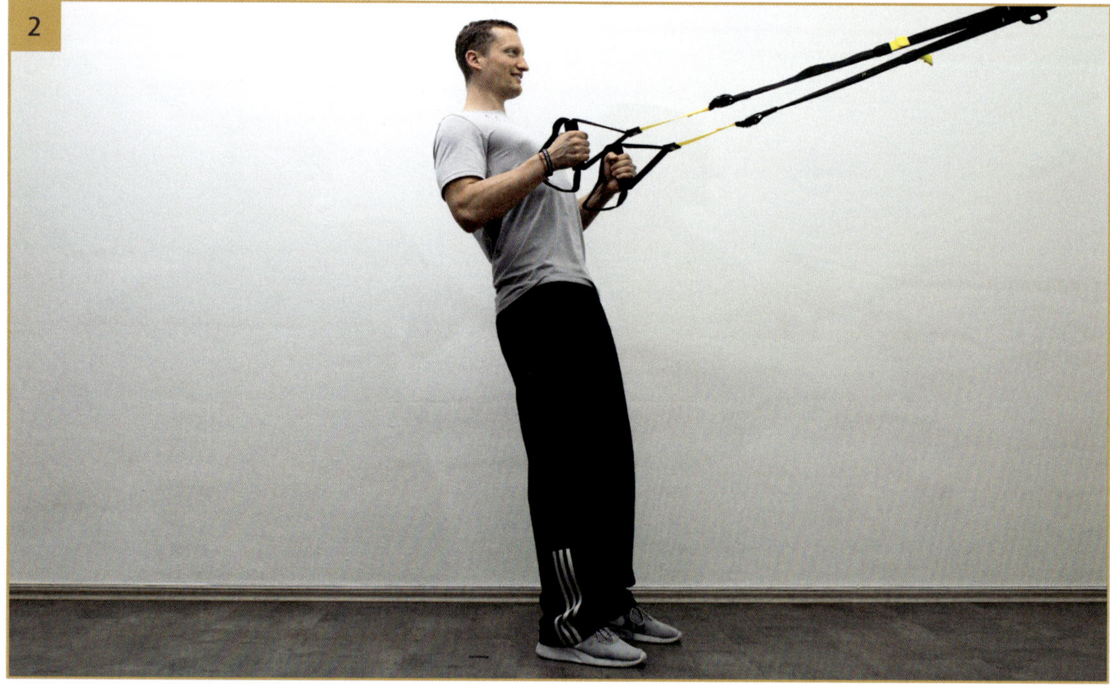
2

30. Rudern im Schlingentrainer im Neutralgriff

Ausgangsposition

Nehmen Sie einen stabilen, hüftbreiten Stand ein. Umfassen Sie die beiden Handschlaufen des Schlingentrainers im Neutralgriff. Treten Sie mit den Füßen nach vorne und lehnen Sie den Oberkörper nach hinten. Der Rücken ist gerade und der Kopf ist in Verlängerung der Wirbelsäule. Spannen Sie die Gesäß- und Rumpfmuskulatur an.

Übungsausführung

Beugen Sie die Ellbogen und ziehen Sie den Körper nach oben. Die Arme sind dabei immer eng am Körper. Anschließend kehren Sie wieder in die Ausgangsposition zurück.

Endposition

In der Endposition sind die Ellbogen gebeugt und eng am Körper. Der Rücken ist gerade und der Kopf in Verlängerung der Wirbelsäule. Die Gesäß- und Rumpfmuskulatur ist angespannt.

Die Übung **Rudern im Schlingentrainer im Neutralgriff** gehört zu den Standardübungen mit einem Schlingentrainer. Die Positionierung der Füße bestimmt dabei den Schwierigkeitsgrad der Übung. Je weiter die Füße nach vorne gestellt werden, desto intensiver wird die Übung. Die Variante mit nur leicht nach vorne gestellten Füßen eignet sich auch hervorragend für Anfänger.

Rudern im Schlingentrainer trainiert den breiten Rückenmuskel (M. latissimus dorsi), den mittleren Anteil des Trapezius (M. trapezius, Pars transversa), den hinteren Anteil des Schultermuskels (M. deltoideus, Pars spinata) und den zweiköpfigen Armbeuger (M. biceps brachii).

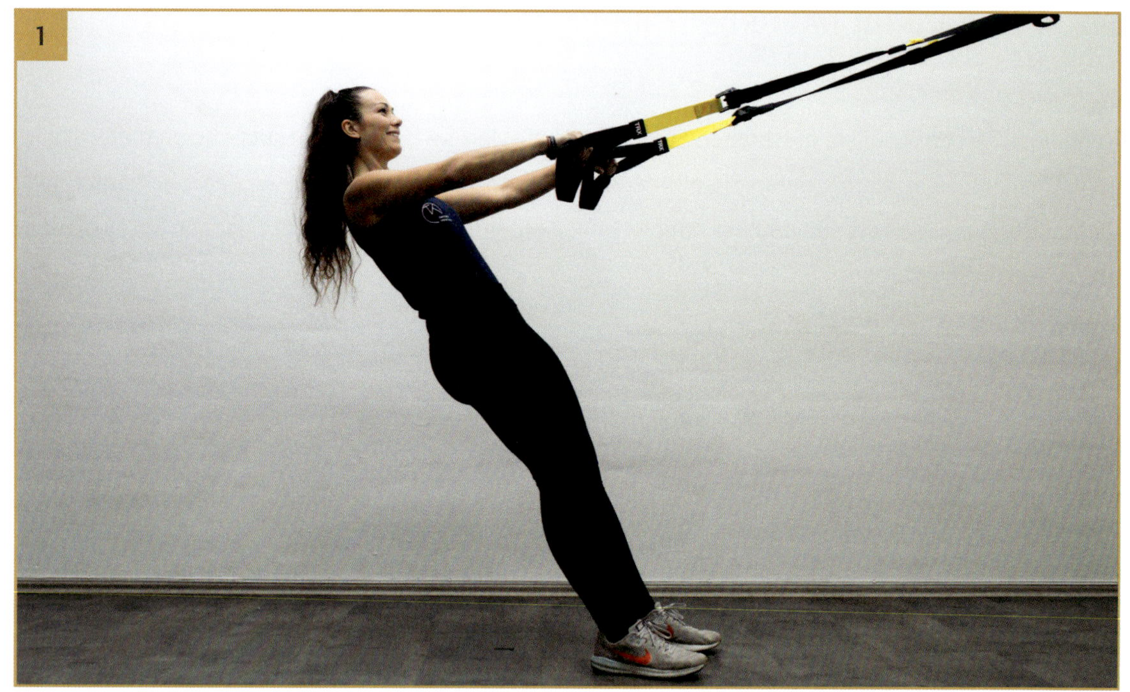
1

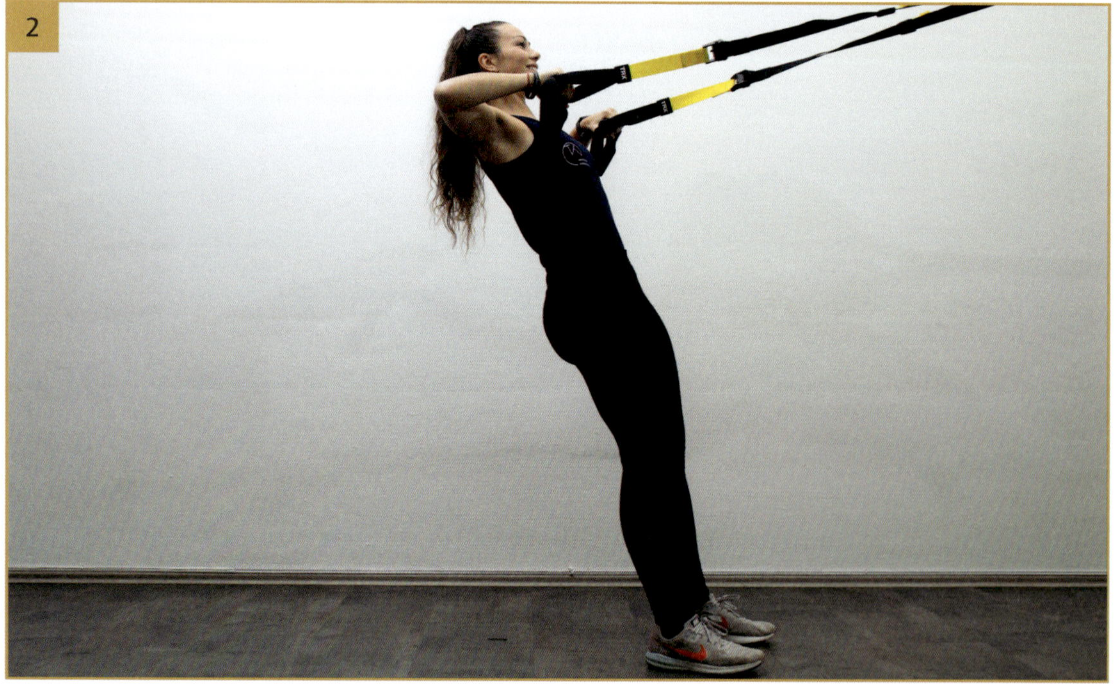
2

31. Rudern im Schlingentrainer im Obergriff

Ausgangsposition

Nehmen Sie einen stabilen, hüftbreiten Stand ein. Umfassen Sie die beiden Handschlaufen des Schlingentrainers im Obergriff. Die Hände sind etwas mehr als schulterbreit auseinander. Treten Sie mit den Füßen nach vorne und lehnen Sie den Oberkörper nach hinten. Der Rücken ist gerade und der Kopf ist in Verlängerung der Wirbelsäule. Spannen Sie die Gesäß- und Rumpfmuskulatur an.

Übungsausführung

Beugen Sie die Ellbogen und ziehen Sie den Körper nach oben. Anschließend kehren Sie wieder in die Ausgangsposition zurück.

Endposition

In der Endposition sind die Ellbogen gebeugt. Der Rücken ist gerade und der Kopf in Verlängerung der Wirbelsäule. Die Gesäß- und Rumpfmuskulatur ist angespannt.

Die Übung **Rudern im Schlingentrainer im Obergriff** ist eine sehr effektive Übung zum Aufbau des oberen Rückens und dem hinteren Anteil der Schultermuskulatur. Im Vergleich zur Übung **Rudern im Schlingentrainer im Neutralgriff** kann bei dieser Übung der M. latissimus dorsi durch den großen Abduktionswinkel zwischen Oberarm und Oberkörper weniger Kraft entfalten. Deshalb werden hier die Schultermuskeln und der Trapezmuskel stärker beansprucht.

Rudern im Schlingentrainer trainiert den breiten Rückenmuskel (M. latissimus dorsi), den mittleren Anteil des Trapezius (M. trapezius, Pars transversa), den hinteren Anteil des Schultermuskels (M. deltoideus, Pars spinata) und den zweiköpfigen Armbeuger (M. biceps brachii).

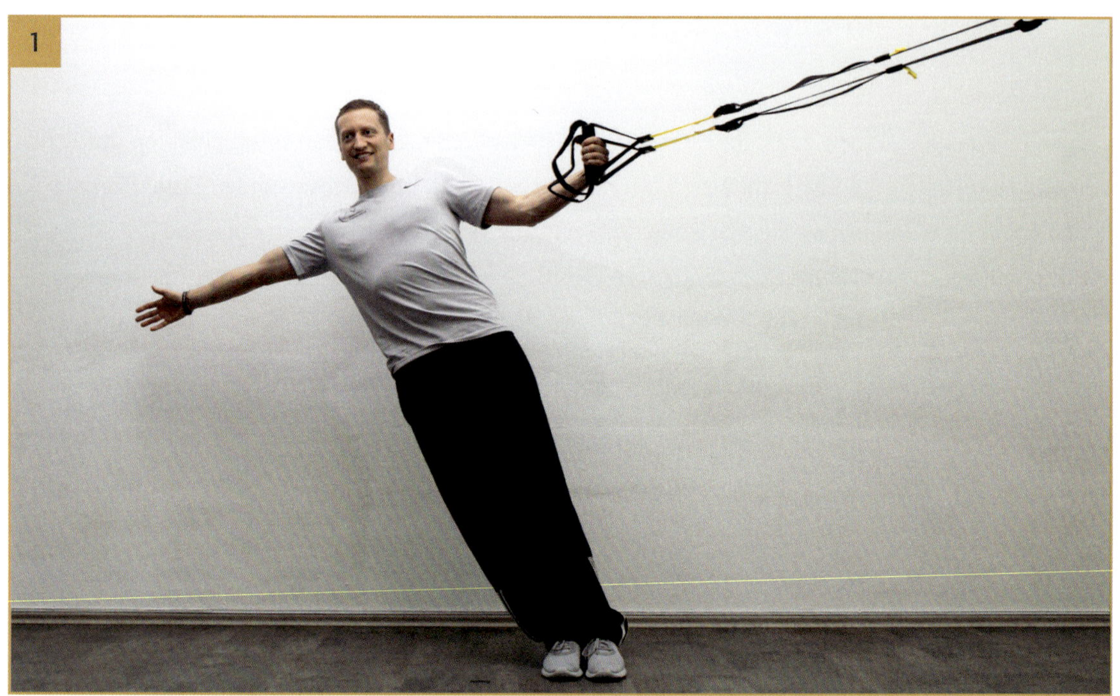
1

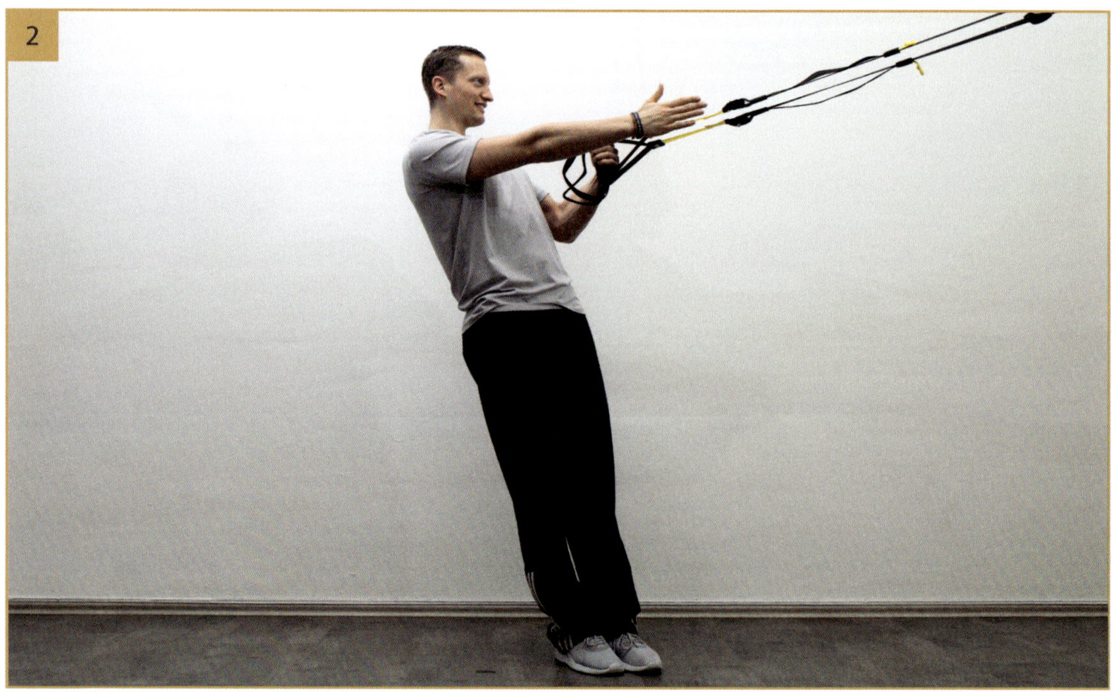
2

32. Rudern im Schlingentrainer mit Rotation

Ausgangsposition

Nehmen Sie einen stabilen, hüftbreiten Stand ein. Umfassen Sie eine Handschlaufe des Schlingentrainers im Neutralgriff. Lehnen Sie den Oberkörper weit nach hinten, bis der Arm, der die Handschlaufe umfasst, nahezu gestreckt ist. Der andere Arm wird auf Höhe des Schultergelenks ausgestreckt. Der Oberkörper ist nach außen rotiert. Von hinten betrachtet, bildet der Körper eine T-Form. Der Rücken ist gerade und der Kopf ist in Verlängerung der Wirbelsäule. Spannen Sie die Gesäß- und Rumpfmuskulatur an.

Übungsausführung

Beugen Sie den Ellbogen und ziehen Sie den Körper nach oben. Dabei führen Sie gleichzeitig eine Rotation im Oberkörper aus. Anschließend kehren Sie wieder in die Ausgangsposition zurück.

Endposition

In der Endposition ist der Ellbogen gebeugt. Der andere Arm ist nach vorne ausgestreckt. Der Rücken ist gerade und der Kopf ist in Verlängerung der Wirbelsäule. Die Gesäß- und Rumpfmuskulatur ist angespannt.

Die Übung **Rudern im Schlingentrainer mit Rotation** ist eine äußerst anspruchsvolle Kräftigungsübung. Neben der Ruderbewegung, die einarmig ausgeführt wird, muss eine Rotation im Oberkörper ausgeführt werden. Die Übung fordert sehr viele Muskeln und verlangt ein ausgezeichnetes Körpergefühl. Sie eignet sich daher eher für fortgeschrittene Sportler.

Die hauptsächlich beanspruchte Muskulatur ist der breite Rückenmuskel (M. latissimus dorsi), der mittlere Anteil des Trapezius (M. trapezius, Pars transversa), der hintere Anteil des Schultermuskels (M. deltoideus, Pars spinata) und der zweiköpfige Armbeuger (M. biceps brachii). Durch die Rotation wird außerdem der äußere schräge Bauchmuskel (M. obliquus externus abdominis), der innere schräge Bauchmuskel (M. obliquus internus abdominis), der quer verlaufende Bauchmuskel (M. transversus abdominis) und der Rückenstrecker (M. erector spinae) trainiert.

9.3 DIE HÜFT- UND BEINMUSKULATUR

Die *Hüft- und Beinmuskulatur* besteht im Wesentlichen aus

- den Gesäßmuskeln,
- den Beinstreckern,
- den Beinbeugern,
- den Hüftbeugern und
- der Wadenmuskulatur.

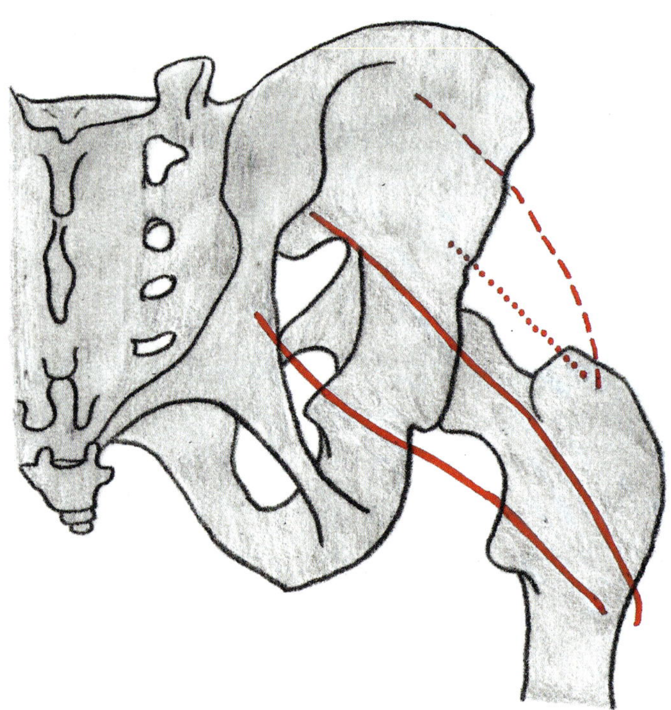

Abb. 17: M. glutaeus maximus, M. glutaeus medius, M. glutaeus minimus

M. glutaeus maximus		
Ursprung	**Ansatz**	**Funktion**
• Crista iliaca, Spina iliaca posterior superior, Fascia thoracolumbalis, Os sacrum, Os coccygis, Ala ossis illi	• Tractus iliotibialis und Tuberositas glutaea	• Extension im Hüftgelenk • Abduktion im Hüftgelenk • Außenrotation des Oberschenkels im Hüftgelenk • Adduktion im Hüftgelenk
M. glutaeus medius		
Ursprung	**Ansatz**	**Funktion**
• Facies glutaea der Ala osis ilii	• Trochanter major (großer Rollhügel des Oberschenkels)	• Abduktion des Oberschenkels im Hüftgelenk
M. glutaeus minimus		
Ursprung	**Ansatz**	**Funktion**
• Facies glutaea der Ala osis ilii	• Trochanter major (großer Rollhügel des Oberschenkels)	• Abduktion des Oberschenkels im Hüftgelenk

Der M. glutaeus maximus ist einer der stärksten Muskeln des Menschen. Er ist vorwiegend ein Strecker und Außenrotator im Hüftgelenk. Beim Aufrichten des Körpers aus dem Sitzen und beim Treppensteigen wird der Muskel besonders gefordert.

Der M. glutaeus medius und der M. glutaeus minimus wirken vorwiegend als Abduktoren. Der M. glutaeus minimus ist jedoch ein schwächerer Abduktor.

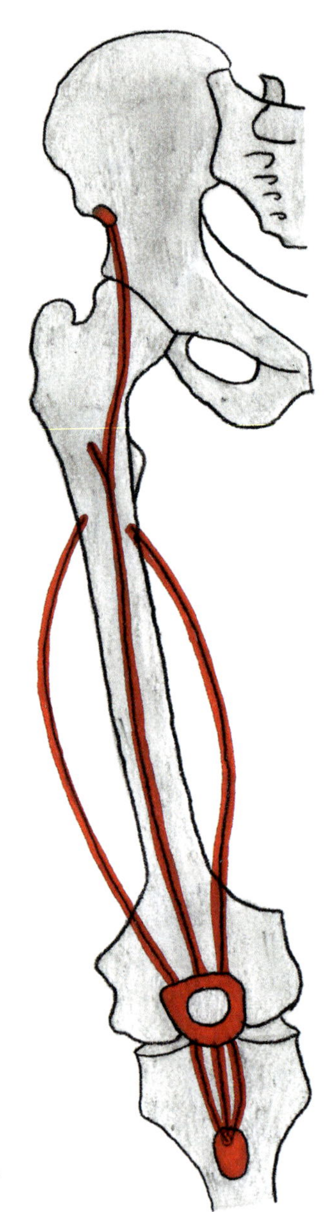

Abb. 18: M. quadriceps femoris

M. quadriceps femoris		
Ursprung	**Ansatz**	**Funktion**
• M. rectus femoris: Spina iliaca anterior inferior und am oberen Rand der Pfanne des Hüftgelenks • M. vastus lateralis: Laterale Fläche des Trochanter major, Tuberositas gluataealis und am Labium laterale der Linea aspera • M. vastus medialis: Mediale Lippe der Linea aspera • M. vastus intermedius: Vordere und laterale Femurfläche	• Über die Patellasehne an der Tuberositas tibiae	• Extension im Kniegelenk • Der M. rectus femoris zusätzlich: Flexion im Hüftgelenk

Der M. quadriceps femoris besteht aus den vier Anteilen M. rectus femoris, M. vastus lateralis, M. vastus medialis und M. vastus intermedius. Der gemeinsame Ansatz ist über die Patellasehne an der Tuberositas tibiae. Alle vier Köpfe strecken das Kniegelenk. Der M. rectus femoris ist ein zweigelenkiger Muskel und führt zusätzlich eine Flexion im Hüftgelenk durch.

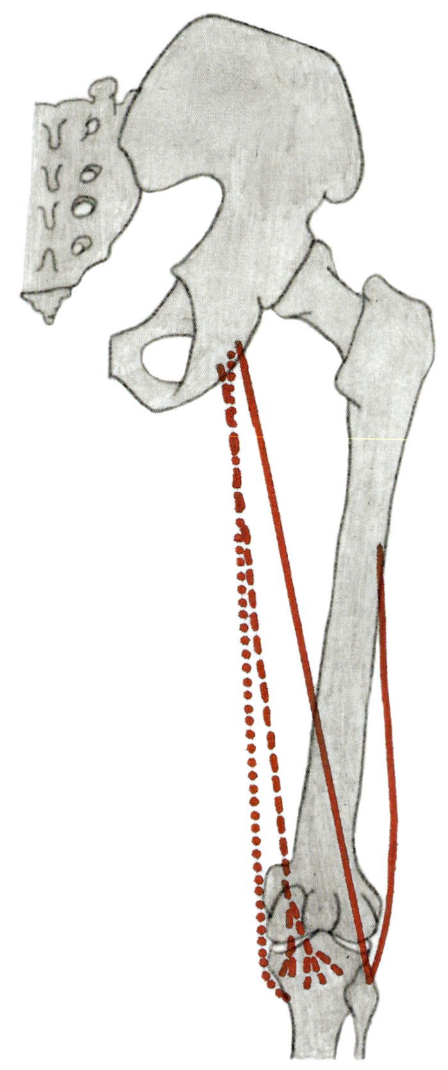

Abb. 19: M. semitendinosus; M. semimembranosus; M. biceps femoris

M. biceps femoris		
Ursprung	**Ansatz**	**Funktion**
• Caput longum: Tuber ischiadicum • Caput breve: Mittleres Drittel der lateralen Lippe der Linea aspera	• Caput fibulae	• Flexion im Kniegelenk • Außenrotation im Kniegelenk • Der lange Kopf zusätzlich: Extension im Hüftgelenk
M. semitendinosus		
Ursprung	**Ansatz**	**Funktion**
• Tuber ischiadicum	• An der medialen Tibiafläche im Pes anserinus superficialis	• Flexion im Kniegelenk • Innenrotation im Kniegelenk • Extension im Hüftgelenk
M. semimembranosus		
Ursprung	**Ansatz**	**Funktion**
• Tuber ischiadicum	• Condylus medialis tibiae	• Flexion im Kniegelenk • Innenrotation im Kniegelenk • Extension im Hüftgelenk

Der M. biceps femoris besteht aus dem zweigelenkigen Caput longum und dem eingelenkigen Caput breve. Beide Köpfe beugen das Kniegelenk und wirken als einzige Außenrotatoren. Zusätzlich ist der lange Kopf bei einer Streckung im Hüftgelenk beteiligt.

M. semitendinosus und M. semimembranosus stehen in einer engen Beziehung zueinander. Sie haben den gleichen Ursprung am Sitzbeinhöcker und ziehen dann zum Schienbein. Beide Muskeln beugen das Knie, strecken die Hüfte und wirken als Innenrotatoren im Kniegelenk.

Die drei Muskeln M. biceps femoris, M. semitendinosus und M. semimembranosus werden auch als die *ischiokrurale Muskulatur* bezeichnet. Alle Muskeln entspringen vom Os ischii und haben ihren Ansatz am Unterschenkel. Davon leitet sich auch die Bezeichnung ab. Sowohl bei der Beugung im Kniegelenk als auch bei der Streckung im Hüftgelenk wirken sie als Synergisten.

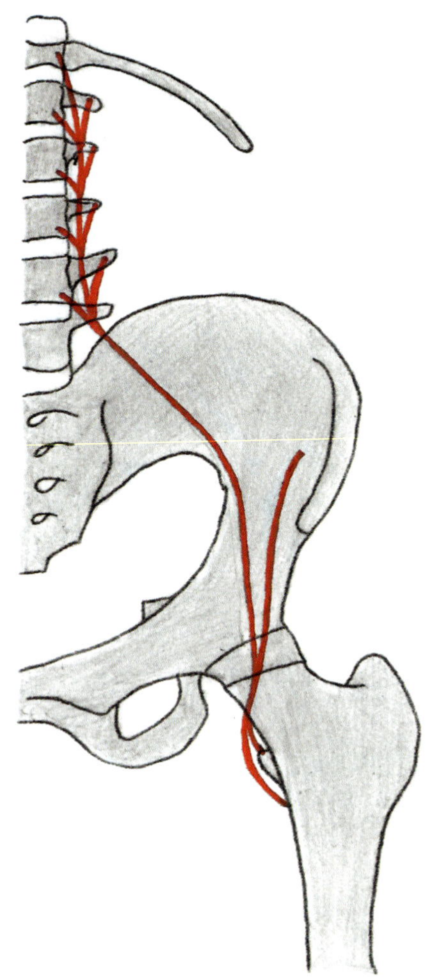

Abb. 20: M. iliopsoas

M. iliopsoas		
Ursprung	**Ansatz**	**Funktion**
• Seitenfläche des 12. Brustwirbels und des 1.-4. Lendenwirbels sowie der Innenseite der Darmbeinschaufel und des vorderen Darmbeinstachels	• Trochantor minor (kleiner Rollhügel des Oberschenkels)	• Flexion im Hüftgelenk • Außenrotation des Oberschenkels im Hüftgelenk

Der M. iliopsoas ist der wichtigste Muskel für das Heben des Beins nach vorne. Damit spielt er eine entscheidende Rolle bei der Fortbewegung. Sowohl beim Gehen als auch beim Laufen. Außerdem wirkt er beim Aufrichten des Rumpfs aus der Rückenlage mit.

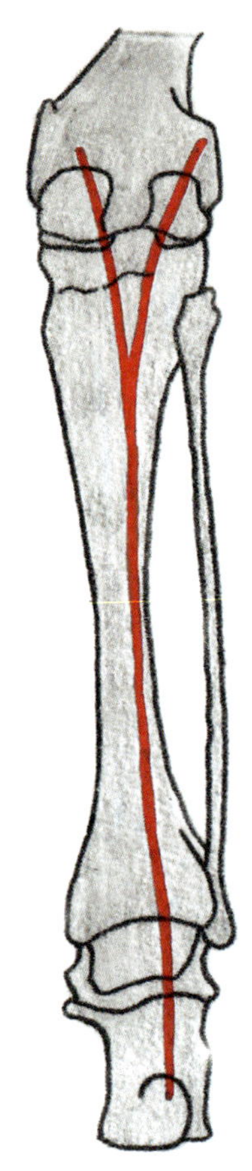

Abb. 21: M. gastrocnemius

M. gastrocnemius		
Ursprung	**Ansatz**	**Funktion**
• Caput mediale: Proximal vom Condylus medialis femoris • Caput laterale: Proximal vom Condylus lateralis femoris	• Tuber calcanei (Fersenhöcker)	• Plantarflexion im Sprunggelenk • Supination im Sprunggelenk • Flexion im Kniegelenk

Der M. gastrocnemius ist ein zweigelenkiger Muskel, der seinen Ursprung medial und lateral am Condylus des Oberschenkels hat und dann mittels Achillessehne am Fersenhöcker ansetzt. Zusammen mit dem M. soleus, der an der Dorsalseite des Wadenbeinköpfchens und an der Hinterfläche des Waden- und Schienbeins entspringt und ebenfalls mittels der Achillessehne am Fersenhöcker ansetzt, wird er als *M. triceps surae* bezeichnet. Dabei handelt es sich um einen kräftigen Muskel, der den Körper im Stehen anheben kann. Für das Gehen und Laufen ist er von entscheidender Bedeutung.

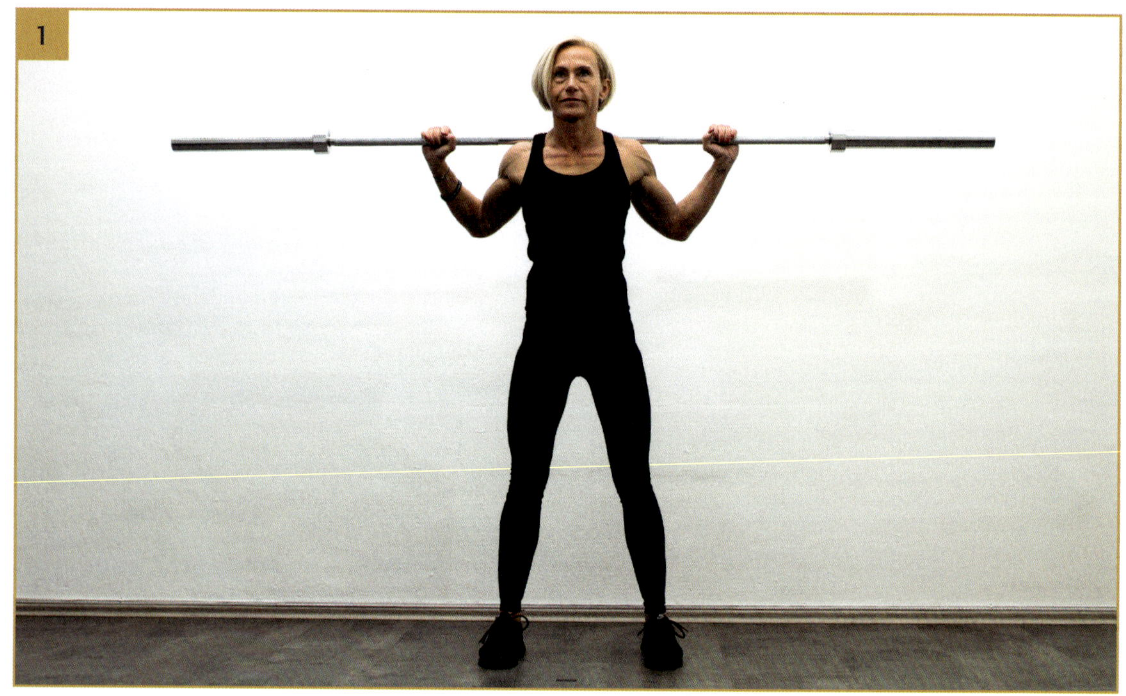
1

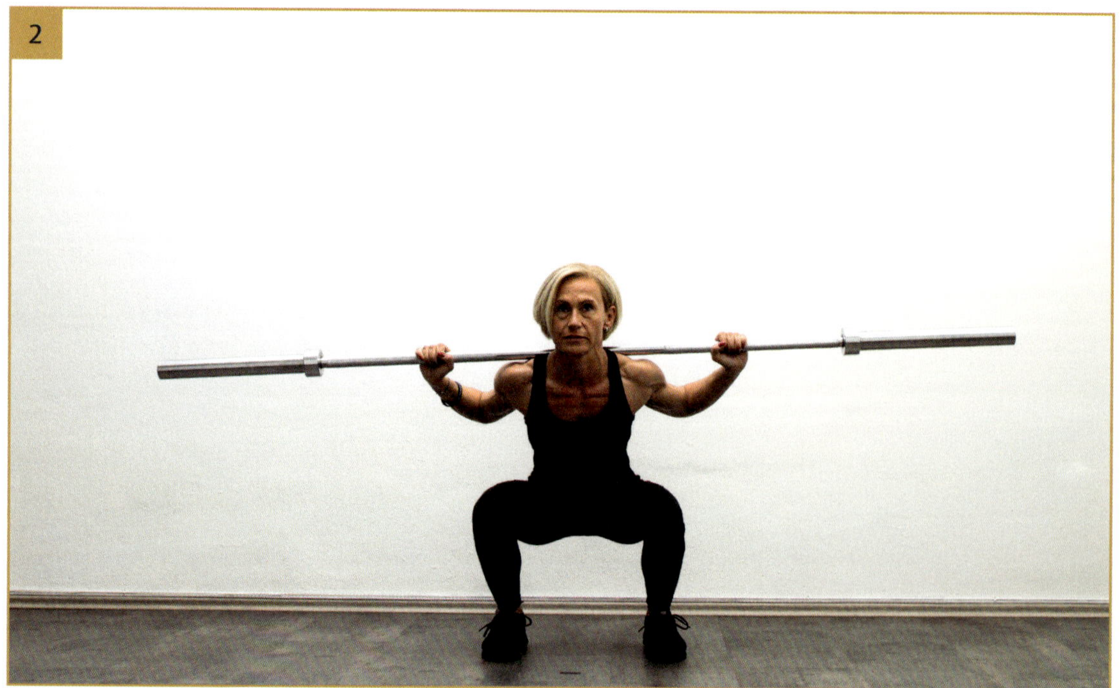
2

33. Kniebeugen

Ausgangsposition

Nehmen Sie einen stabilen, hüftbreiten Stand ein. Die Langhantel liegt auf dem Trapezmuskel. Die Hände greifen die Hantel mehr als schulterbreit und stabilisieren diese. Der Rücken ist gerade und der Kopf in Verlängerung der Wirbelsäule. Spannen Sie die Gesäß- und Rumpfmuskulatur an.

Übungsausführung

Beugen Sie die Hüft- und Kniegelenke so weit, wie eine korrekte Haltung beibehalten werden kann. Anschließend strecken Sie die Hüft- und Kniegelenke und kehren wieder in die Ausgangsposition zurück.

Endposition

In der Endposition sind Hüft- und Kniegelenke gebeugt. Der Rücken ist gerade und der Kopf in Verlängerung der Wirbelsäule. Die Gesäß- und Rumpfmuskulatur ist angespannt.

Die Übung **Kniebeugen** ist die Krafttrainingsübung für den Unterkörper schlechthin. Allerdings ist der Bewegungsablauf äußerst komplex und koordinativ anspruchsvoll. Die korrekte Ausführung muss unbedingt beherrscht werden, bevor diese Übung mit schweren Gewichten ausgeführt wird. Für Anfänger ist diese Übung weniger geeignet.

Wie bereits bei der Übungsausführung erläutert, sollte nur so tief in die Hocke gegangen werden, wie eine korrekte Rücken- und Fußhaltung beibehalten werden kann. Je tiefer die Kniebeuge ausgeführt wird, desto mehr Arbeit müssen die Hüft- und Rückenstrecker sowie der M. rectus femoris verrichten. Im tiefsten Punkt muss immer noch die Muskelspannung aufrechterhalten werden, um passive Strukturen des Bewegungsapparats zu schonen.

Die hauptsächlich beanspruchte Muskulatur ist der vierköpfige Oberschenkelstrecker (M. quadriceps femoris), der große Gesäßmuskel (M. glutaeus maximus), die ischiokrurale Muskulatur (M. biceps femoris, M. semitendinosus und M. semimembranosus) und der Rückenstrecker (M. erector spinae).

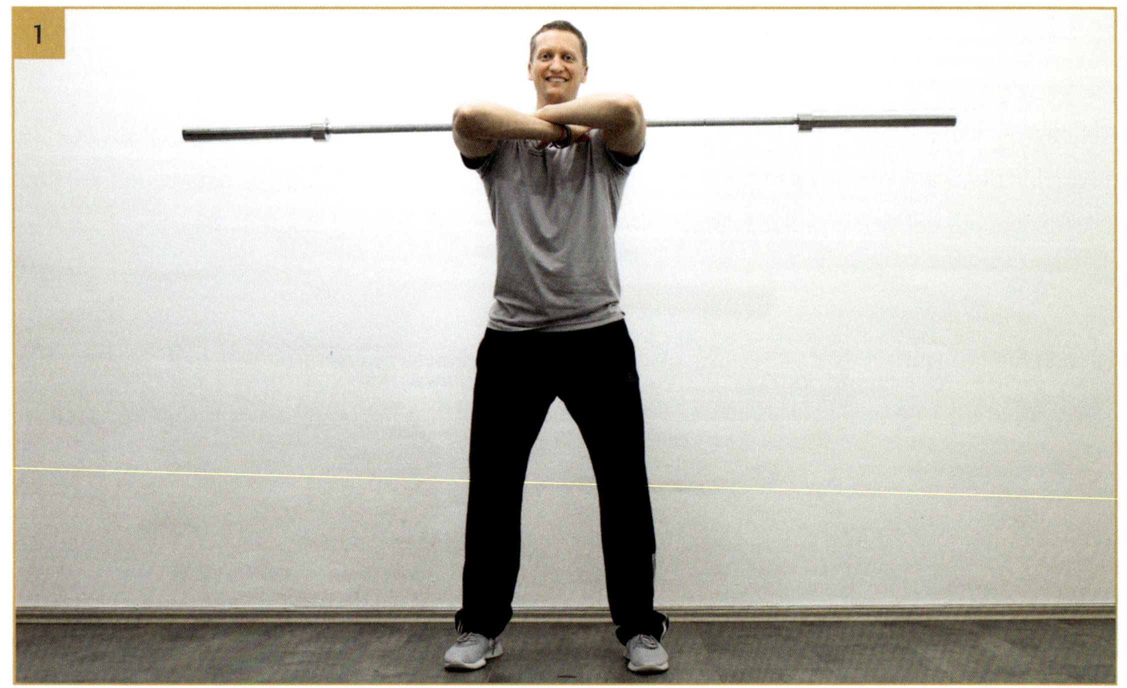
1

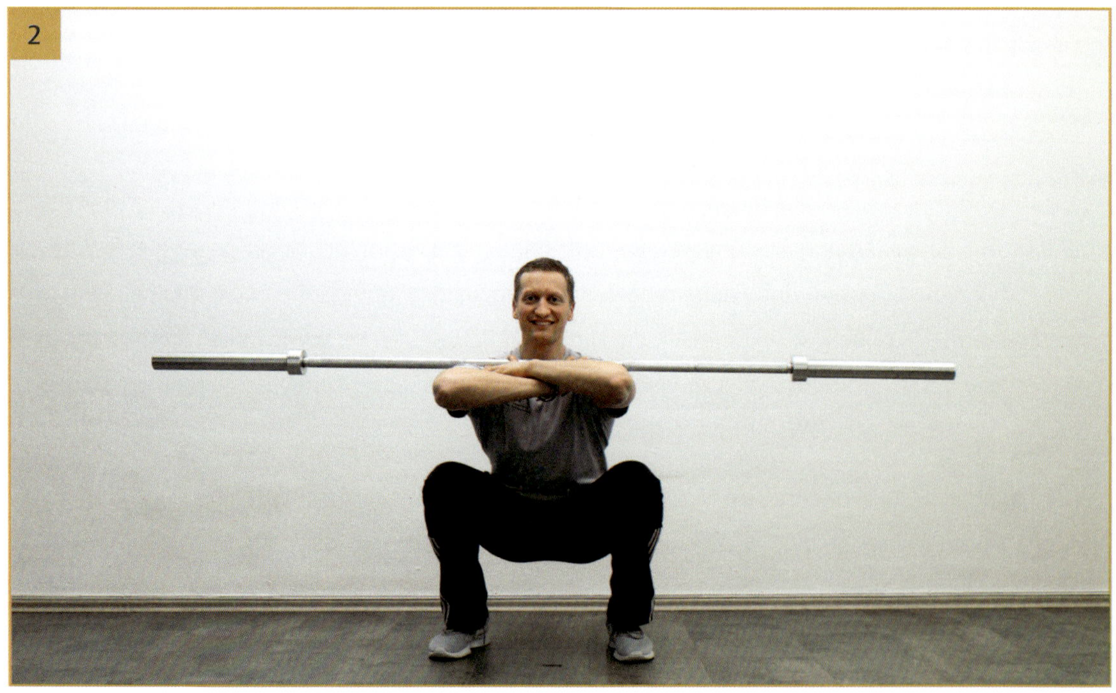
2

34. Frontkniebeugen

Ausgangsposition

Nehmen Sie einen stabilen, hüftbreiten Stand ein. Die Langhantel liegt auf den Schultermuskeln. Die Hände greifen die Hantel vorne und stabilisieren diese. Der Rücken ist gerade und der Kopf in Verlängerung der Wirbelsäule. Spannen Sie die Gesäß- und Rumpfmuskulatur an.

Übungsausführung

Beugen Sie die Hüft- und Kniegelenke so weit, wie eine korrekte Haltung beibehalten werden kann. Anschließend strecken Sie die Hüft- und Kniegelenke und kehren wieder in die Ausgangsposition zurück.

Endposition

In der Endposition sind die Hüft- und Kniegelenke gebeugt. Der Rücken ist gerade und der Kopf ist in Verlängerung der Wirbelsäule. Die Gesäß- und Rumpfmuskulatur ist angespannt.

Die Übung **Frontkniebeugen** gehört neben der **Kniebeuge** zu den wichtigsten Krafttrainingsübungen für die Hüft- und Beinstrecker. Diese Übung ist hochintensiv und fordert eine Vielzahl an Muskeln. Im Vergleich zur Kniebeuge mit dem Gewicht hinten ist hier die Belastung für die Wirbelsäule geringer. Außerdem ist diese Übung noch alltagsnäher, da Lasten meist vor dem Körper getragen werden. Allerdings muss bei der Übung **Frontkniebeugen** weniger Gewicht verwendet werden als bei der klassischen Kniebeuge.

Die hauptsächlich beanspruchte Muskulatur ist der vierköpfige Oberschenkelstrecker (M. quadriceps femoris), der große Gesäßmuskel (M. glutaeus maximus), die ischiokrurale Muskulatur (M. biceps femoris, M. semitendinosus und M. semimembranosus) und der Rückenstrecker (M. erector spinae).

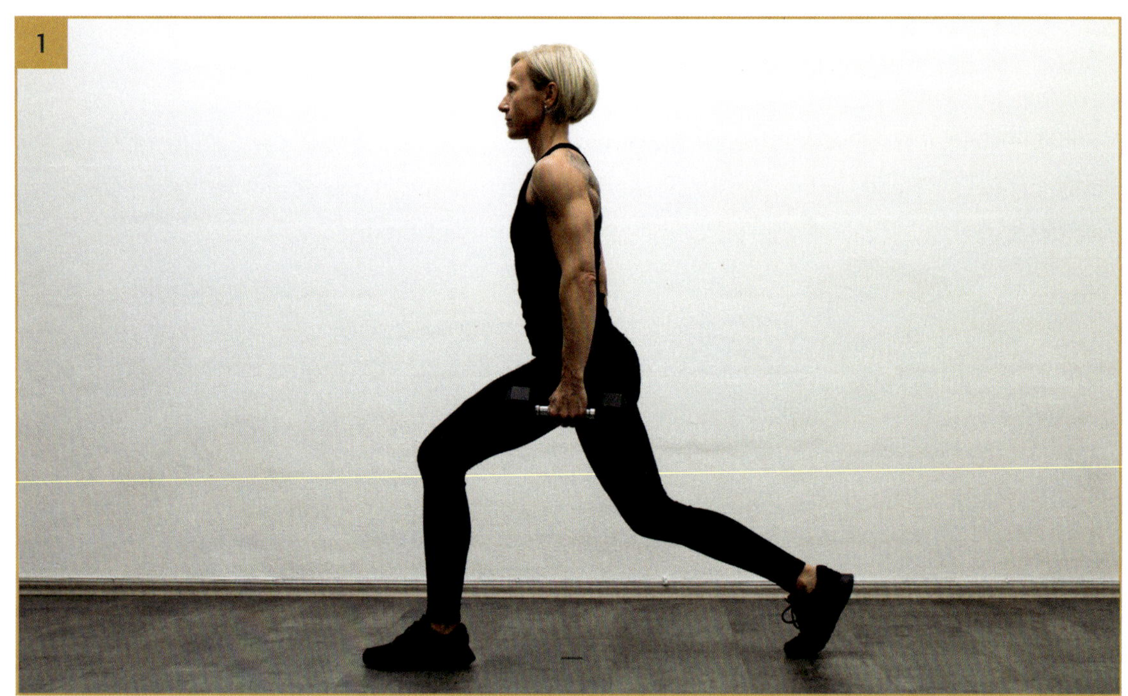
1

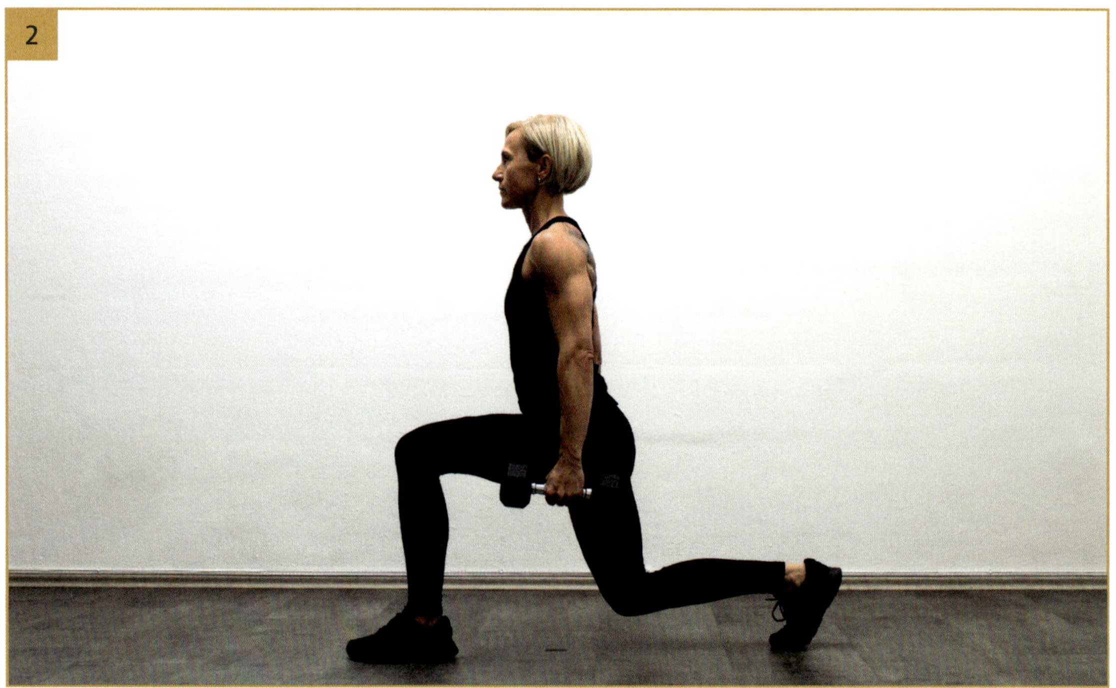
2

35. Ausfallschritte

Ausgangsposition

Nehmen Sie eine weite, stabile Schrittstellung ein. Der Oberkörper ist aufrecht und gerade. Der Blick ist geradeaus gerichtet. Die Arme hängen seitlich am Körper herab und greifen die Kurzhanteln im Neutralgriff. Spannen Sie die Bauch- und Gesäßmuskulatur an.

Übungsausführung

Beugen Sie beide Knie, bis das hintere Knie nahezu den Boden berührt. Der hintere Fuß steht auf dem Fußballen. Der vordere Fuß wird auf seiner gesamten Fläche belastet. Anschließend strecken Sie Hüft- und Kniegelenk und kehren wieder in die Ausgangsposition zurück.

Endposition

In der Endposition berührt das hintere Knie fast den Boden. Der Oberkörper ist aufrecht und stabil. Der Blick ist nach vorn gerichtet. Die Bauch- und Gesäßmuskulatur ist angespannt.

Die Übung **Ausfallschritte** ist eine komplexe Übung zum Training der Gesäß- und Beinmuskulatur. Die Übung ist koordinativ anspruchsvoll und erfordert ein gewisses Maß an Gleichgewichtsfähigkeit. Daher ist sie für Anfänger weniger geeignet.

Diese Übung kann, wie oben beschrieben, oder gehend ausgeführt werden. Das heißt, dass ein Schritt nach vorne gemacht wird, die Knie gebeugt und anschließend gestreckt werden, um dann mit dem hinteren Bein nach vorne zu treten und auf dieser Seite den Ausfallschritt auszuführen. Dadurch wird die Übung noch dynamischer und koordinativ anspruchsvoller.

Bei der Übung **Ausfallschritte** wird die hüftstreckende Muskulatur im Vergleich zu den Kniebeugen stärker beansprucht.

Die hauptsächlich beanspruchte Muskulatur ist der vierköpfige Oberschenkelstrecker (M. quadriceps femoris), der große Gesäßmuskel (M. glutaeus maximus), die ischiokrurale Muskulatur (M. biceps femoris, M. semitendinosus und M. semimembranosus).

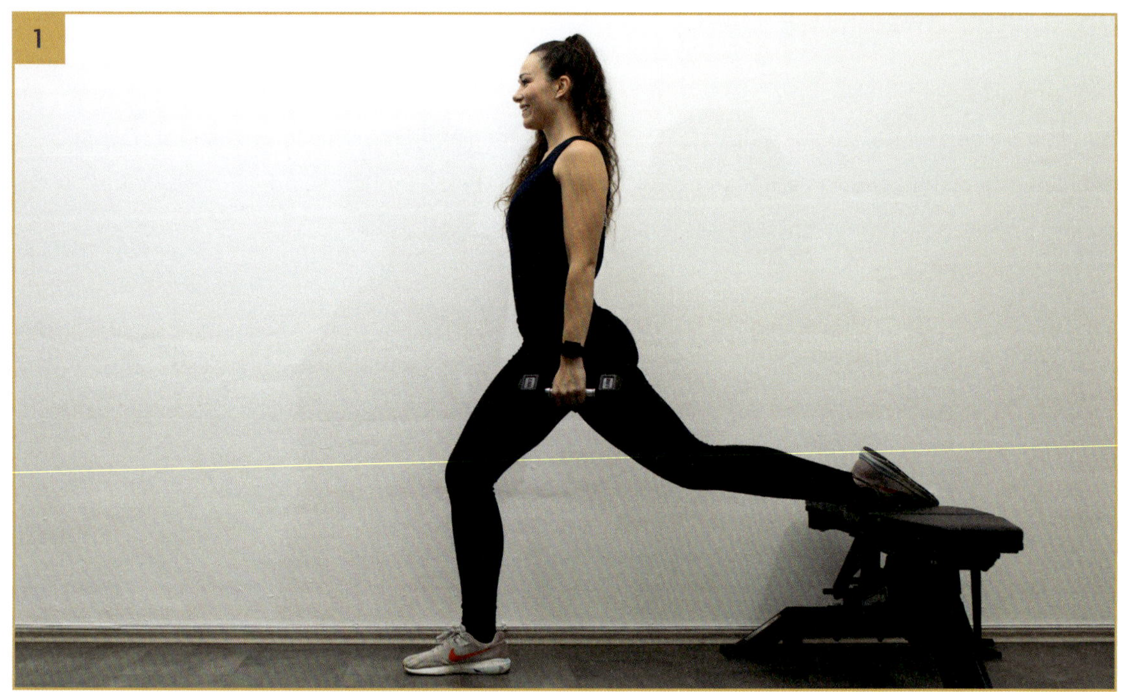
1

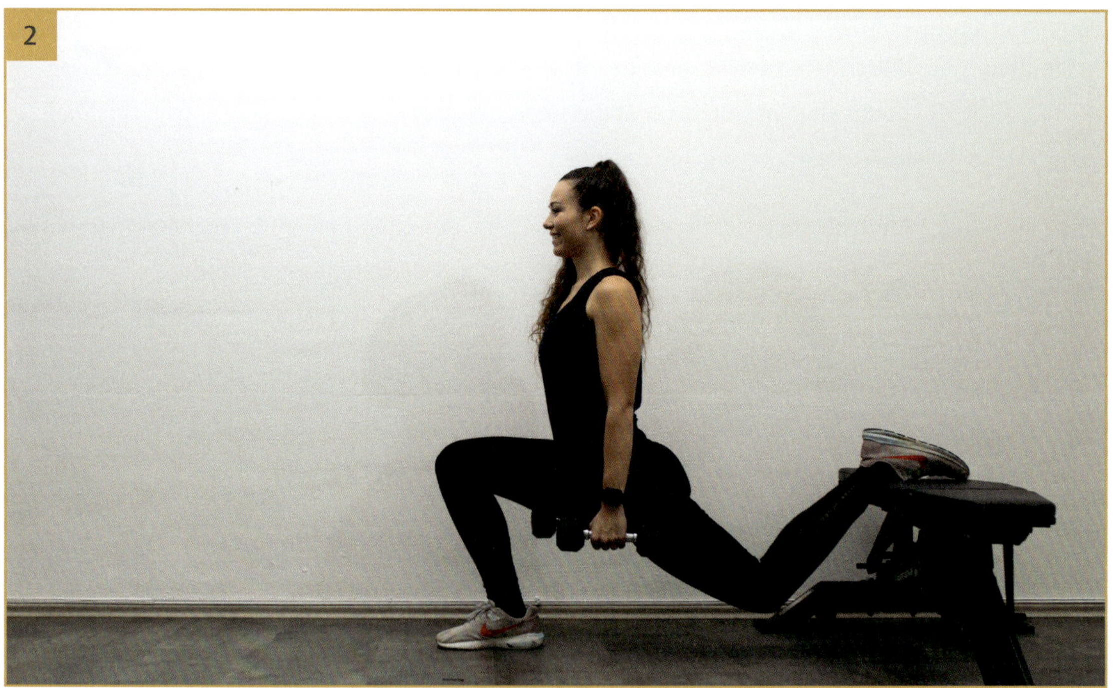
2

36. Ausfallschritte mit Ablage

Ausgangsposition

Nehmen Sie eine weite, stabile Schrittstellung ein. Das vordere Bein steht fest am Boden. Das hintere Bein ist auf einer Flachbank abgelegt. Der Oberkörper ist aufrecht und gerade. Der Blick ist geradeaus gerichtet. Die Arme hängen seitlich am Körper herab und Sie greifen Kurzhanteln im Neutralgriff. Spannen Sie die Bauch- und Gesäßmuskulatur an.

Übungsausführung

Beugen Sie das vordere Bein so weit wie möglich. Anschließend strecken Sie das Hüft- und Kniegelenk und kehren wieder in die Ausgangsposition zurück.

Endposition

In der Endposition ist das vordere Bein so weit wie möglich gebeugt. Das hintere Bein liegt auf einer Flachbank auf. Der Oberkörper ist aufrecht und stabil. Der Blick ist nach vorn gerichtet. Die Bauch- und Gesäßmuskulatur ist angespannt.

Die Übung **Ausfallschritte mit Ablage** ist eine komplexe Übung zum Training der Gesäß- und Beinmuskulatur. Die Übung ist koordinativ anspruchsvoll und erfordert ein gewisses Maß an Gleichgewichtsfähigkeit. Durch den veränderten Winkel bei der Übungsausführung mit Ablage kann bei dieser Übung ein neuer Krafttrainingsreiz gesetzt werden. Deshalb macht es durchaus Sinn, im Trainingsprozess zwischen den Ausfallschritten ohne Ablage und denen mit Ablage zu variieren.

Die hauptsächlich beanspruchte Muskulatur ist der vierköpfige Oberschenkelstrecker (M. quadriceps femoris), der große Gesäßmuskel (M. glutaeus maximus), die ischiokrurale Muskulatur (M. biceps femoris, M. semitendinosus und M. semimembranosus).

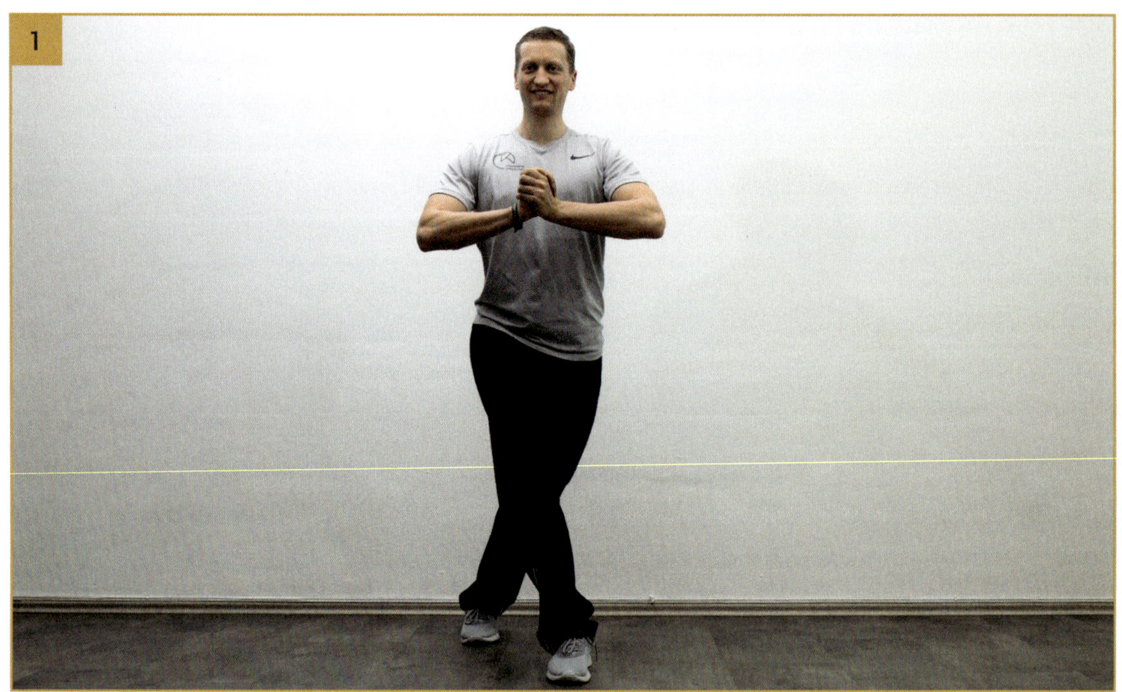
1

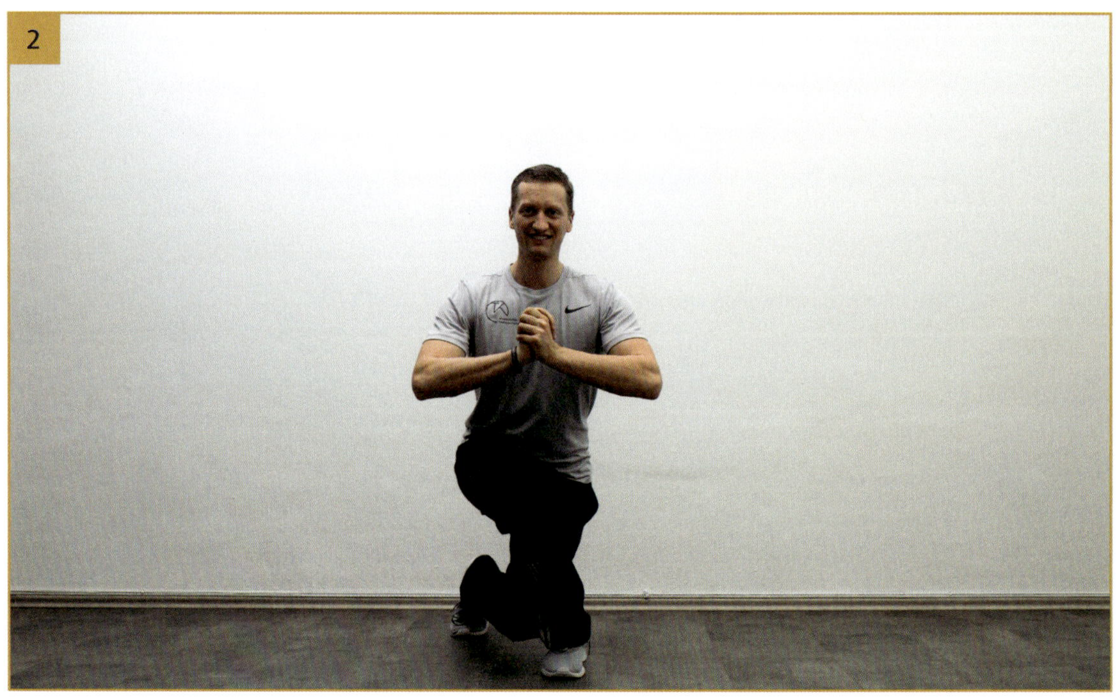
2

37. Überkreuzte Ausfallschritte

Ausgangsposition

Nehmen Sie einen stabilen, aufrechten Stand ein. Kreuzen Sie mit einem weiten Schritt ein Bein vor das andere. Der Oberkörper ist aufrecht und gerade. Der Blick ist nach vorne gerichtet. Spannen Sie die Bauch- und Gesäßmuskulatur an.

Übungsausführung

Beugen Sie beide Knie, bis das hintere Knie nahezu den Boden berührt. Der hintere Fuß steht auf dem Fußballen. Der vordere Fuß wird auf seiner gesamten Fläche belastet. Anschließend strecken Sie Hüft- und Kniegelenk und kehren wieder in die Ausgangsposition zurück.

Endposition

In der Endposition berührt das hintere Knie fast den Boden. Der Oberkörper ist aufrecht und stabil. Die Beine sind gekreuzt. Der Blick ist nach vorn gerichtet. Die Bauch- und Gesäßmuskulatur ist angespannt.

Die Übung **Überkreuzte Ausfallschritte** ist eine komplexe Übung zum Training der Gesäß- und Beinmuskulatur. Die Überkreuzbewegung stellt eine Herausforderung für die Mobilität im Hüftgelenk dar. Für fortgeschrittene Sportler ist diese Übung eine gute Möglichkeit, um neue Trainingsreize für die Hüft- und Beinstrecker zu setzen und in unterschiedlichen Winkeln zu trainieren. Anfänger und Personen mit Problemen im Hüftgelenk sollten allerdings auf diese Krafttrainingsübung verzichten.

Wie der klassische Ausfallschritt kann auch diese Übung im Wechsel bzw. im seitlichen Gehen ausgeführt werden.

Die hauptsächlich beanspruchte Muskulatur ist der vierköpfige Oberschenkelstrecker (M. quadriceps femoris), der große Gesäßmuskel (M. glutaeus maximus), die ischiokrurale Muskulatur (M. biceps femoris, M. semitendinosus und M. semimembranosus).

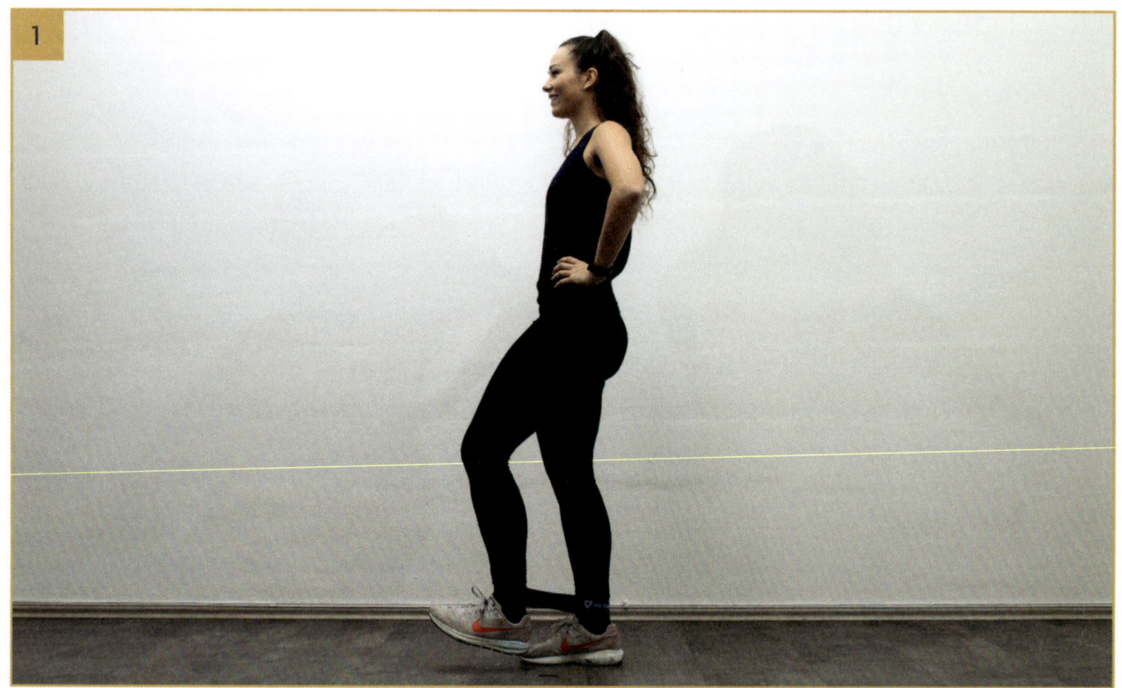
1

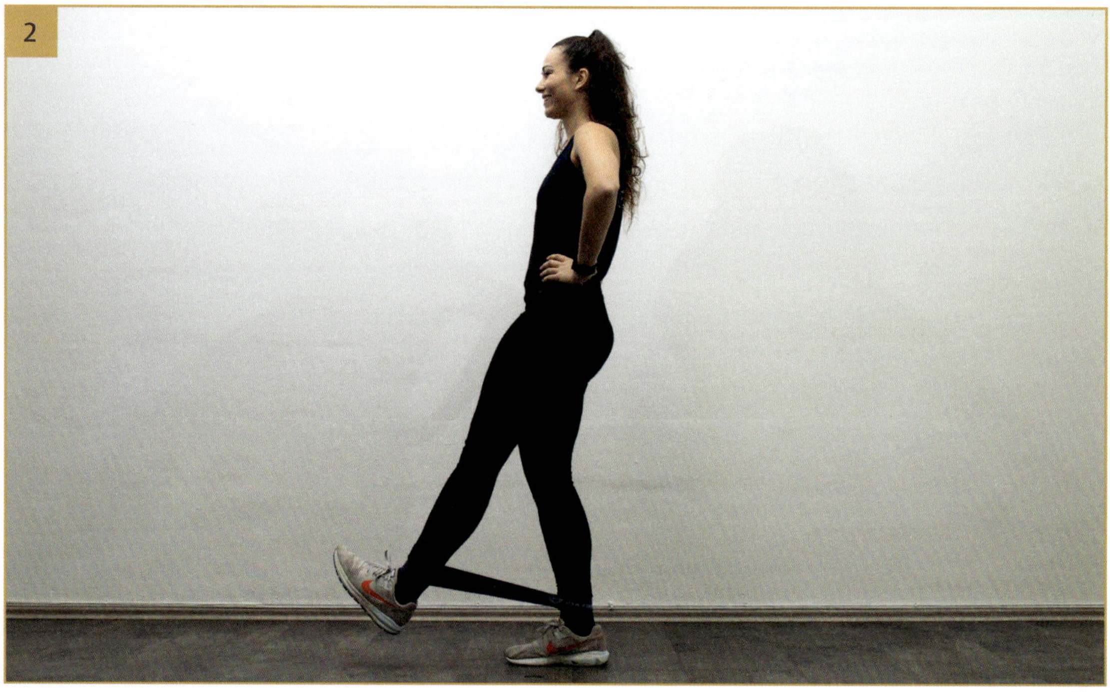
2

38. Beinstrecken mit dem Fitnessband

Ausgangsposition

Steigen Sie mit beiden Füßen in die Schlinge eines Thera-Bands®. Nehmen Sie einen stabilen, schulterbreiten Stand ein. Der Oberkörper ist aufrecht und gerade. Der Blick ist geradeaus gerichtet. In der Ausgangsposition ist das Band bereits unter Spannung. Das zu trainierende Bein ist leicht angehoben und im Kniegelenk gebeugt.

Übungsausführung

Strecken Sie das Knie kontrolliert bis in die Endstellung des Gelenks. Anschließend kehren Sie wieder in die Ausgangsposition zurück.

Endposition

In der Endposition ist das zu trainierende Bein ausgestreckt. Das Standbein steht fest auf dem Boden. Der Oberkörper ist aufrecht und der Rücken ist gerade.

Die Übung **Beinstrecken mit dem Fitnessband** ist eine Isolationsübung für den Oberschenkelstrecker. Bei mangelnder Gleichgewichtsfähigkeit kann ein Arm an der Wand abgestützt werden. Die Übung eignet sich auch für Anfänger. Im Rehabereich kann diese Krafttrainingsübung bei Beschwerden im Kniegelenk eingesetzt werden. Bei der Bewegungsausführung ist darauf zu achten, dass lediglich das Knie gestreckt und gebeugt wird. Weder das Hüftgelenk noch der Oberkörper sind aktiv an der Bewegung beteiligt. Durch die permanente leichte Hüftbeugung werden die Hüftbeuger statisch mit beansprucht. Dies macht die Übung im Vergleich zur sitzenden Variante wesentlich funktioneller.

Die hauptsächlich beanspruchte Muskulatur ist der vierköpfige Oberschenkelstrecker (M. quadriceps femoris).

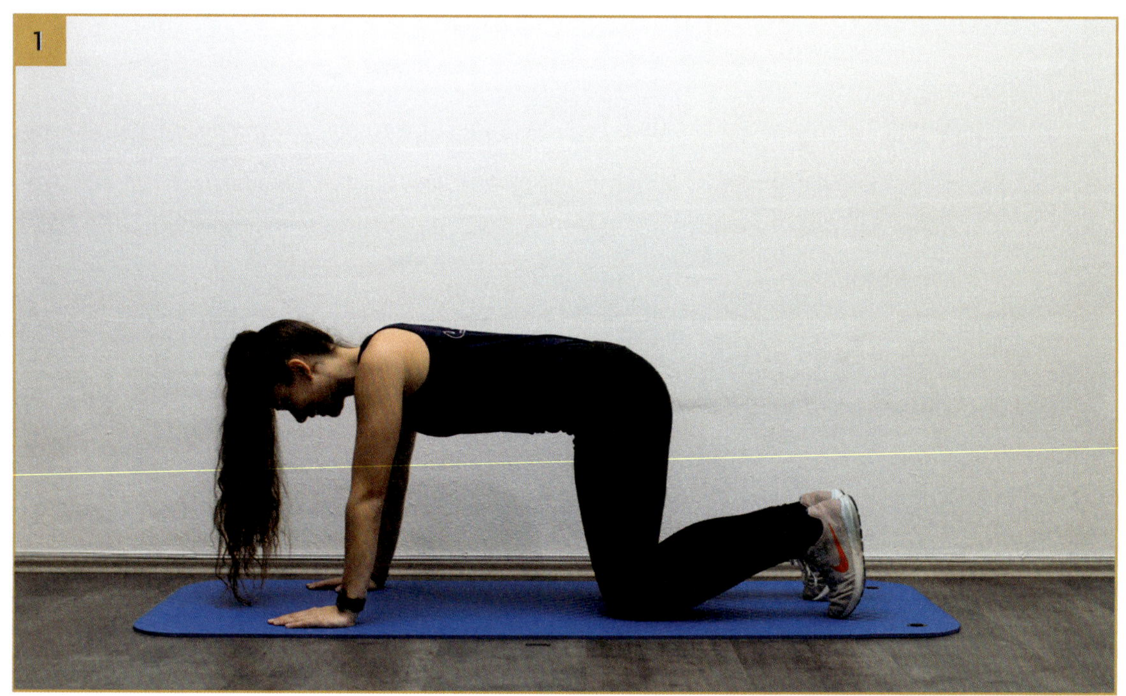
1

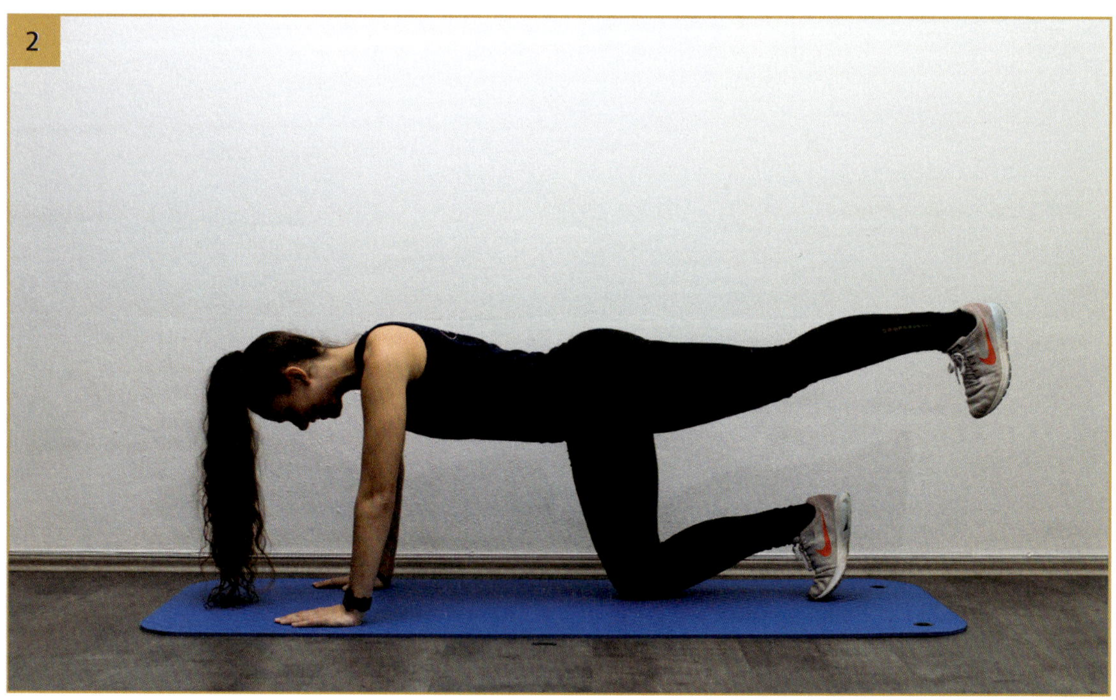
2

39. Hüftstrecken im Vierfüßlerstand

Ausgangsposition

Nehmen Sie den Vierfüßlerstand am Boden ein. Der Rücken ist gerade und der Kopf ist in Verlängerung der Wirbelsäule. Der Blick ist zum Boden gerichtet. Der Oberkörper wird auf den Händen abgestützt. Der Unterkörper wird auf den Knien abgestützt. Spannen Sie die Gesäß- und Rumpfmuskulatur an.

Übungsausführung

Heben Sie ein Bein vom Boden und führen es nach oben, bis Oberschenkel und Oberkörper eine Linie bilden. Das Knie wird dabei ebenfalls gestreckt. Anschließend wieder in die Ausgangsposition zurückkehren.

Endposition

In der Endposition bildet der angehobene Oberschenkel eine Linie mit dem Oberkörper. Das angehobene Bein ist ausgestreckt. Die Gesäß- und Rumpfmuskulatur ist angespannt.

Die Übung **Hüftstrecken im Vierfüßlerstand** ist eine Krafttrainingsübung zur Stärkung der Gesäßmuskulatur. Diese Übung eignet sich auch hervorragend für Anfänger. Um diese Übung zu intensivieren, kann ein elastisches Fitnessband oder eine Gewichtsmanschette für die Beine verwendet werden.

Die hauptsächlich beanspruchte Muskulatur ist der große Gesäßmuskel (M. glutaeus maximus) und die ischiokrurale Muskulatur (M. biceps femoris, M. semitendinosus und M. semimembranosus).

1

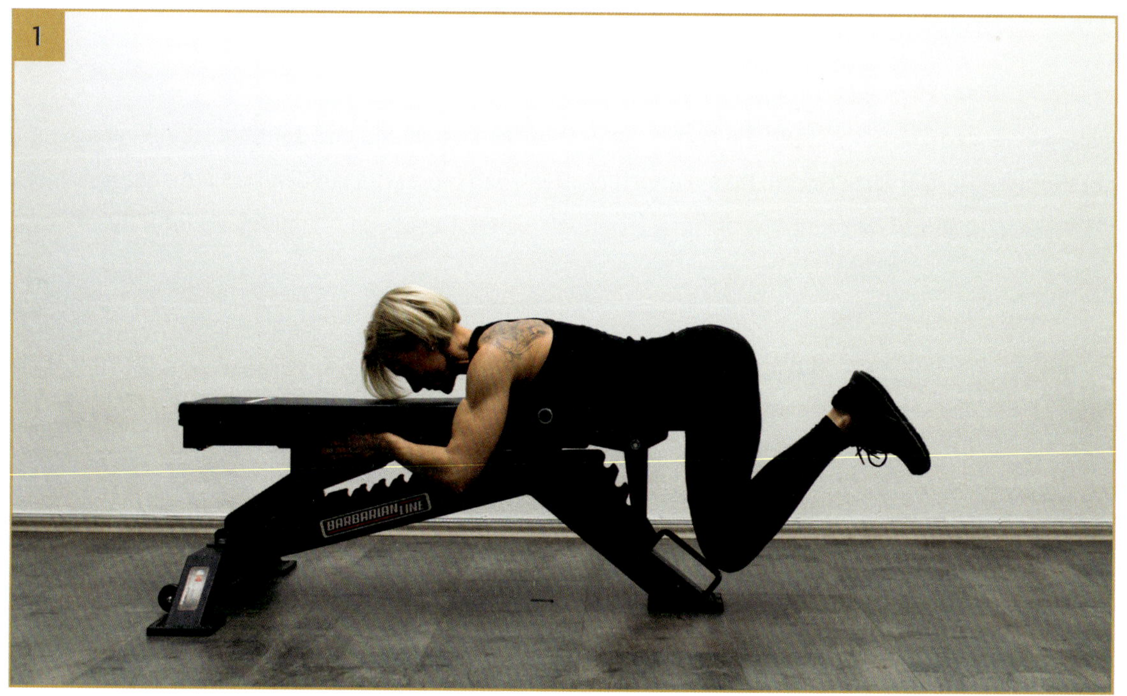

2

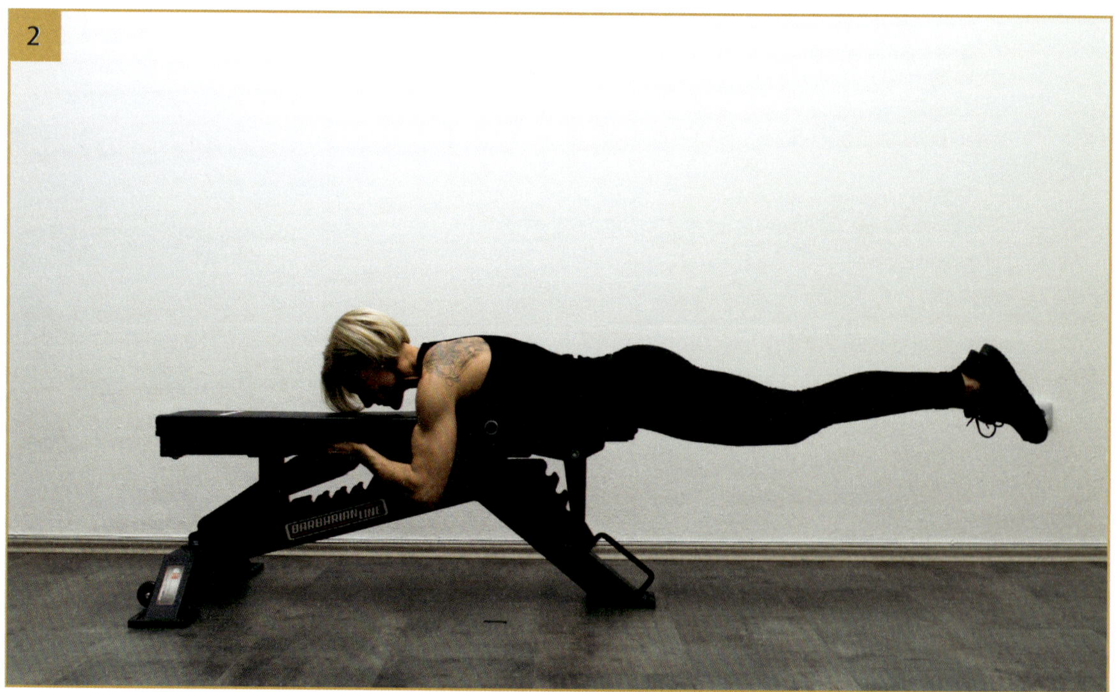

40. Hüftstrecken auf der Flachbank

Ausgangsposition

Nehmen Sie die Bauchlage auf der Flachbank ein. Der Oberkörper liegt bis knapp unterhalb der Gürtellinie auf. Die Oberschenkel hängen nach unten. Die Knie sind gebeugt. Der Oberkörper wird durch beide Arme an der Bank fixiert.

Übungsausführung

Strecken Sie beide Beine gleichzeitig nach hinten oben. Anschließend kehren Sie in die Ausgangsposition zurück.

Endposition

In der Endposition bilden die angehobenen Beine eine Linie mit dem Oberkörper. Die Arme fixieren den Oberkörper an der Flachbank.

Die Übung **Hüftstrecken auf der Flachbank** ist im Vergleich zum **Hüftstrecken im Vierfüßlerstand** wesentlich anspruchsvoller. Wird die Übung einbeinig durchgeführt, ist die Belastung viel geringer und auch für Anfänger gut durchführbar. Bei der Ausführung ist besonders darauf zu achten, den Oberkörper durchgehend auf der Flachbank fixiert zu halten. Die Bewegung darf lediglich im Knie- und Hüftgelenk stattfinden. Fortgeschrittene Sportler können die Übung zusätzlich intensivieren, indem Gewichtsmanschetten um die Fußgelenke befestigt werden.

Die hauptsächlich beanspruchte Muskulatur ist der große Gesäßmuskel (M. glutaeus maximus) und die ischiokrurale Muskulatur (M. biceps femoris, M. semitendinosus und M. semimembranosus).

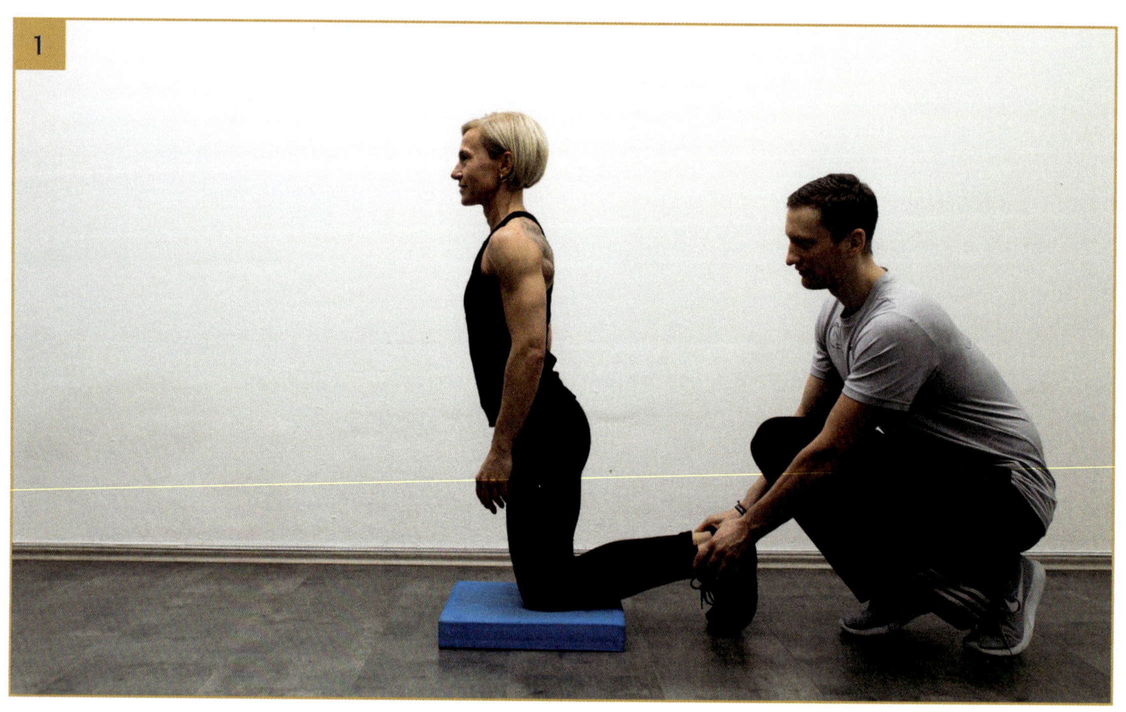
1

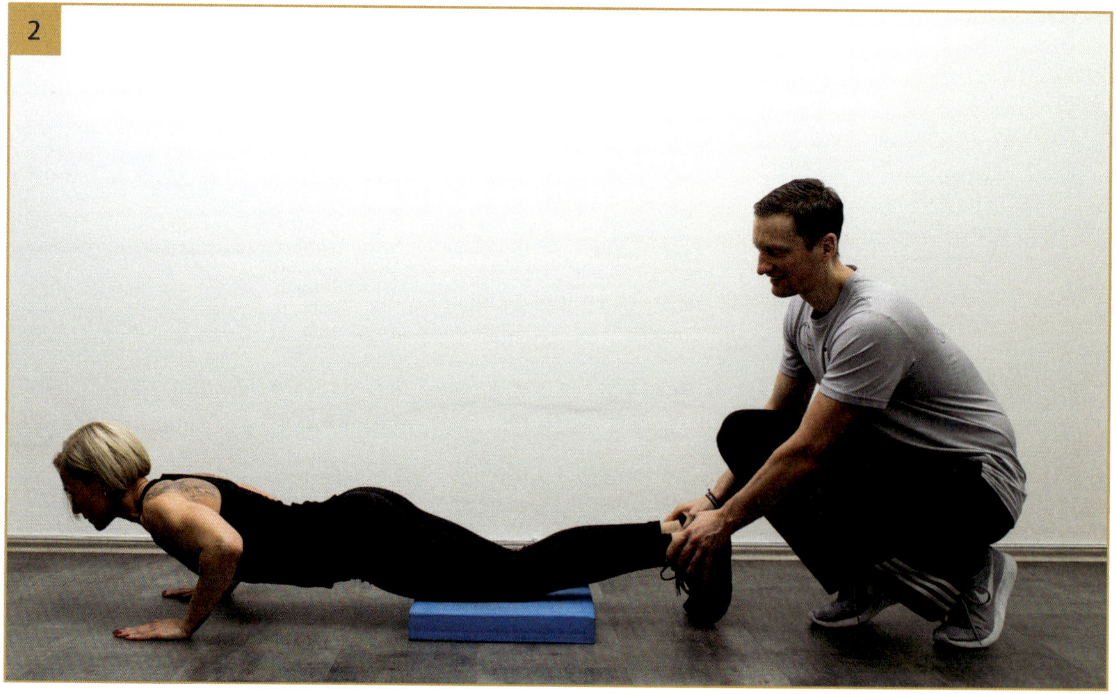
2

41. Beinbeuger mit dem eigenen Körpergewicht

Ausgangsposition

Knien Sie sich auf eine weiche Unterlage. Ein Trainingspartner hält Sie an den Füßen fest und fixiert diese am Boden. Der Oberkörper ist gerade und der Kopf ist in Verlängerung der Wirbelsäule. Die Arme befinden sich auf Höhe des Schultergelenks. Die Handflächen zeigen in Richtung Boden. Die Gesäß- und Rumpfmuskulatur ist angespannt.

Übungsausführung

Lassen Sie sich langsam nach vorne fallen und strecken dabei beide Knie. Anschließend stoßen Sie sich mit den Händen vom Boden ab, beugen die Knie und kehren in die Ausgangsposition zurück.

Endposition

In der Endposition ist der Oberkörper nahezu am Boden. Die Hände federn den Oberkörper ab. Die Füße sind durch den Trainingspartner fest am Boden fixiert. Die Gesäß- und Rumpfmuskulatur ist angespannt.

Die Übung **Beinbeuger mit dem eigenen Körpergewicht** ist eine Übung für die Rückseite des Oberschenkels. Diese Übung ist weit weniger bekannt als andere Körpergewichtsübungen wie **Liegestütz** oder **Kniebeugen**. Allerdings gehört sie zu den effektivsten Übungen, um die Oberschenkelrückseite ohne Gewichte zu kräftigen. Die hohe exzentrische Muskelbelastung macht die Übung besonders effektiv.

Bei der Übungsausführung ist besonders darauf zu achten, das Becken in der neutralen Position zu halten. Besonders Sportler mit einer hohen Verletzungsanfälligkeit der Oberschenkelrückseite und des Kniegelenks sollten diese Übung in ihr Trainingsprogramm integrieren. Dazu gehören vor allem Fußballer, Footballer und Skifahrer.

Die hauptsächlich beanspruchte Muskulatur ist die ischiokrurale Muskulatur (M. biceps femoris, M. semitendinosus und M. semimembranosus).

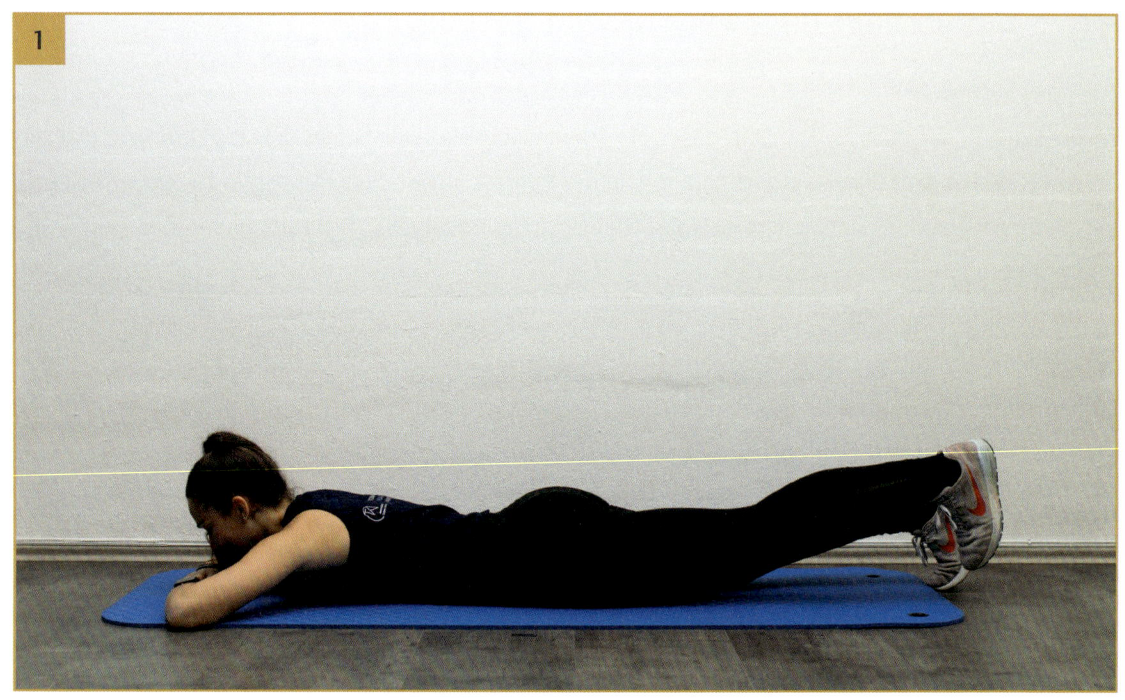
1

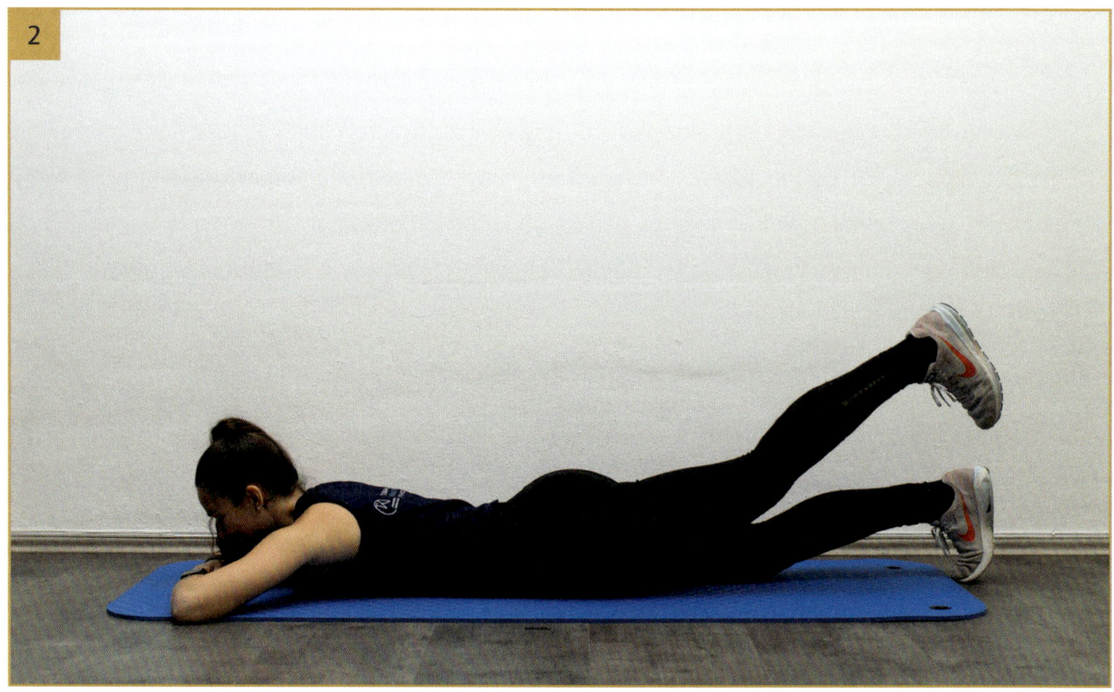
2

42. Beinrückheben in Bauchlage

Ausgangsposition

Nehmen Sie die Bauchlage auf dem Boden ein. Der Kopf wird auf den vorne verschränkten Armen abgelegt. Die Beine sind gestreckt. Ein Bein liegt fest am Boden auf. Das Spielbein befindet sich in der Ausgangsposition bereits leicht in der Luft. Die Gesäß- und Rumpfmuskulatur ist angespannt.

Übungsausführung

Heben Sie ein Bein so weit wie möglich nach oben an. Anschließend kehren Sie in die Ausgangsposition zurück.

Endposition

In der Endposition ist ein Bein nach oben angehoben. Das andere Bein und der Oberkörper ist fest am Boden fixiert. Der Kopf ist auf den Armen abgelegt. Die Gesäß- und Rumpfmuskulatur ist angespannt.

Die Übung **Beinrückheben in Bauchlage** ist eine komplexe Übung mit dem eigenen Körpergewicht. Dabei wird neben den Hüftstreckern auch der Rückenstrecker trainiert. Bei Personen mit sehr schwach ausgeprägter Rückenmuskulatur kann es während der Bewegungsausführung zu Verkrampfungen im Bereich des unteren Rückens kommen. Ist dies der Fall, muss die Bewegungsamplitude zunächst verkürzt werden und im Zweifel auf die Übung zunächst ganz verzichtet werden. Die Übung eignet sich sehr gut für Beginner und kann auch im Rahmen eines Trainingsprogramms für Personen mit Problemen im Rücken verwendet werden.

Die hauptsächlich beanspruchte Muskulatur ist der große Gesäßmuskel (M. glutaeus maximus) und die ischiokrurale Muskulatur (M. biceps femoris, M. semitendinosus und M. semimembranosus). Außerdem wird der Rückenstrecker (M. erector spinae) aktiviert.

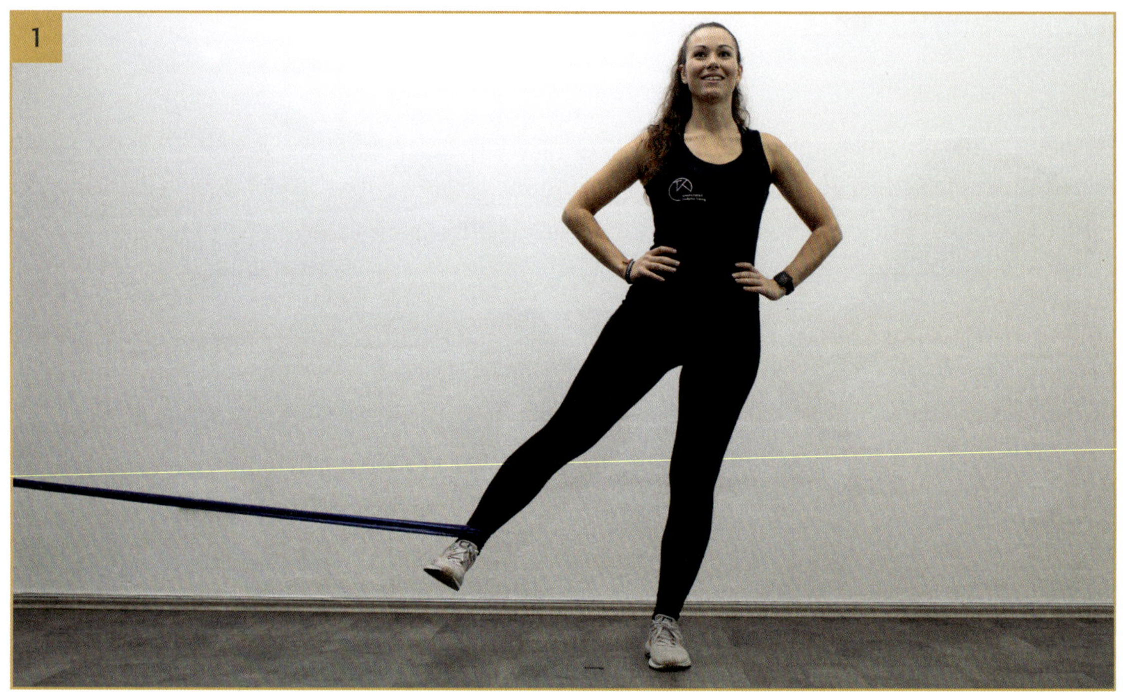
1

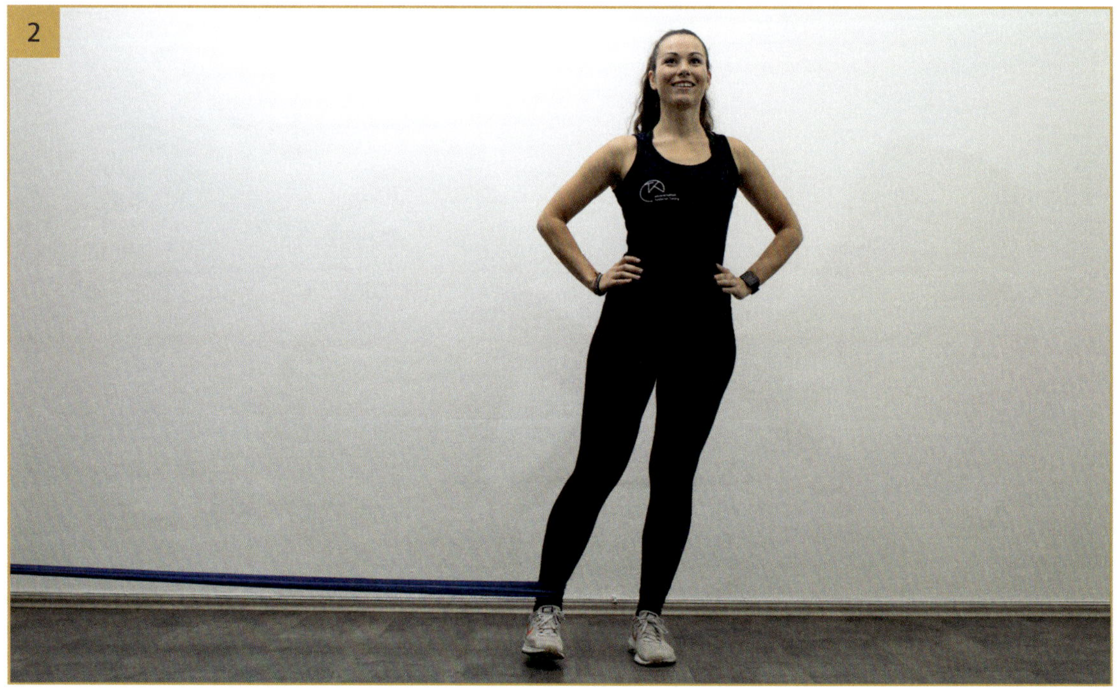
2

43. Hüftadduktion mit dem Fitnessband

Ausgangsposition

Nehmen Sie einen stabilen, hüftbreiten Stand ein. Die Knie sind leicht gebeugt. Befestigen Sie das Thera-Band® an einem stabilen Tisch oder Ähnlichem. Steigen Sie mit einem Bein in die Schlinge. Spreizen Sie das Bein in der Schlinge bis Schulterbreite ab, sodass das Band in der Ausgangsposition gespannt ist.

Übungsausführung

Führen Sie das arbeitende Bein in der Schlinge zum Standbein. Anschließend wieder in die Ausgangsposition zurückkehren.

Endposition

In der Endposition berühren sich beide Beine. Das Standbein ist leicht gebeugt. Der Oberkörper ist gerade und der Blick ist nach vorn gerichtet.

Die Übung **Hüftadduktion mit dem Fitnessband** ist eine Krafttrainingsübung für den Unterkörper. Mithilfe von elastischen Fitnessbändern können die Hüftadduktoren gezielt trainiert werden. Die Übung eignet sich auch für Anfänger. Personen mit Problemen im Kniegelenk können die Schlaufe auch oberhalb des Kniegelenks ansetzen. Dabei muss berücksichtigt werden, dass sich der Lastarm verkürzt und die Übung weniger intensiv wird.

Die hauptsächlich beanspruchte Muskulatur sind die Adduktoren (M. adductor magnus, M. adductor brevis, M. adductor longus), der Kammmuskel (M. pectineus) und der Schlankmuskel (M. gracilis).

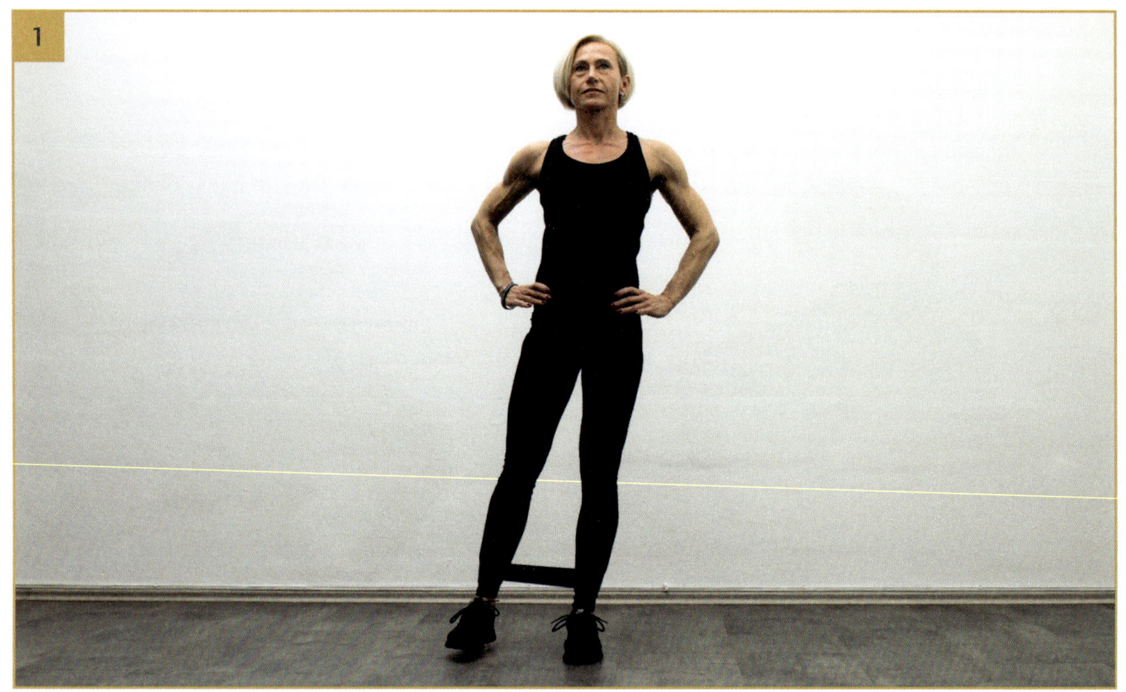
1

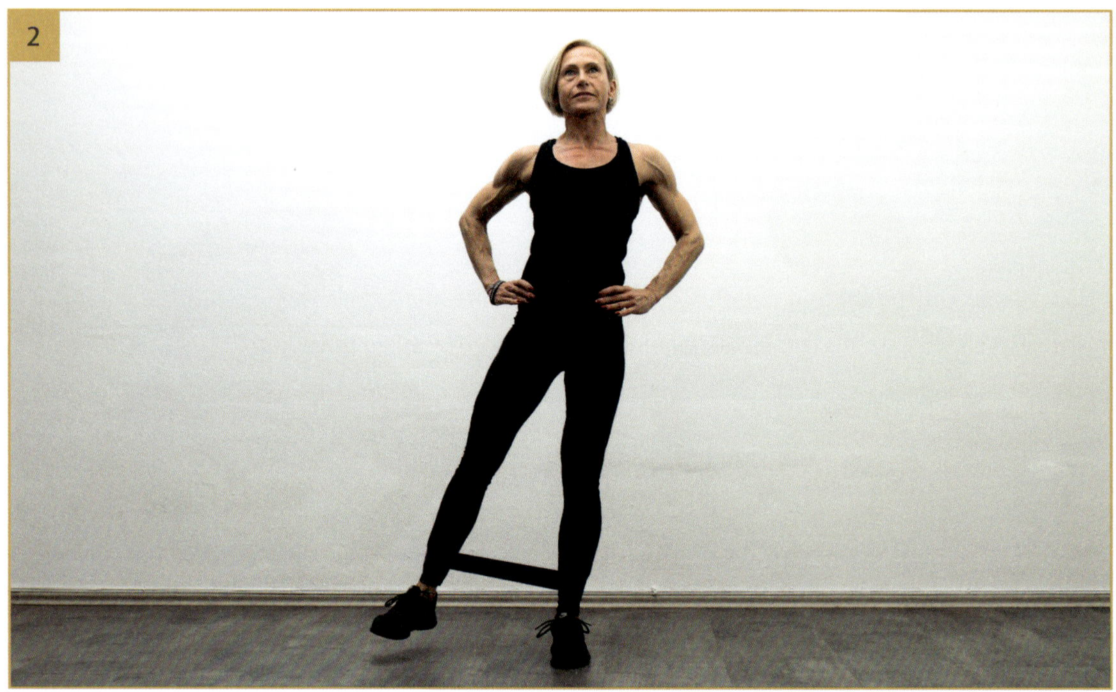
2

44. Hüftabduktion mit dem Fitnessband

Ausgangsposition

Steigen Sie mit beiden Füßen in die Schlinge eines Thera-Bands®. Nehmen Sie einen stabilen, schulterbreiten Stand ein. Der Oberkörper ist aufrecht und gerade. Der Blick ist geradeaus gerichtet. In der Ausgangsposition ist das Band bereits unter Spannung.

Übungsausführung

Verlagern Sie das Gewicht auf ein Bein und spreizen Sie das andere Bein vom Körper ab, so weit eine stabile Position noch möglich ist. Anschließend wieder in die Ausgangsposition zurückkehren.

Endposition

In der Endposition ist das arbeitende Bein so weit vom Körper abgespreizt, dass eine aufrechte, stabile Position noch möglich ist. Das Standbein ist leicht gebeugt. Der Oberkörper ist gerade und der Blick ist nach vorn gerichtet.

Die Übung **Hüftabduktion mit dem Fitnessband** ist eine Krafttrainingsübung für die Gesäßmuskulatur. Die Übung ist koordinativ wenig anspruchsvoll und auch für Anfänger geeignet. Bei mangelnder Gleichgewichtsfähigkeit kann sich auch mithilfe eines Arms an der Wand abgestützt werden. Die Übung wird auch häufig bei Personen mit Problemen im Hüftgelenk eingesetzt, um die gelenkumgebende Muskulatur zu kräftigen.

Die hauptsächlich beanspruchte Muskulatur sind die Gesäßmuskeln (M. glutaeus maximus, M. gluateus medius und M. glutaeus minimus).

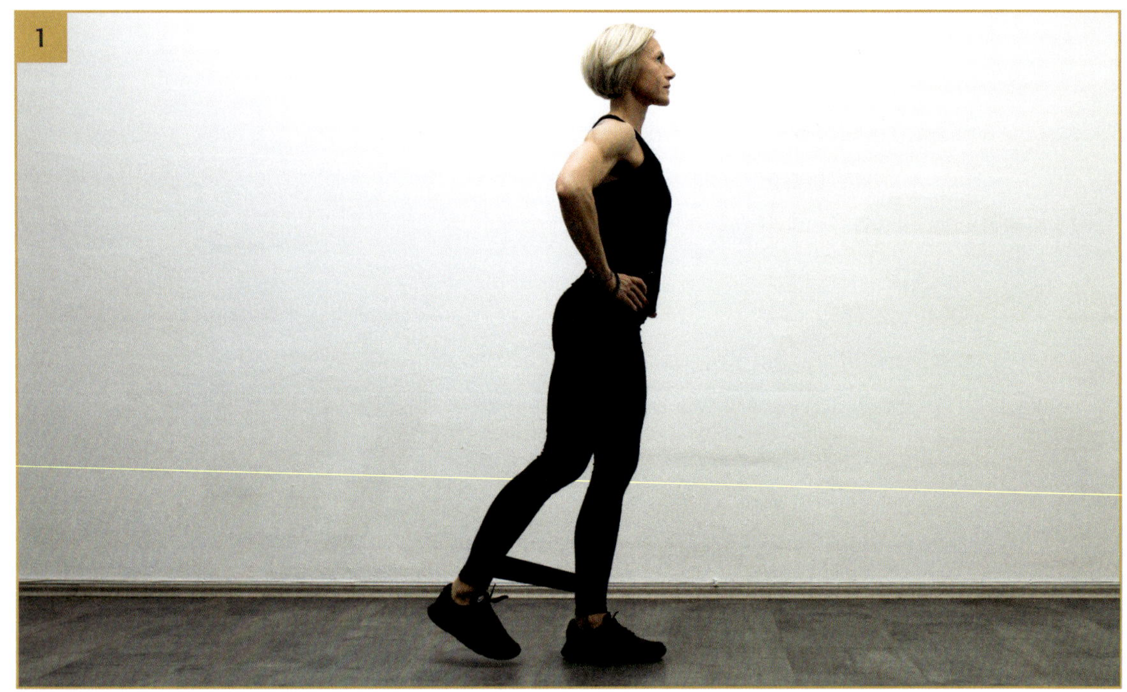
1

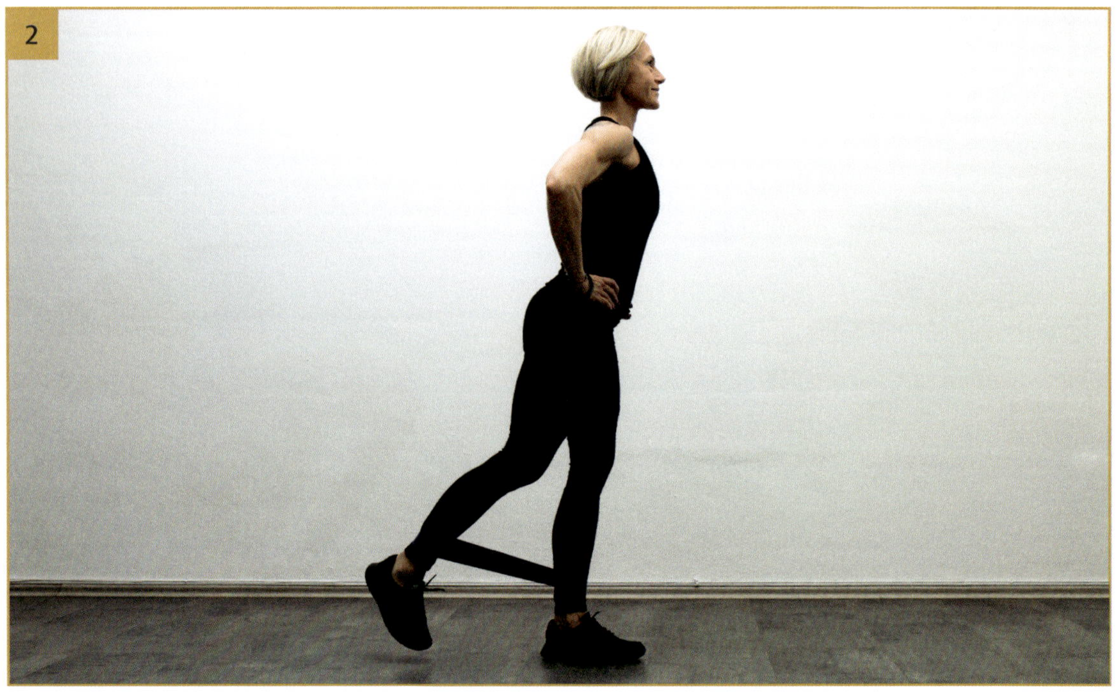
2

45. Hüftextension mit dem Fitnessband

Ausgangsposition

Steigen Sie mit beiden Füßen in die Schlinge eines Thera-Bands®. Nehmen Sie einen stabilen, schulterbreiten Stand ein. Der Oberkörper ist aufrecht und gerade. Der Blick ist geradeaus gerichtet. In der Ausgangsposition ist das Band bereits unter Spannung.

Übungsausführung

Verlagern Sie das Gewicht auf ein Bein und strecken Sie das andere Bein nach hinten, so weit eine stabile Position noch möglich ist. Anschließend wieder in die Ausgangsposition zurückkehren.

Endposition

In der Endposition ist das arbeitende Bein nach hinten gestreckt, sodass eine aufrechte, stabile Position noch möglich ist. Das Standbein ist leicht gebeugt. Der Oberkörper ist gerade und der Blick ist nach vorn gerichtet.

Die Übung **Hüftextension mit dem Fitnessband** ist eine Krafttrainingsübung für die Gesäßmuskulatur. Die Übung ist koordinativ wenig anspruchsvoll und auch für Anfänger geeignet. Bei mangelnder Gleichgewichtsfähigkeit kann sich auch mithilfe eines Arms an der Wand abgestützt werden. Die Übung wird auch häufig bei Personen mit Problemen im Hüftgelenk eingesetzt, um die gelenkumgebende Muskulatur zu kräftigen.

Die hauptsächlich beanspruchte Muskulatur sind die Gesäßmuskeln (M. glutaeus maximus, M. gluateus medius und M. glutaeus minimus) und die die ischiokrurale Muskulatur (M. biceps femoris, M. semitendinosus und M. semimembranosus).

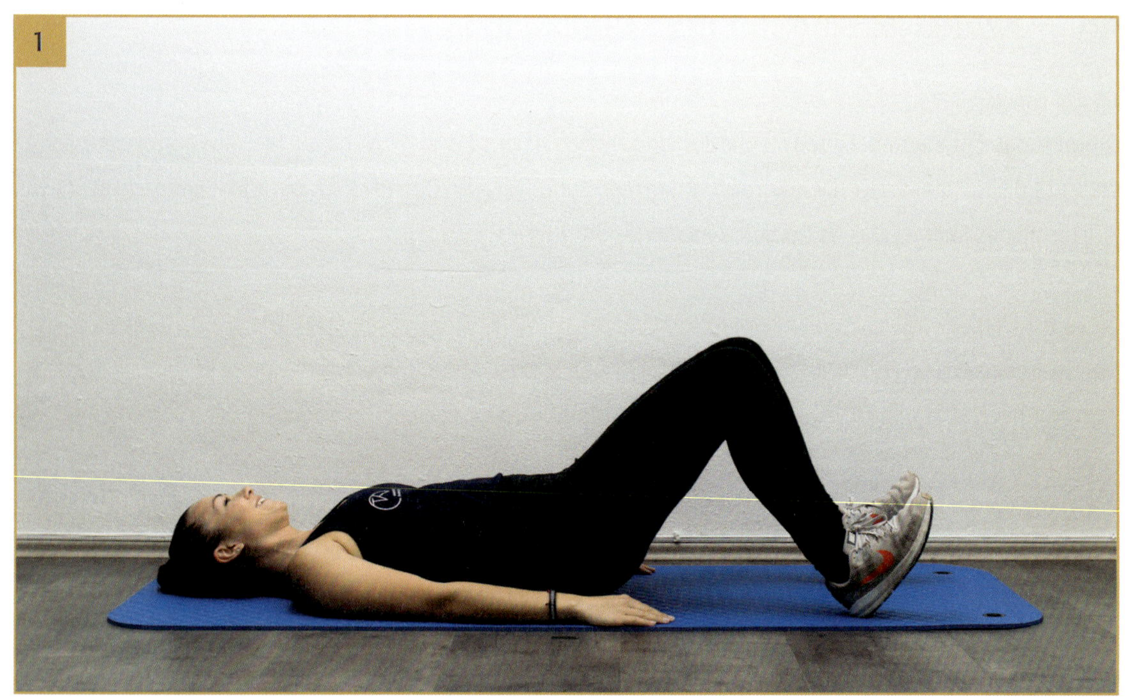
1

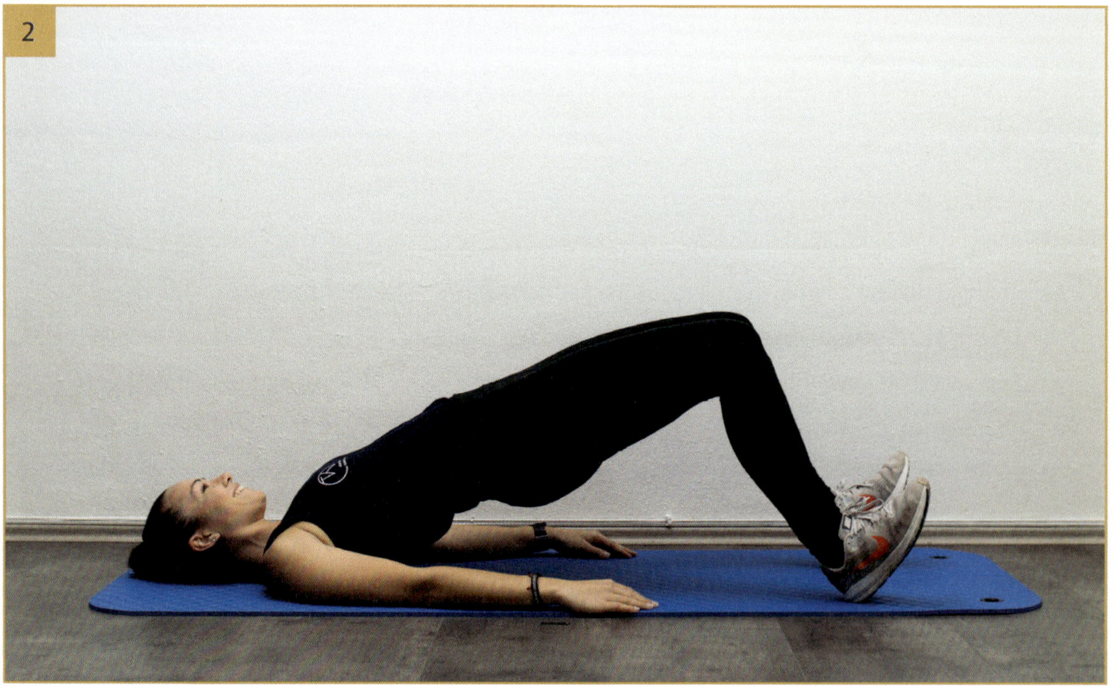
2

46. Beckenheben in Rückenlage

Ausgangsposition

Nehmen Sie die Rückenlage auf dem Boden ein. Die Beine sind angewinkelt und die Fersen fest am Boden. Die Arme liegen mit der Handfläche zum Boden seitlich neben dem Oberkörper. Der Schultergürtel liegt fest am Boden. Spannen Sie die Gesäß- und Rumpfmuskulatur an.

Übungsausführung

Heben Sie das Becken vom Boden und führen es nach oben, bis Oberschenkel und Oberkörper eine Linie bilden. Anschließend wieder in die Ausgangsposition zurückkehren.

Endposition

In der Endposition bildet der angehobene Oberschenkel eine Linie mit dem Oberkörper. Der Schultergürtel und die Arme haben Kontakt zum Boden. Die Gesäß- und Rumpfmuskulatur ist angespannt.

Die Übung **Beckenheben in Rückenlage** ist eine komplexe Übung zur Kräftigung der Hüft- und Rückenstrecker. Diese Übung eignet sich auch für Anfänger. Fortgeschrittene Sportler können die Übungen erschweren, indem die Übung einbeinig durchgeführt wird. Dabei wird ein Bein um 90° im Hüft- und Kniegelenk gebeugt und während der Bewegungsausführung in dieser Position gehalten. Nachdem die vorgenommenen Wiederholungen mit einem Bein durchgeführt wurden, wird die Seite gewechselt.

Die hauptsächlich beanspruchte Muskulatur ist der große Gesäßmuskel (M. glutaeus maximus), die ischiokrurale Muskulatur (M. biceps femoris, M. semitendinosus und M. semimembranosus) und der Rückenstrecker (M. erector spinae). Bei der einbeinigen Variante wird zusätzlich der Lenden-Darmbein-Muskel (M. iliopsoas) im erhobenen Bein durch die Flexion im Hüftgelenk beansprucht.

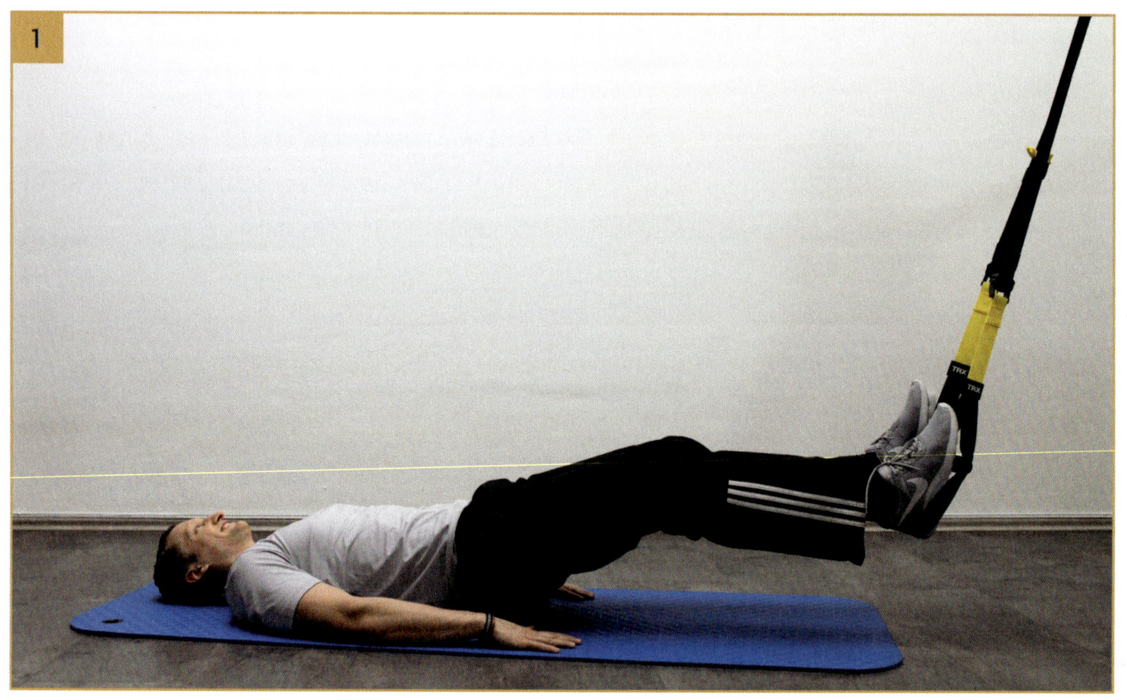
1

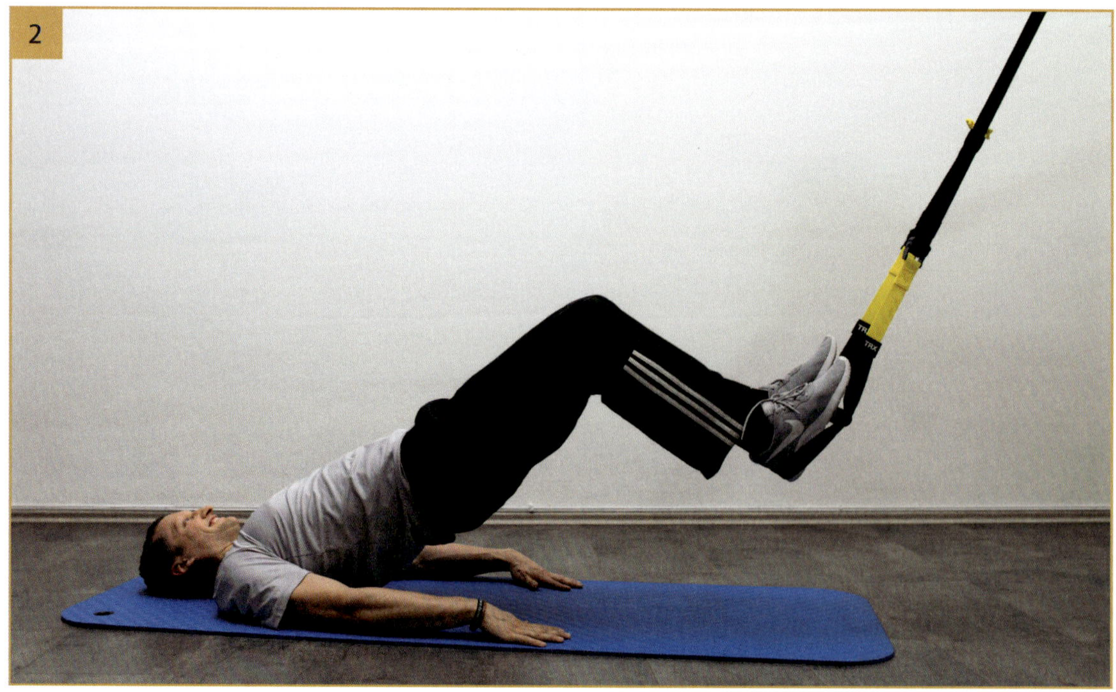
2

47. Beckenheben in Rückenlage im Schlingentrainer

Ausgangsposition

Nehmen Sie die Rückenlage auf dem Boden ein. Die Beine sind leicht angewinkelt und die Fersen sind in den Schlingen. Die Arme liegen mit der Handfläche zum Boden seitlich neben dem Oberkörper. Der Schultergürtel liegt fest auf dem Boden. Spannen Sie die Gesäß- und Rumpfmuskulatur an.

Übungsausführung

Heben Sie das Becken vom Boden und führen es nach oben, bis Oberschenkel und Oberkörper eine Linie bilden. Gleichzeitig beugen Sie die Kniegelenke. Anschließend wieder in die Ausgangsposition zurückkehren.

Endposition

In der Endposition bildet der angehobene Oberschenkel eine Linie mit dem Oberkörper. Die Knie sind gebeugt. Der Schultergürtel und die Arme haben Kontakt zum Boden. Die Gesäß- und Rumpfmuskulatur ist angespannt.

Die Übung **Beckenheben in Rückenlage mit dem Schlingentrainer** ist eine komplexe Übung, die für fortgeschrittene Sportler geeignet ist. Die Übung ist koordinativ anspruchsvoll. Für einen flüssigen Bewegungsablauf muss die Streckung in der Hüfte zusammen mit dem Beugen der Knie ablaufen. Zudem wird durch die instabilen Bedingungen beim Training am Schlingentrainer die Muskulatur stark gefordert.

Die hauptsächlich beanspruchte Muskulatur ist der große Gesäßmuskel (M. glutaeus maximus), die ischiokrurale Muskulatur (M. biceps femoris, M. semitendinosus und M. semimembranosus) und der Rückenstrecker (M. erector spinae).

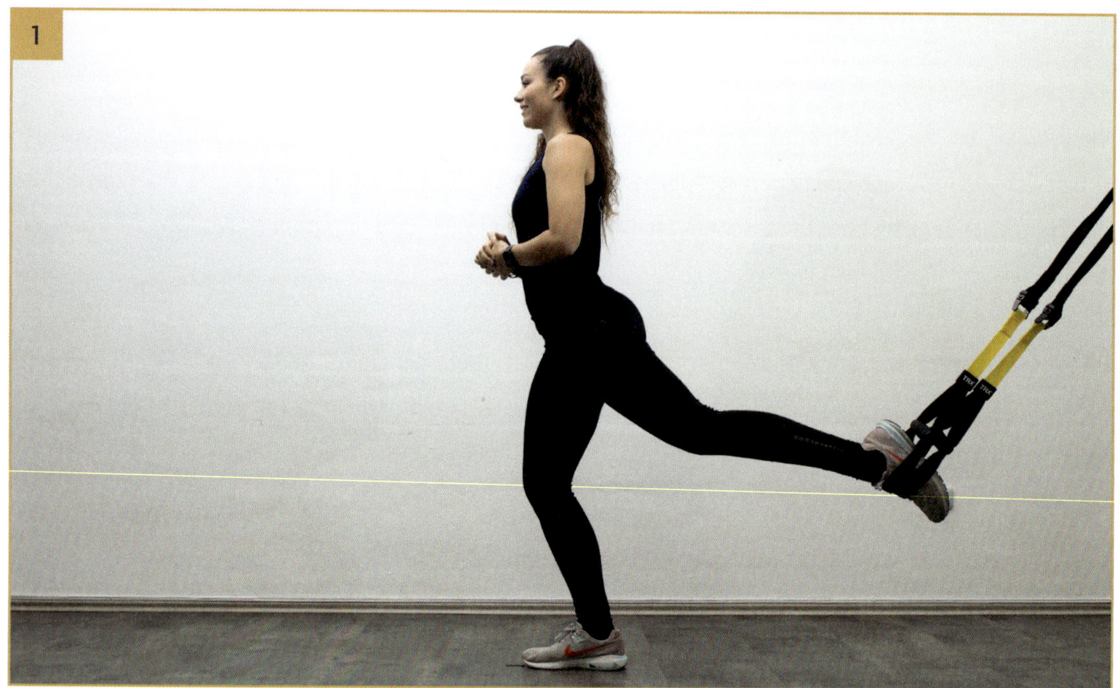
1

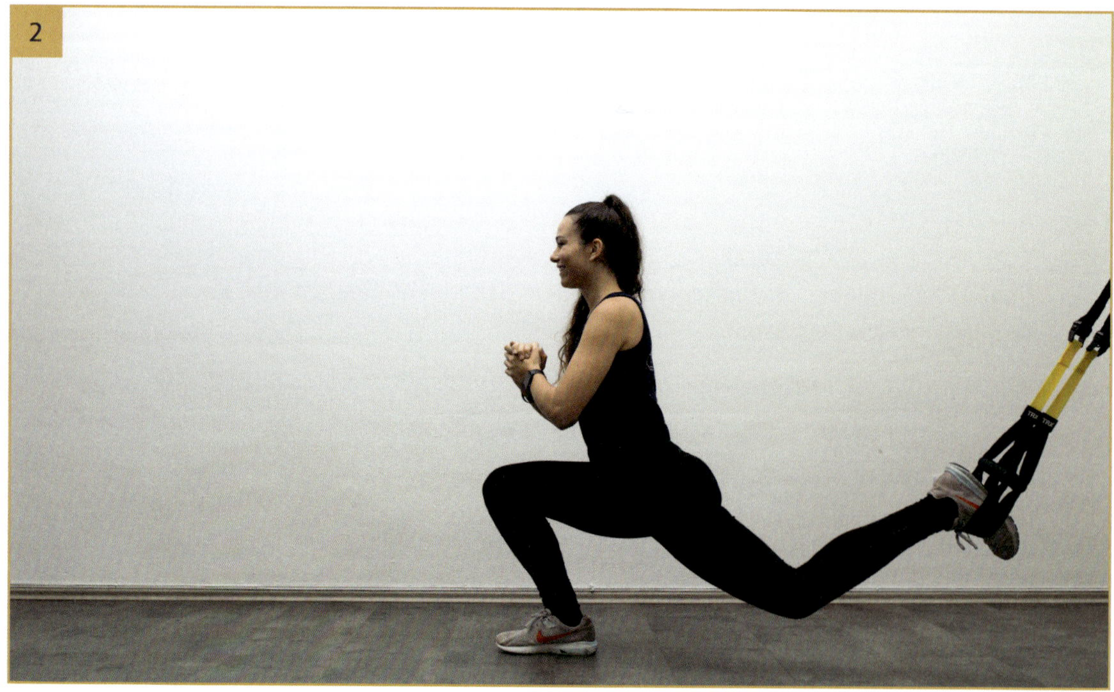
2

48. Ausfallschritte im Schlingentrainer

Ausgangsposition

Nehmen Sie eine weite, stabile Schrittstellung ein. Während ein Bein fest am Boden steht, befindet sich ein Bein im Schlingentrainer. Der Oberkörper ist aufrecht und gerade. Der Blick ist geradeaus gerichtet. Die Hände greifen ineinander und bauen so Muskelspannung im Oberkörper auf. Spannen Sie zusätzlich die Bauch- und Gesäßmuskulatur an.

Übungsausführung

Beugen Sie das vordere Knie, bis das hintere Knie nahezu den Boden berührt. Dabei strecken Sie gleichzeitig die Hüfte des hinteren Beins. Anschließend strecken Sie das Hüft- und Kniegelenk des vorderen Beins und kehren wieder in die Ausgangsposition zurück.

Endposition

In der Endposition berührt das hintere Knie fast den Boden. Der Oberkörper ist aufrecht und stabil. Der Blick ist nach vorn gerichtet. Der hintere Fuß ist in der Schlinge. Der vordere Fuß wird auf seiner gesamten Fläche belastet. Die Bauch- und Gesäßmuskulatur ist angespannt.

Die Übung **Ausfallschritte im Schlingentrainer** ist eine komplexe Übung zum Training der Gesäß- und Beinmuskulatur. Die Übung ist koordinativ äußerst anspruchsvoll und erfordert ein hohes Maß an Gleichgewichtsfähigkeit. Da ein Bein keinen festen Kontakt mit dem Boden hat, sondern im Schlingentrainer hängt und dieses Bein während der Bewegungsausführung synchron zum anderen Bein eine leichte Hüftstreckung durchführen muss, ist diese Variante der Ausfallschritte noch fordernder als die bereits beschriebenen Ausfallschritte.

Für Anfänger ist diese Übung daher nicht geeignet. Für Fortgeschrittene stellt sie aber eine ausgezeichnete Möglichkeit dar, um einen Trainingsreiz für die Muskulatur des Unterkörpers zu setzen und gleichzeitig die Koordination zu trainieren.

Die hauptsächlich beanspruchte Muskulatur ist der vierköpfige Oberschenkelstrecker (M. quadriceps femoris), der große Gesäßmuskel (M. glutaeus maximus) und die ischiokrurale Muskulatur (M. biceps femoris, M. semitendinosus und M. semimembranosus).

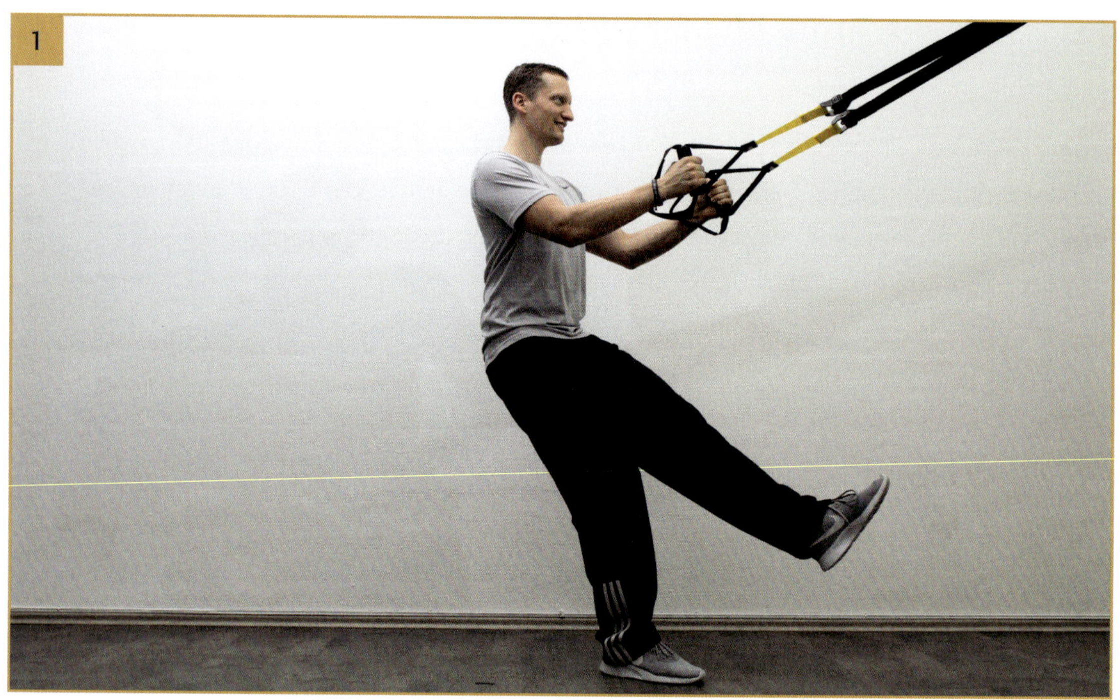
1

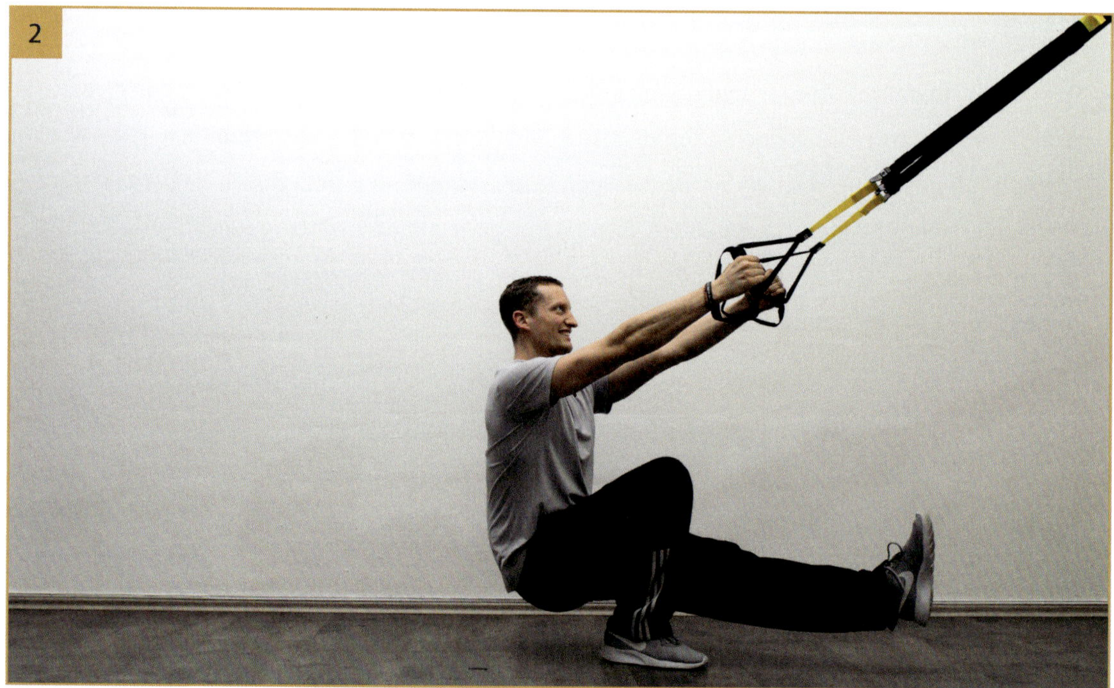
2

49. Einbeinige Kniebeugen Im Schlingentrainer

Ausgangsposition

Nehmen Sie einen stabilen, hüftbreiten Stand ein. Greifen Sie mit beiden Händen die Griffe des Schlingentrainers. Heben Sie ein Bein an und halten es einige Zentimeter über dem Boden. Der andere Fuß steht fest auf dem Boden. Der Rücken ist gerade und der Kopf ist in Verlängerung der Wirbelsäule. Spannen Sie die Gesäß- und Rumpfmuskulatur an.

Übungsausführung

Beugen Sie die Hüft- und Kniegelenke des Standbeins so weit, wie eine korrekte Haltung beibehalten werden kann. Das andere Bein bleibt während der kompletten Übungsausführung nach vorne ausgestreckt fixiert. Anschließend strecken Sie die Hüft- und Kniegelenke und kehren wieder in die Ausgangsposition zurück.

Endposition

In der Endposition sind die Hüft- und Kniegelenke des Standbeins gebeugt. Das andere Bein ist nach vorne ausgestreckt. Der Rücken ist gerade und der Kopf ist in Verlängerung der Wirbelsäule. Die Gesäß- und Rumpfmuskulatur ist angespannt.

Die Übung **Einbeinige Kniebeugen im Schlingentrainer** ist eine komplexe und koordinativ anspruchsvolle Krafttrainingsübung für den Unterkörper. Die Arme sollten bei der Übungsausführung lediglich zur Stabilisation dienen und nicht den Körper nach oben ziehen. Wie bei der Übungsausführung erläutert, sollte nur so tief in die Hocke gegangen werden, wie eine korrekte Rücken- und Fußhaltung beibehalten werden kann. Im tiefsten Punkt muss immer noch die Muskelspannung aufrechterhalten werden, um passive Strukturen des Bewegungsapparats zu schonen. Außerdem darf das angehobene Bein zu keinem Zeitpunkt den Boden berühren. Nachdem die vorgegebenen Wiederholungen auf einem Bein absolviert wurden, wird das Bein gewechselt.

Die hauptsächlich beanspruchte Muskulatur ist der vierköpfige Oberschenkelstrecker (M. quadriceps femoris), der große Gesäßmuskel (M. glutaeus maximus), die ischiokrurale Muskulatur (M. biceps femoris, M. semitendinosus und M. semimembranosus) und der Rückenstrecker (M. erector spinae).

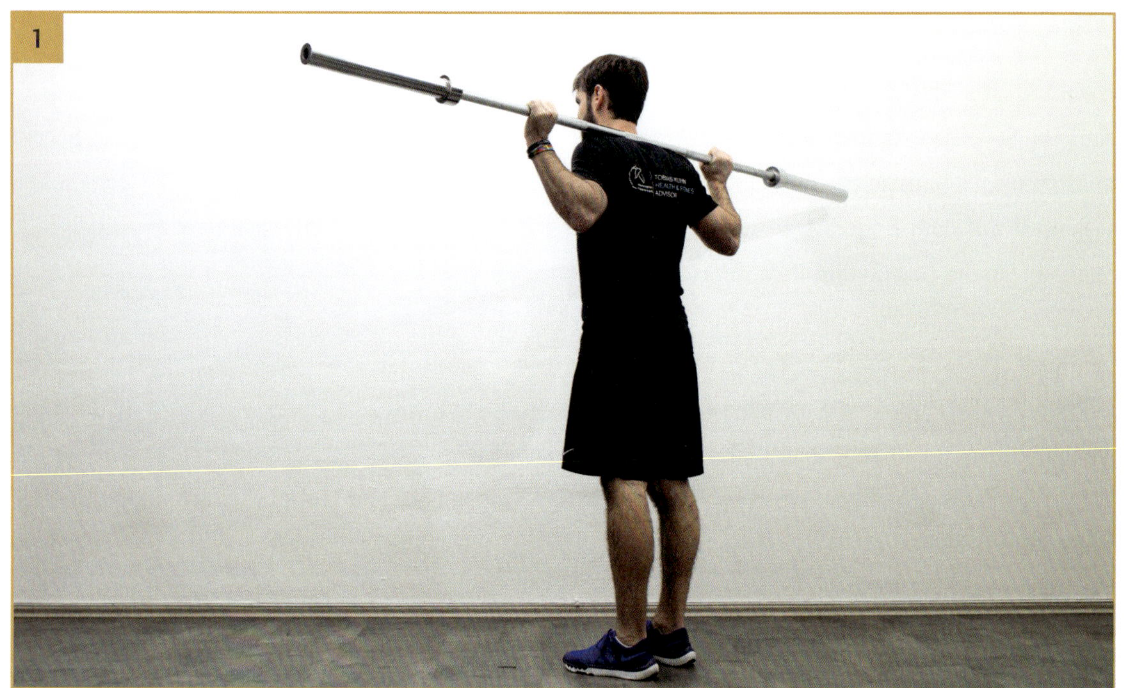
1

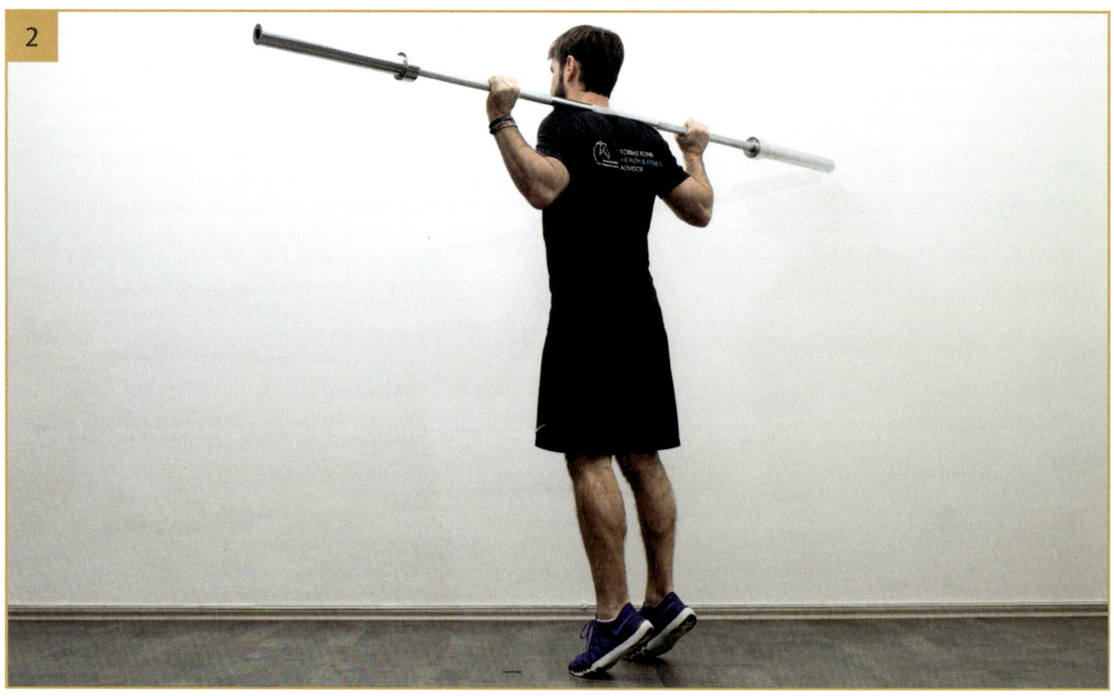
2

50. Wadenheben, stehend

Ausgangsposition

Nehmen Sie einen stabilen, hüftbreiten Stand ein. Die Knie sind leicht gebeugt. Der Rücken ist gerade und der Blick geradeaus gerichtet. Verlagern Sie das Körpergewicht auf die Fußballen. Spannen Sie die Rumpfmuskulatur an.

Übungsausführung

Strecken Sie das Sprunggelenk so weit wie möglich und heben Sie so die Fersen möglichst weit vom Boden an. Anschließend wieder in die Ausgangsposition zurückkehren.

Endposition

In der Endposition ist das Sprunggelenk so weit wie möglich gestreckt. Die Fersen sind angehoben. Der Rücken ist gerade und der Blick ist geradeaus gerichtet. Die Rumpfmuskulatur ist angespannt.

Die Übung **Wadenheben, stehend**, ist eine Isolationsübung für die Wadenmuskulatur. Diese Übung kann auch einbeinig ausgeführt werden. Dann ist die Intensität größer, da nur ein Bein das Körpergewicht nach oben stemmen muss. Die Übung kann auch mit einer Langhantel ausgeführt werden, um die Belastung zu erhöhen. Dabei liegt die Langhantel, wie bei der Übung **Kniebeuge**, auf dem Trapezmuskel auf. Eine weitere Variation kann mit dem Einsatz eines Steppers oder eines dicken Holzbretts durchgeführt werden. Dabei stehen die Fußballen auf dem Holzbrett oder dem Stepper. Dadurch berühren die Fersen in der Anfangsposition nicht den Boden und die Wadenmuskulatur wird stärker beansprucht. Außerdem vergrößert sich die Bewegungsamplitude.

Diese Übung trainiert hauptsächlich den Zwillingswadenmuskel (M. gastrocnemius). An der Bewegung ist außerdem der Schollenmuskel (M. soleus) beteiligt.

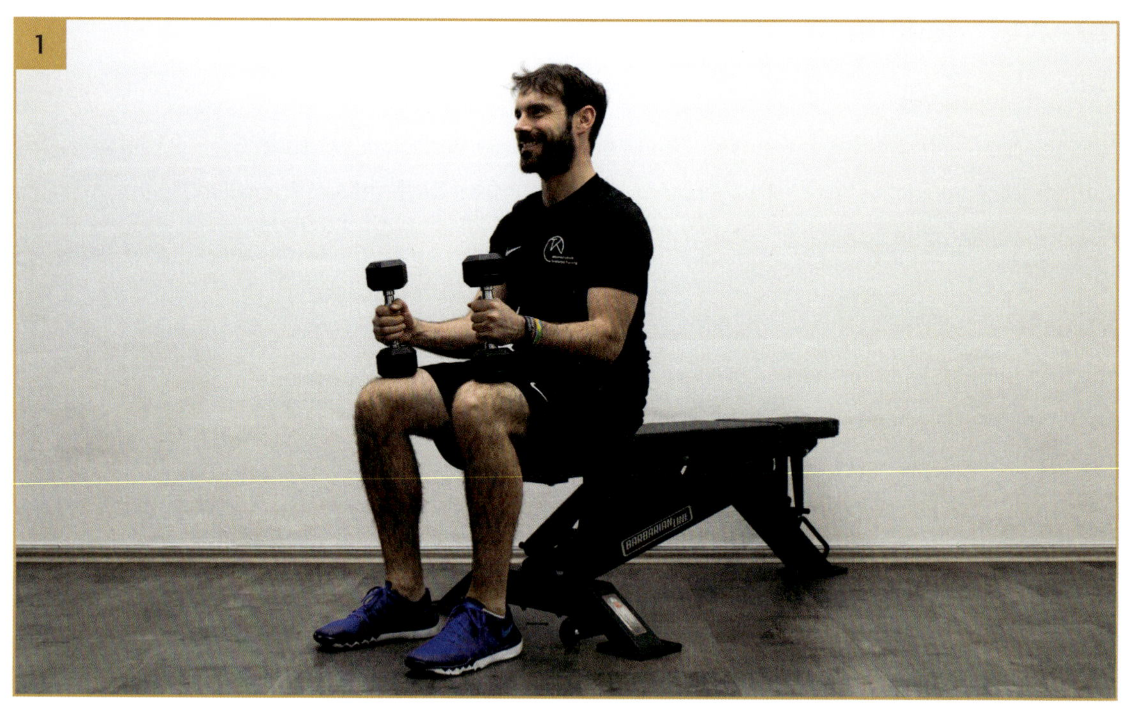
1

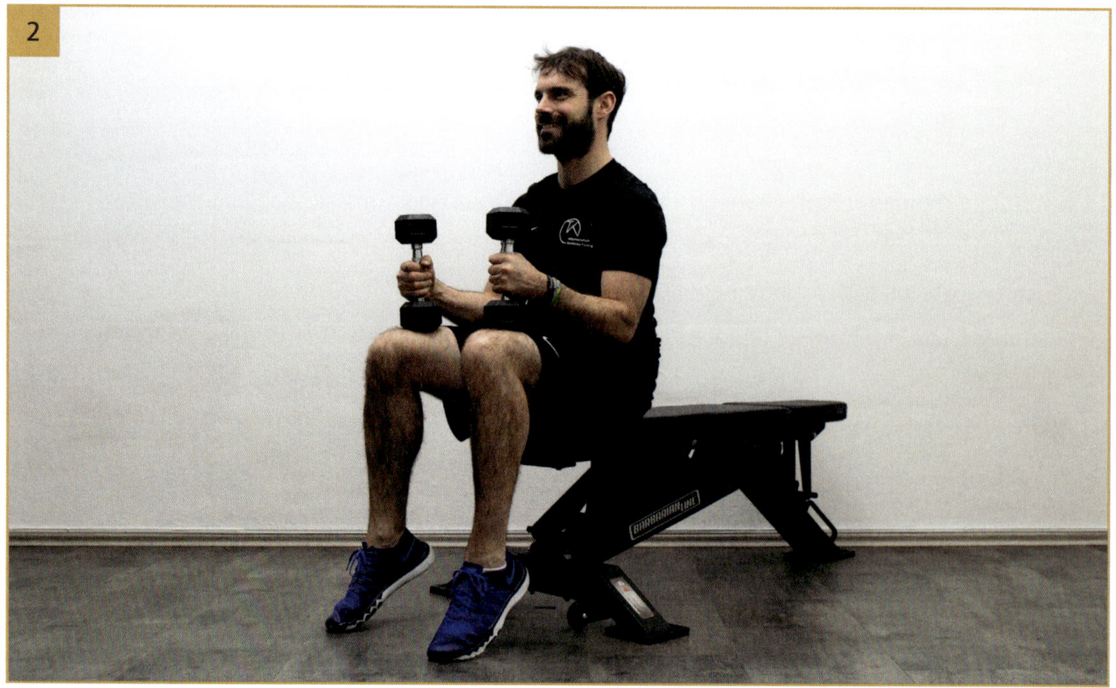
2

51. Wadenheben, sitzend

Ausgangsposition

Nehmen Sie einen geraden, aufrechten Sitz auf einer Flachbank oder einem Stuhl ein. Die Füße stehen parallel und hüftbreit auf den Fußballen. Die Knie sind um etwa 90° gebeugt. Auf Ihren Oberschenkeln halten Sie eine Lang- oder Kurzhanteln.

Übungsausführung

Strecken Sie das Sprunggelenk so weit wie möglich und heben Sie so die Fersen möglichst weit vom Boden an. Anschließend wieder in die Ausgangsposition zurückkehren.

Endposition

In der Endposition ist das Sprunggelenk so weit wie möglich gestreckt. Die Fersen sind angehoben. Der Rücken ist gerade und der Blick ist geradeaus gerichtet. Die Rumpfmuskulatur ist angespannt.

Die Übung **Wadenheben, sitzend**, ist eine Isolationsübung für die Wadenmuskulatur. Aufgrund der gebeugten Kniegelenke liegt hier der Trainingsschwerpunkt auf dem Schollenmuskel. Die Bewegungsamplitude kann auch bei dieser Übung vergrößert werden, indem die Fußballen auf ein dickes Holzbrett gestellt werden. Wegen der sitzenden Position muss die Wadenmuskulatur kaum einen Widerstand überwinden und nach oben drücken. Deshalb müssen bei dieser Übung Gewichte verwendet werden, um einen trainingswirksamen Reiz für die Wadenmuskulatur zu schaffen.

Diese Übung trainiert hauptsächlich den Schollenmuskel (M. soleus) und den Zwillingswadenmuskel (M. gastrocnemius).

9.4 DIE BAUCHMUSKULATUR

Die *Bauchmuskulatur* besteht im Wesentlichen aus dem M. rectus abdominis, dem M. obliquus internus abdominis und dem M. obliquus externus abdominis.

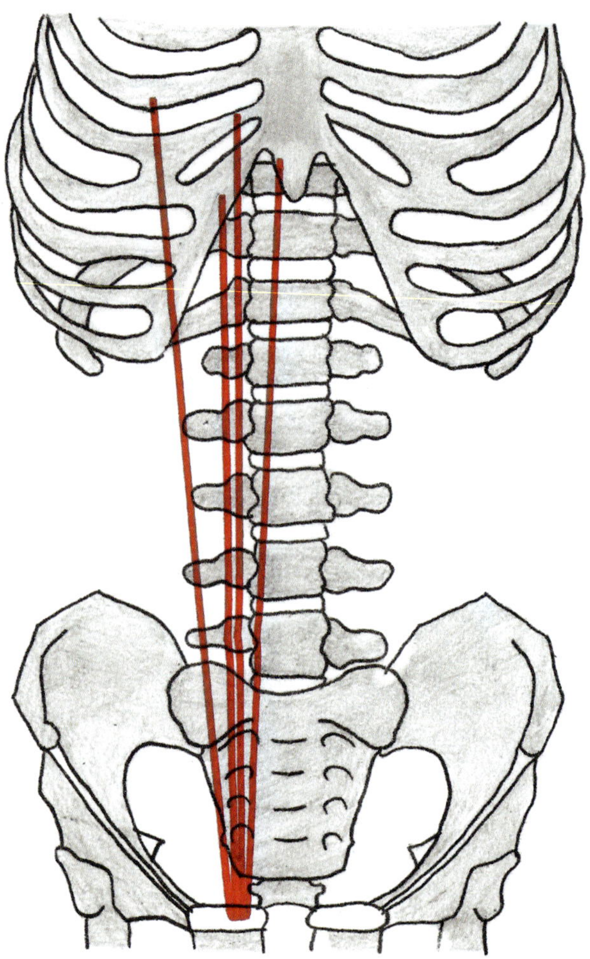

Abb. 22: M. rectus abdominis

M. rectus abdominis		
Ursprung	**Ansatz**	**Funktion**
• 5.-7. Rippe • Processus xiphoideus	• Crista pubica (Schambein)	• Flexion der Wirbelsäule

Der gerade Bauchmuskel (M. rectus abdominis) ist bei einem guten Trainingszustand und einem geringen Körperfettanteil als „Waschbrettbauch" gut sichtbar. Die Linea alba teilt den Muskel in der Mitte. Zusätzlich unterteilen den Muskel mehrere Zwischensehnen (Intersectiones tendineae). Das verleiht dem Muskel die bekannte Sixpackoptik.

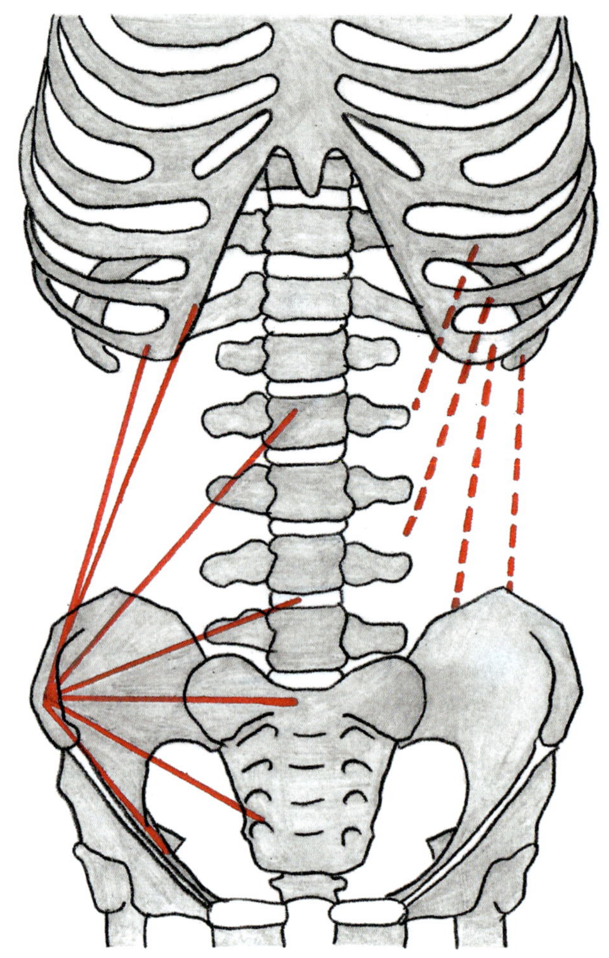

Abb. 23: M. obliquus internus abdominis, M. obliquus externus abdominis

M. obliquus internus abdominis		
Ursprung	**Ansatz**	**Funktion**
• Linea intermedia der Crista iliaca • Am tiefen Blatt der Fascia thoracolumbalis • Spina iliaca anterior superior	• Untere Ränder der letzten drei Rippen • Aponeurose der Gegenseite • Os pubis	• Flexion der Wirbelsäule • Lateralflexion der Wirbelsäule • Rotation der Wirbelsäule
M. obliquus externus abdominis		
Ursprung	**Ansatz**	**Funktion**
• 5.-12. Rippe	• Crista iliaca • Flächenhafte Aponeurose	• Flexion der Wirbelsäule • Lateralflexion der Wirbelsäule • Rotation der Wirbelsäule

Die schrägen Bauchmuskeln (M. obliquus internus abdominis und M. obliquus externus abdominis) wirken zusammen mit dem geraden Bauchmuskel als Synergisten beim Einrollen des Rumpfs. Außerdem wirken die schrägen Bauchmuskeln beim Seitbeugen und Seitdrehen. Auf der Abbildung ist der M. obliquus externus abdominis auf der rechten Seite dargestellt. Der Muskel entspringt an den Außenflächen der 5.-12. Rippe und verläuft dann von lateral oben hinten nach medial unten vorne zur Crista iliaca und zur flächenhaften Aponeurose. Der M. obliquus internus abdominis hingegen hat einen fächerförmigen, vorwiegend aufsteigenden Verlauf. Das zeigen die durchgezogenen Linien auf der linken Seite sehr anschaulich.

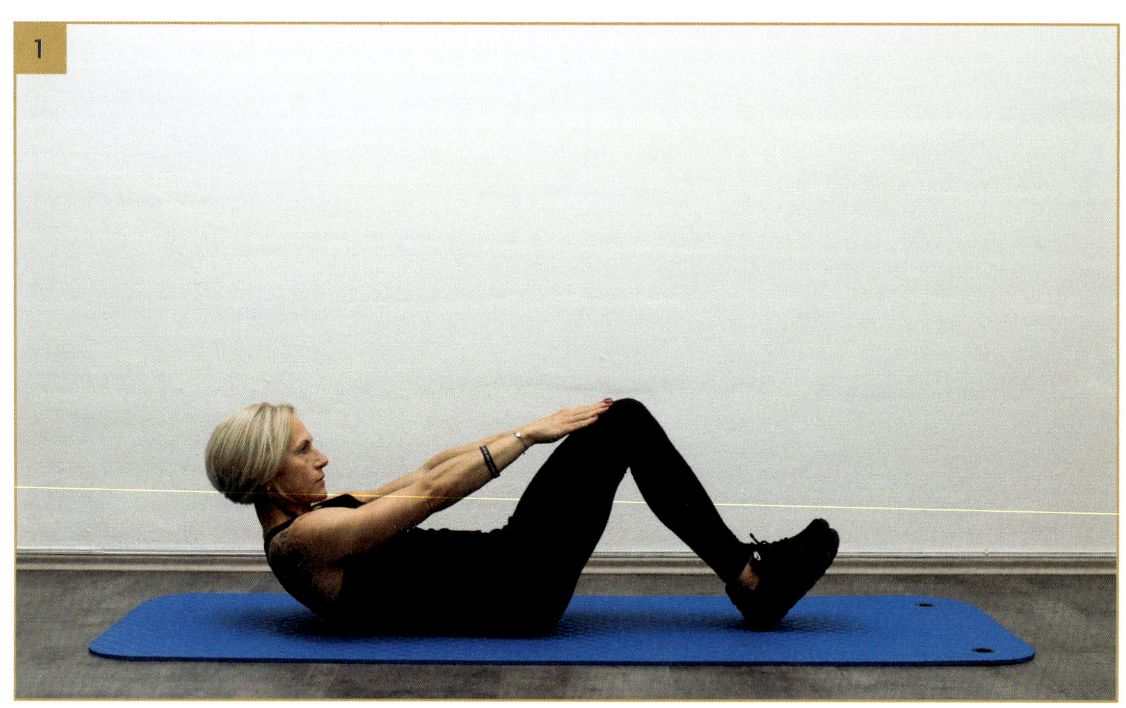
1

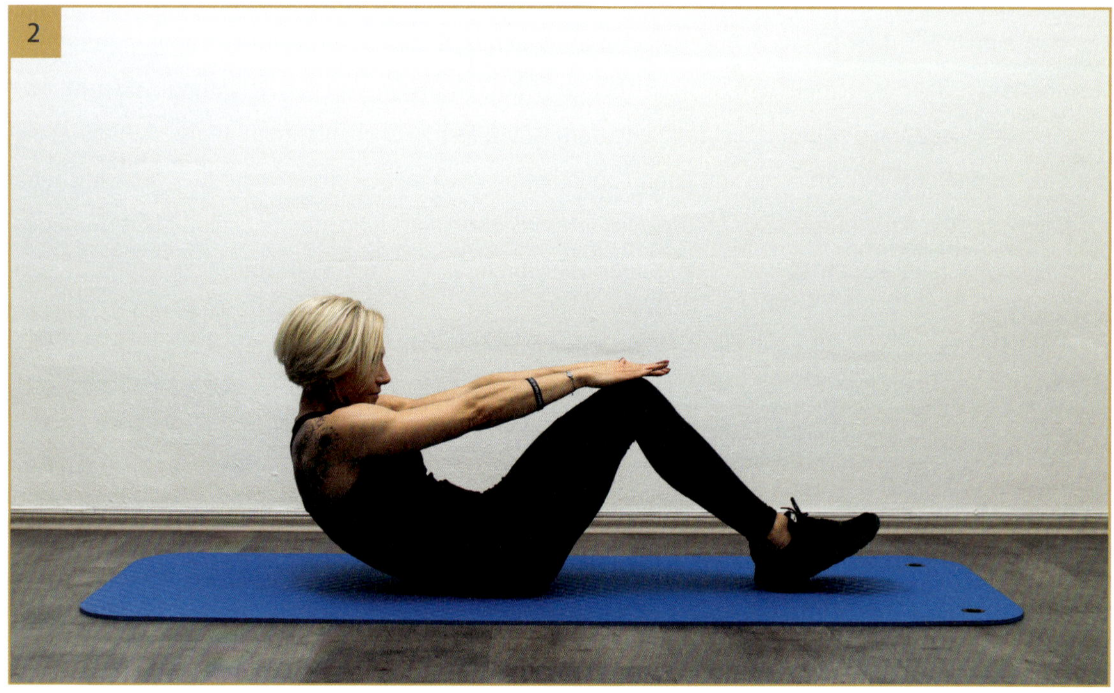
2

52. Gerader Crunch

Ausgangsposition

Nehmen Sie die Rückenlage auf dem Boden ein. Die Beine sind angewinkelt und die Fersen fest am Boden. Die Arme werden vorne auf den Oberschenkeln abgelegt. Der Kopf ist angehoben. Das Kinn ist eine Faustbreite vom Brustbein entfernt. Bauen Sie eine Grundspannung in der Bauchmuskulatur auf.

Übungsausführung

Beugen Sie die Wirbelsäule. Der Schultergürtel wird bis zur Lendenwirbelsäule vom Boden aufgerollt. Anschließend wieder in die Ausgangsposition zurückkehren.

Endposition

In der Endposition ist der Schultergürtel in der Luft. Die Lendenwirbelsäule liegt auf dem Boden auf. Die Bauchmuskulatur ist angespannt.

Die Übung **Gerader Crunch** ist eine klassische Übung für die Bauchmuskulatur. Alle Bauchmuskeln werden bei dieser Krafttrainingsübung beansprucht. Die Belastung kann erhöht werden, indem die Arme seitlich am Kopf gehalten werden. Streckt man die Arme nach hinten über den Kopf, verlängert sich der Lastarm noch weiter und die Übung wird nochmals etwas schwerer. Diese Übung ist sowohl für Anfänger als auch für Profis zu empfehlen. Bei der Ausführung ist konsequent darauf zu achten, die Fersen während der gesamten Bewegung fest am Boden zu halten. Dadurch spannen sich die Hüftstrecker an und die Hüftbeuger können die Bauchmuskulatur nicht unterstützen. Dadurch kann die Bauchmuskulatur isoliert trainiert werden.

Die hauptsächlich beanspruchte Muskulatur ist der gerade Bauchmuskel (M. rectus abdominis), der äußere schräge Bauchmuskel (M. obliquus externus abdominis), der innere schräge Bauchmuskel (M. obliquus internus abdominis) und der quer verlaufende Bauchmuskel (M. transversus abdominis).

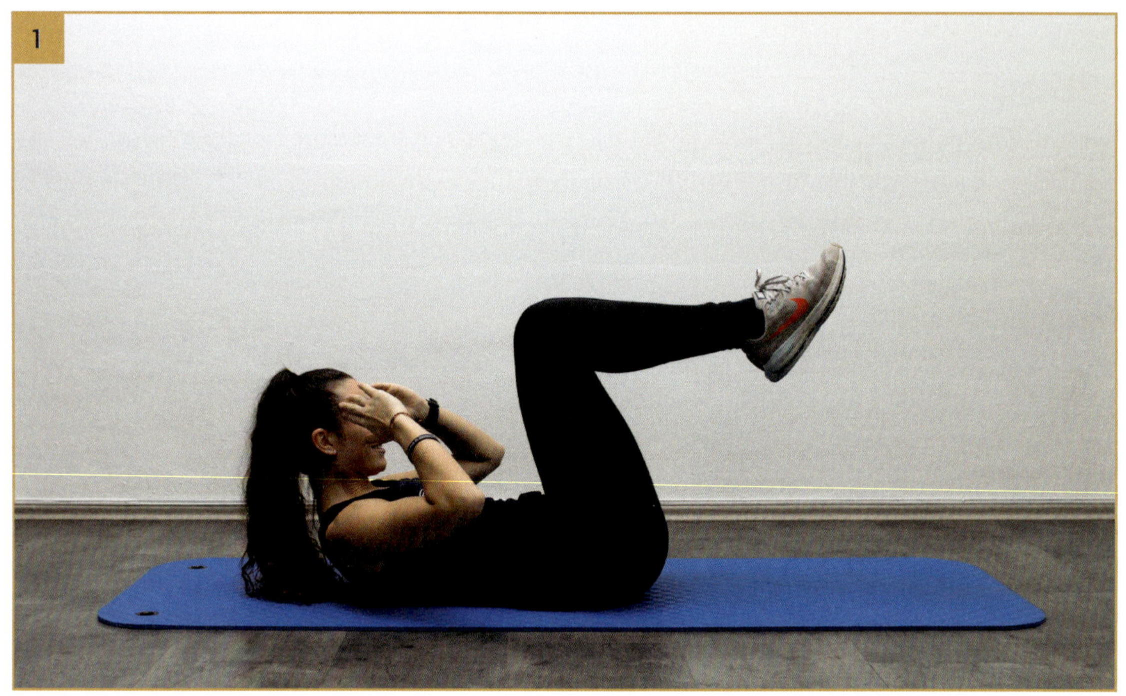
1

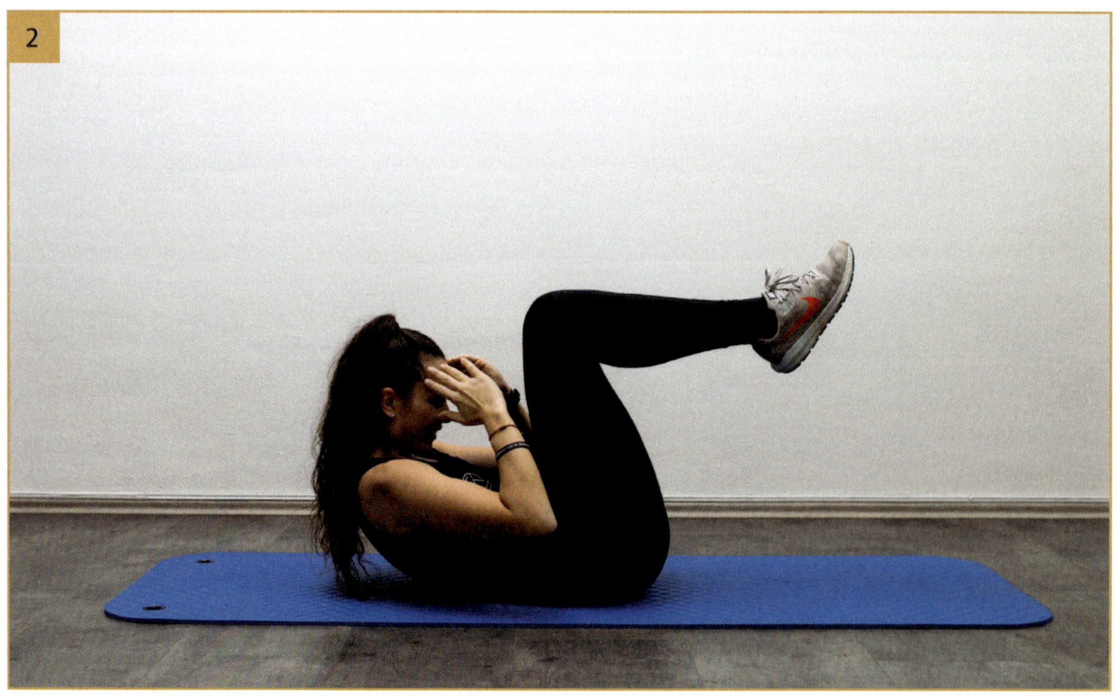
2

53. Crunch mit angezogenen Beinen

Ausgangsposition

Nehmen Sie die Rückenlage auf dem Boden ein. Die Beine sind angezogen und der Hüftgelenkwinkel ist kleiner als 90°. Die Arme sind seitlich am Kopf angelegt. Der Kopf ist angehoben. Das Kinn ist eine Faustbreite vom Brustbein entfernt. Bauen Sie eine Grundspannung in der Bauchmuskulatur auf.

Übungsausführung

Beugen Sie die Wirbelsäule. Der Schultergürtel wird bis zur Lendenwirbelsäule vom Boden aufgerollt. Anschließend wieder in die Ausgangsposition zurückkehren.

Endposition

In der Endposition ist der Schultergürtel in der Luft. Die Lendenwirbelsäule liegt auf dem Boden auf. Die Beine sind angezogen. Die Bauchmuskulatur ist angespannt.

Die Übung **Crunch mit angezogenen Beinen** ist eine Krafttrainingsübung mit dem eigenen Körpergewicht zur Stärkung der Bauchmuskulatur. Durch die angezogenen Beine wird sichergestellt, dass die Lendenwirbelsäule komplett am Boden liegt. Wichtig ist, dass der Hüftgelenkwinkel kleiner als 90° ist, da sonst die Hüftbeuger, wie z. B. der M. iliopsoas, beansprucht werden. Bei korrekter Übungsausführung werden die Hüftbeuger nicht beansprucht und die volle Belastung liegt auf der Bauchmuskulatur.

Wie auch bei der Übung **Gerader Crunch** entscheidet die Hebellänge über die Intensität der Übung. Gestreckte Arme über den Kopf erschweren die Übung, während gestreckte Arme nach vorne die Übung erleichtern.

Die hauptsächlich beanspruchte Muskulatur ist der gerade Bauchmuskel (M. rectus abdominis), der äußere schräge Bauchmuskel (M. obliquus externus abdominis), der innere schräge Bauchmuskel (M. obliquus internus abdominis) und der quer verlaufende Bauchmuskel (M. transversus abdominis).

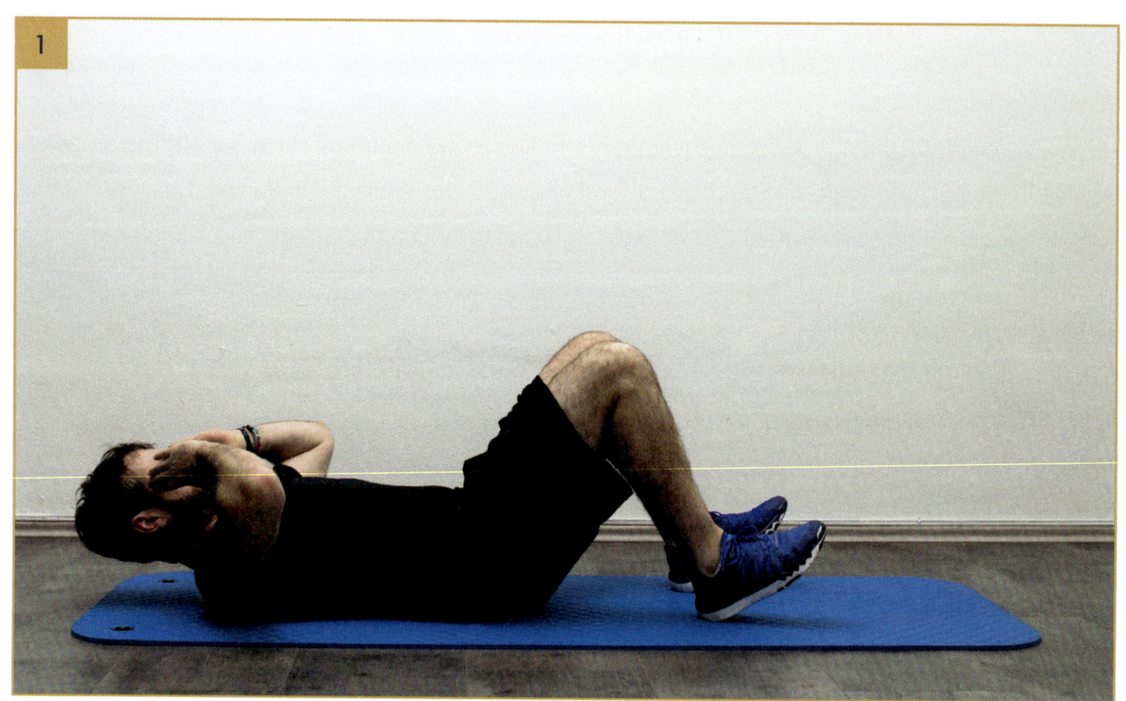
1

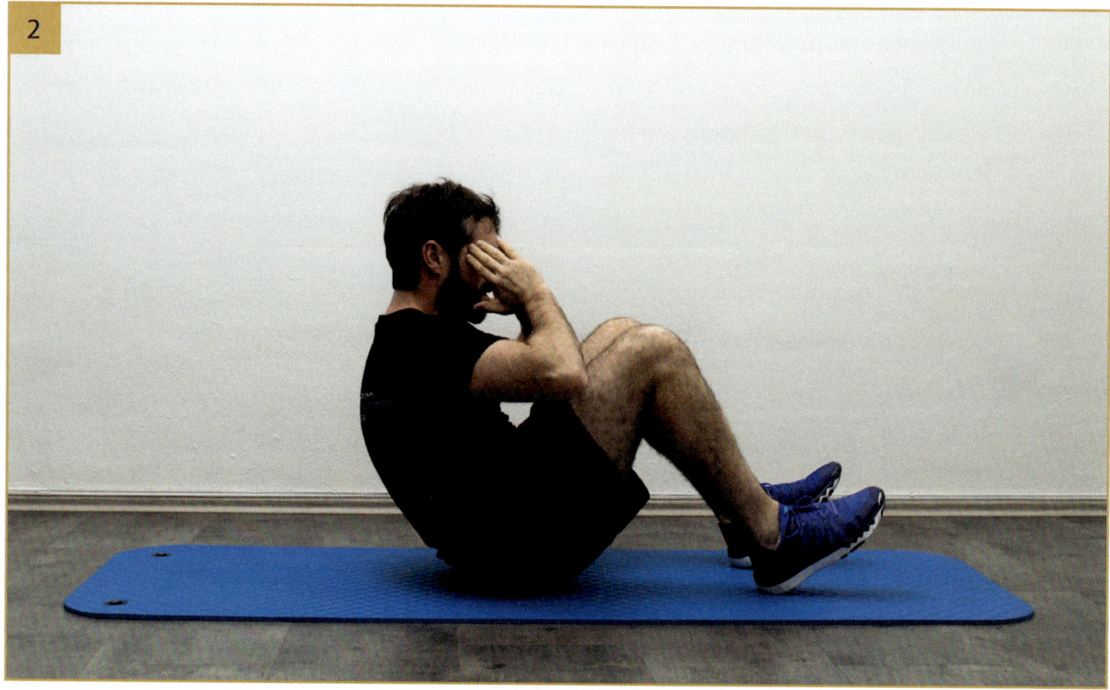
2

54. Situps

Ausgangsposition

Nehmen Sie die Rückenlage auf dem Boden ein. Die Beine sind angewinkelt und die Fersen fest am Boden. Die Arme sind seitlich am Kopf angelegt. Der Kopf ist angehoben. Das Kinn ist eine Faustbreite vom Brustbein entfernt. Bauen Sie eine Grundspannung in der Bauchmuskulatur auf.

Übungsausführung

Beugen Sie die Wirbelsäule so weit, bis nur noch die Füße und das Gesäß Kontakt zum Boden haben. Anschließend wieder in die Ausgangsposition zurückkehren.

Endposition

In der Endposition ist der Schultergürtel in der Luft. Sie sitzen auf dem Boden und nur noch die Füße und das Gesäß haben Kontakt zum Boden. Die Beine sind angezogen. Die Bauchmuskulatur ist angespannt.

Die Übung **Situps** ist eine weit verbreitete Übung zur Stärkung der Bauchmuskulatur. Im Gegensatz zu den **Crunches** wird bei dieser Übung der Oberkörper komplett vom Boden gelöst und, wie der Name **Situps** schon sagt, wird eine sitzende Position eingenommen. Zwar vergrößert sich dadurch der Bewegungsumfang, allerdings nimmt die Muskelaktivität der Bauchmuskeln zum Ende der Bewegung stark ab. Außerdem werden die Hüftbeuger bei dieser Übung mit beansprucht. Personen mit Rückenschmerzen sollten diese Übung meiden. Fortgeschrittene Sportler können diese Übung in ihrem Trainingsplan verwenden.

Die hauptsächlich beanspruchte Muskulatur ist der gerade Bauchmuskel (M. rectus abdominis), der äußere schräge Bauchmuskel (M. obliquus externus abdominis), der innere schräge Bauchmuskel (M. obliquus internus abdominis) und der quer verlaufende Bauchmuskel (M. transversus abdominis). Außerdem wirken die Hüftbeuger bei der Bewegung mit.

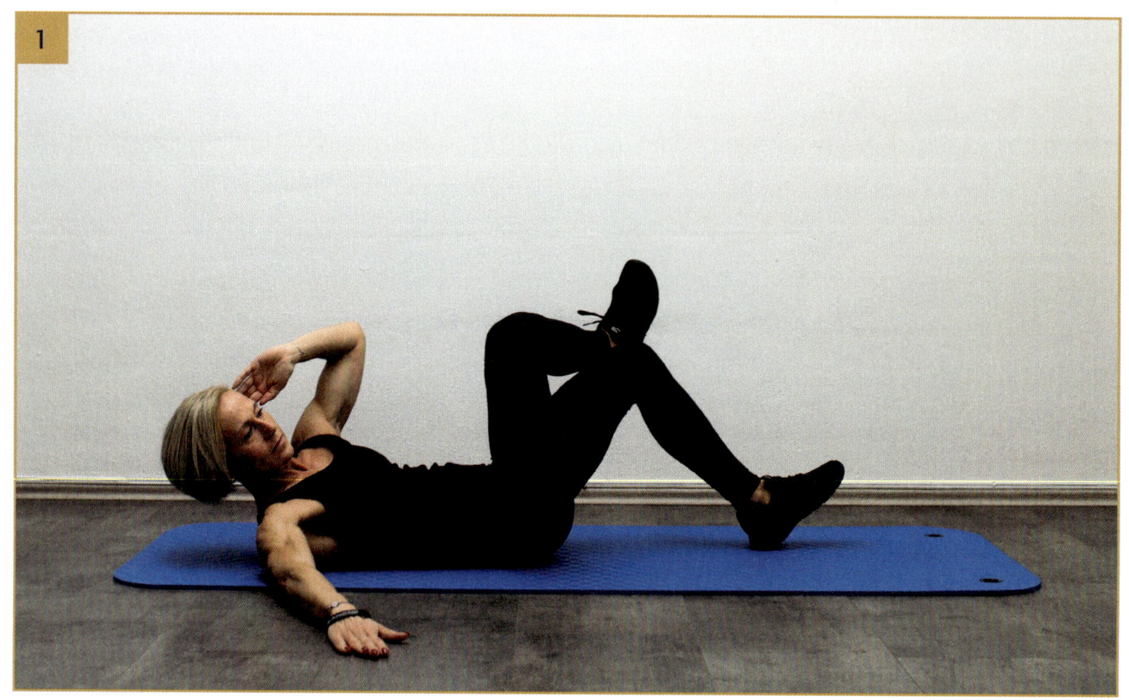
1

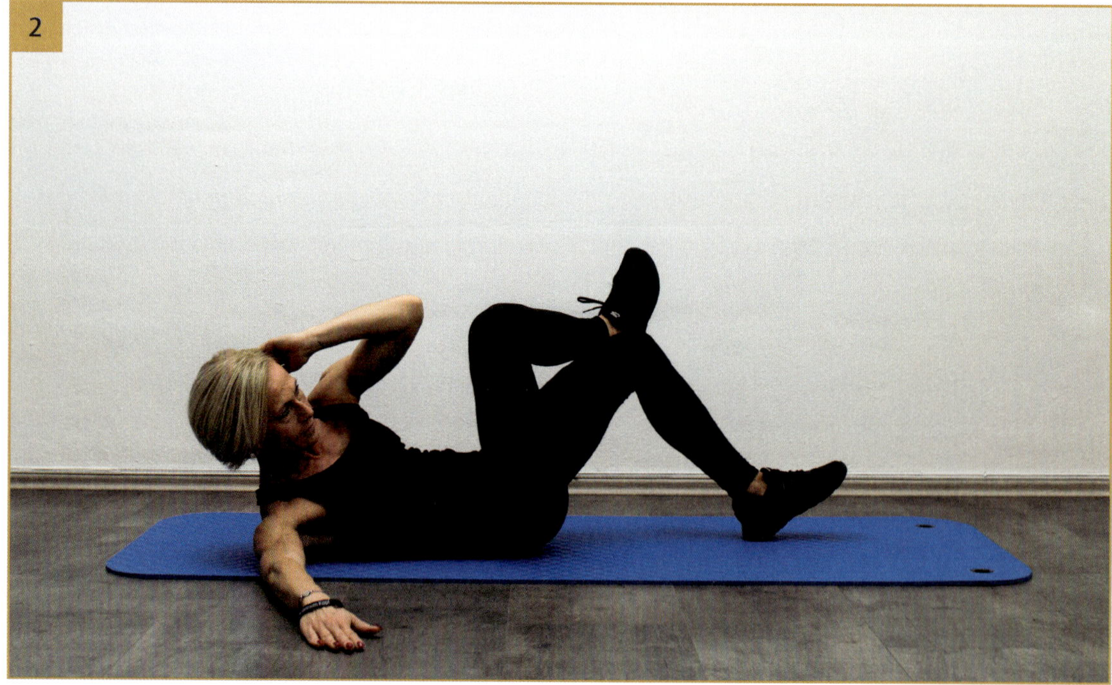
2

55. Diagonaler Crunch

Ausgangsposition

Nehmen Sie die Rückenlage auf dem Boden ein. Ein Bein ist angewinkelt und die Ferse fest am Boden. Das andere Bein liegt über dem angewinkelten Bein. Eine Hand wird seitlich am Kopf platziert. Der andere Arm liegt seitlich neben dem Körper am Boden. Der Kopf ist angehoben. Das Kinn ist eine Faustbreite vom Brustbein entfernt. Bauen Sie eine Grundspannung in der Bauchmuskulatur auf.

Übungsausführung

Beugen und drehen Sie die Wirbelsäule. Der Schultergürtel, auf der gleichen Seite des angewinkelten Beins, wird bis zur Lendenwirbelsäule diagonal vom Boden aufgerollt. Dabei nähern sich Schultern und Knie an. Anschließend wieder in die Ausgangsposition zurückkehren.

Endposition

In der Endposition ist der Schultergürtel in der Luft. Die Lendenwirbelsäule liegt auf dem Boden auf. Die Beine sind angezogen. Die Bauchmuskulatur ist angespannt.

Die Übung **Diagonaler Crunch** ist eine Trainingsübung für die Bauchmuskulatur. Wie bei allen Übungen für die geraden Bauchmuskeln werden auch die schrägen Bauchmuskeln aktiviert. Durch die Rotation bei den diagonalen Crunches wird im Vergleich zu den geraden Crunches der Akzent auf die schrägen Bauchmuskeln gelegt. Durch das Überschlagen der Beine bleibt die Lendenwirbelsäule während der Bewegungsausführung am Boden und der aktive Einsatz der Hüftbeuger wird verhindert.

Die hauptsächlich beanspruchte Muskulatur ist der gerade Bauchmuskel (M. rectus abdominis), der äußere schräge Bauchmuskel (M. obliquus externus abdominis), der innere schräge Bauchmuskel (M. obliquus internus abdominis) und der quer verlaufende Bauchmuskel (M. transversus abdominis).

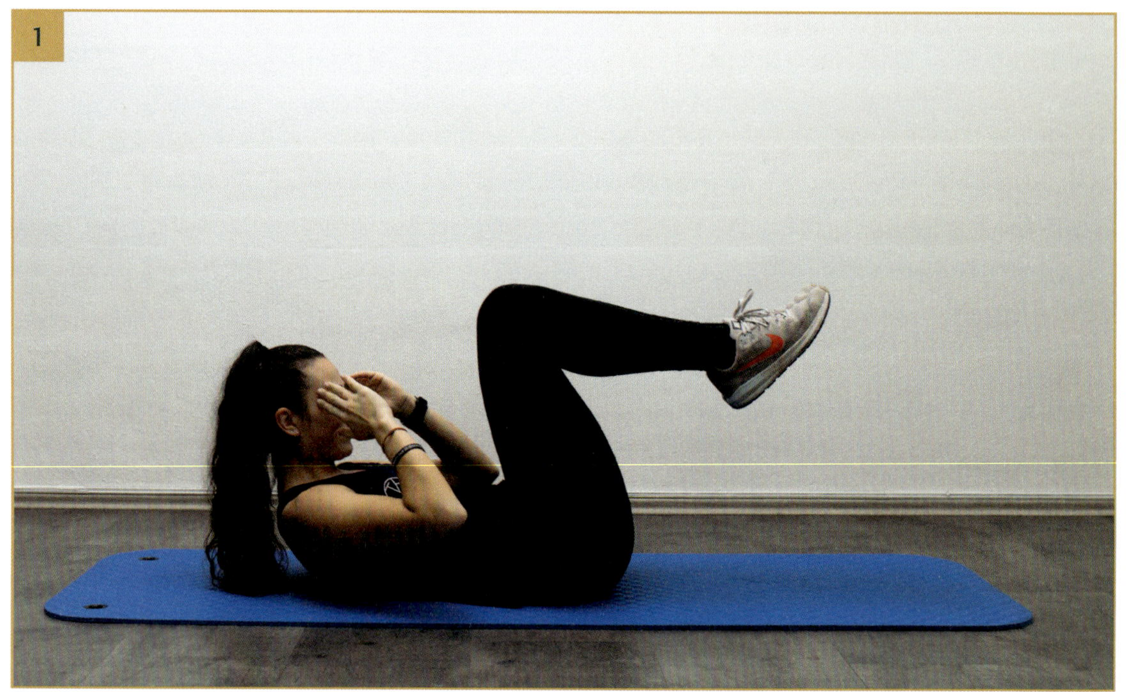
1

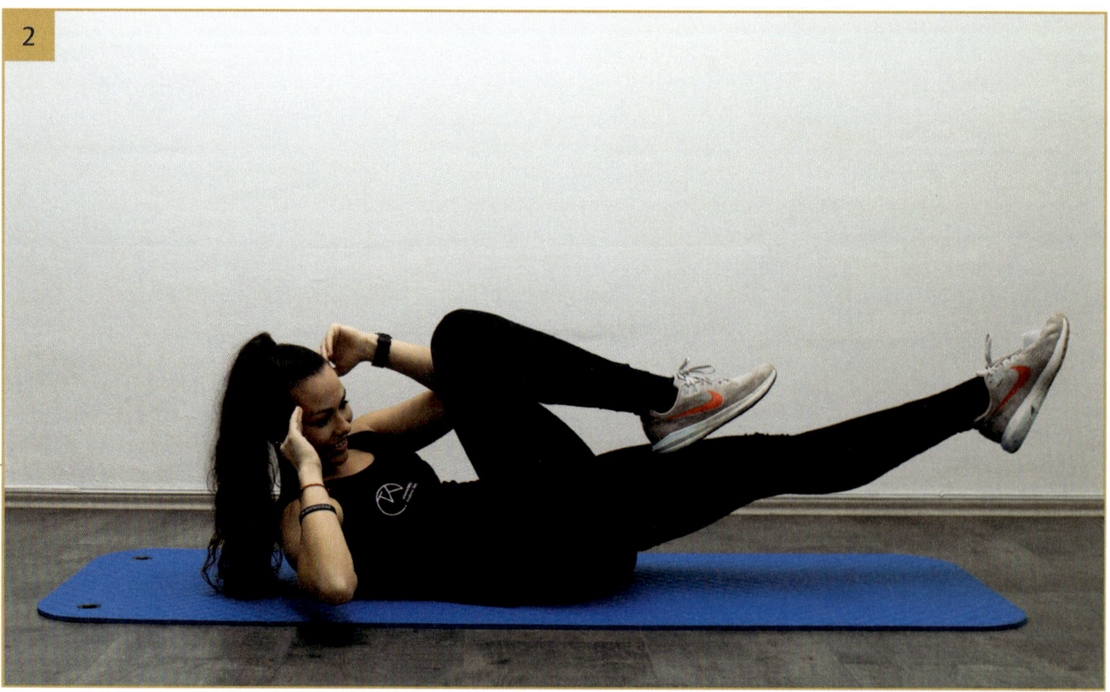
2

56. Diagonaler Crunch mit angezogenen Beinen

Ausgangsposition

Nehmen Sie die Rückenlage auf dem Boden ein. Die Beine sind angezogen und der Hüftgelenkwinkel ist kleiner als 90°. Die Arme sind seitlich am Kopf angelegt. Der Kopf ist angehoben. Das Kinn ist eine Faustbreite vom Brustbein entfernt. Bauen Sie eine Grundspannung in der Bauchmuskulatur auf.

Übungsausführung

Beugen und drehen Sie die Wirbelsäule, bis ein Ellbogen nahezu das Knie des kontralateralen Beins berührt. Der Schultergürtel wird bis zur Lendenwirbelsäule vom Boden aufgerollt. Anschließend wieder in die Ausgangsposition zurückkehren.

Endposition

In der Endposition ist der Schultergürtel in der Luft. Die Lendenwirbelsäule liegt auf dem Boden auf. Die Beine sind angezogen. Ein Ellbogen berührt nahezu das Knie des Beins auf der entgegengesetzten Körperseite. Die Bauchmuskulatur ist angespannt.

Die Übung **Diagonaler Crunch mit angezogenen Beinen** ist eine Krafttrainingsübung mit dem eigenen Körpergewicht zur Stärkung der Bauchmuskulatur. Durch die angezogenen Beine wird sichergestellt, dass die Lendenwirbelsäule komplett am Boden liegt. Wichtig ist, dass der Hüftgelenkwinkel kleiner als 90° ist, da sonst die Hüftbeuger, wie z. B. der M. iliopsoas, beansprucht werden. Bei korrekter Übungsausführung werden die Hüftbeuger nicht beansprucht und die volle Belastung liegt auf der Bauchmuskulatur. Durch die Rotation in der Wirbelsäule liegt der Schwerpunkt auf den schrägen Bauchmuskeln.

Die hauptsächlich beanspruchte Muskulatur ist der gerade Bauchmuskel (M. rectus abdominis), der äußere schräge Bauchmuskel (M. obliquus externus abdominis), der innere schräge Bauchmuskel (M. obliquus internus abdominis) und der quer verlaufende Bauchmuskel (M. transversus abdominis).

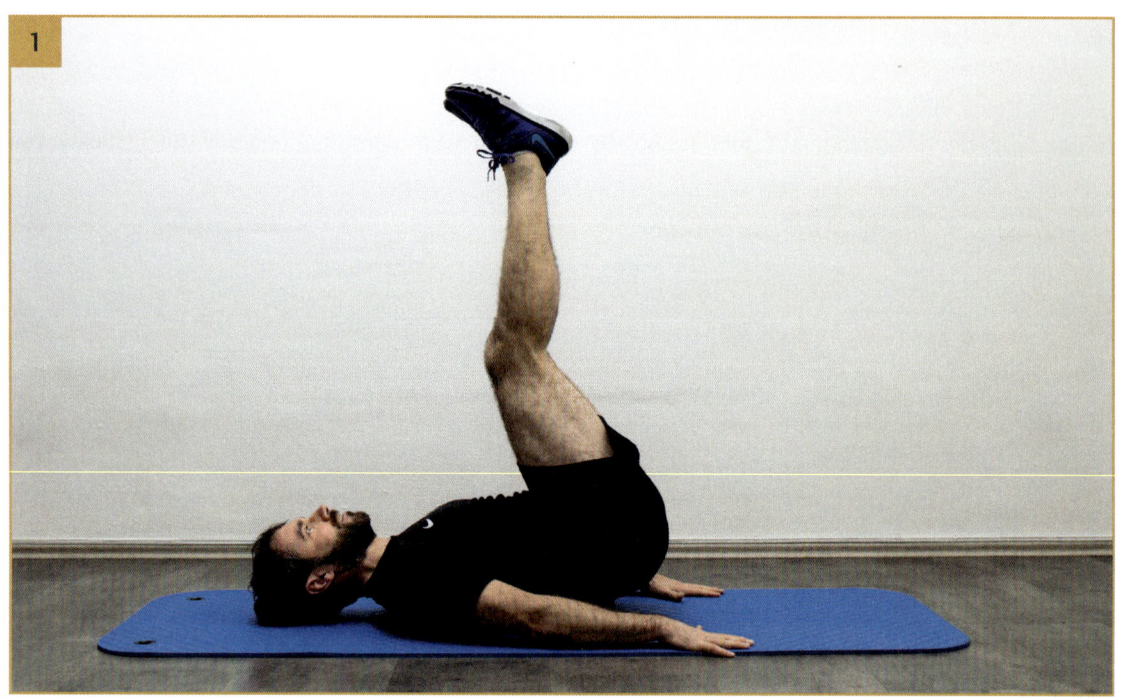
1

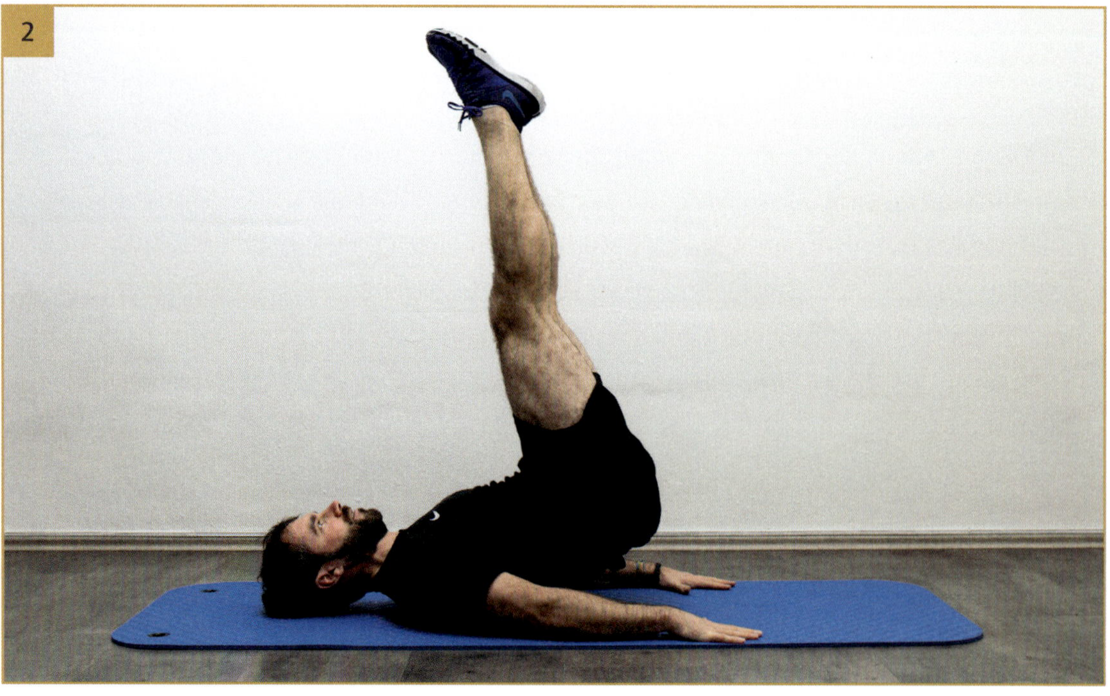
2

57. Beckenanheben

Ausgangsposition

Nehmen Sie die Rückenlage auf dem Boden ein. Die Beine sind senkrecht in die Luft gestreckt. Der Schultergürtel bleibt fest am Boden. Die Arme liegen seitlich neben dem Körper am Boden. Bauen Sie eine Grundspannung in der Bauchmuskulatur auf.

Übungsausführung

Heben Sie das Becken an. Die Füße werden in Richtung Decke nach oben bewegt. Anschließend wieder in die Ausgangsposition zurückkehren.

Endposition

In der Endposition ist das Becken angehoben. Die Lendenwirbelsäule ist in der Luft. Der Schultergürtel und die Arme liegen fest am Boden. Die Bauchmuskulatur ist angespannt.

Die Übung **Beckenheben** ist eine Krafttrainingsübung für die Bauchmuskulatur. Im Gegensatz zu den vorangegangenen Übungen für die Bauchmuskeln wird hier nicht der Schultergürtel aufgerollt, sondern das Becken angehoben. Da das Gewicht der Beine wesentlich höher ist als das des Schultergürtels, ist bei dieser Übung die Intensität wesentlich höher. Ein großer Vorteil bei dieser Übung ist, dass der Kopf nicht in der Luft gehalten werden muss. Häufig sind bei Bauchmuskelübungen Nackenbeschwerden ein leistungslimitierender Faktor. Bei dieser Übung spielt hingegen nur die Kraft der Bauchmuskeln eine Rolle.

Die hauptsächlich beanspruchte Muskulatur ist der gerade Bauchmuskel (M. rectus abdominis), der äußere schräge Bauchmuskel (M. obliquus externus abdominis), der innere schräge Bauchmuskel (M. obliquus internus abdominis) und der quer verlaufende Bauchmuskel (M. transversus abdominis).

1

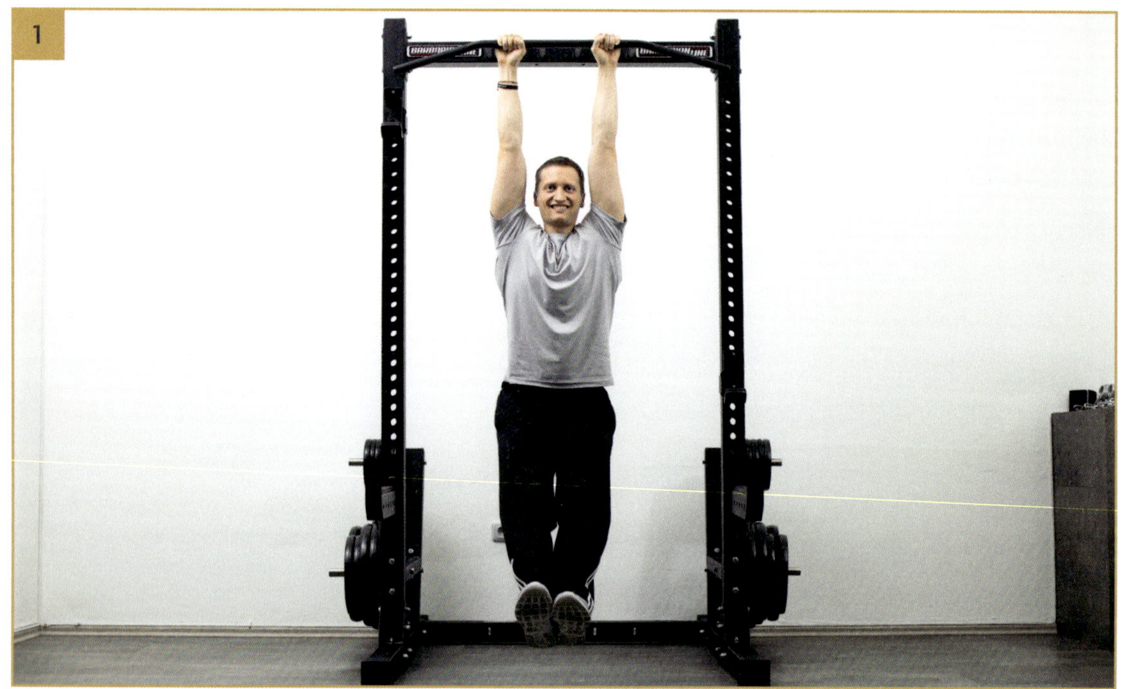

2

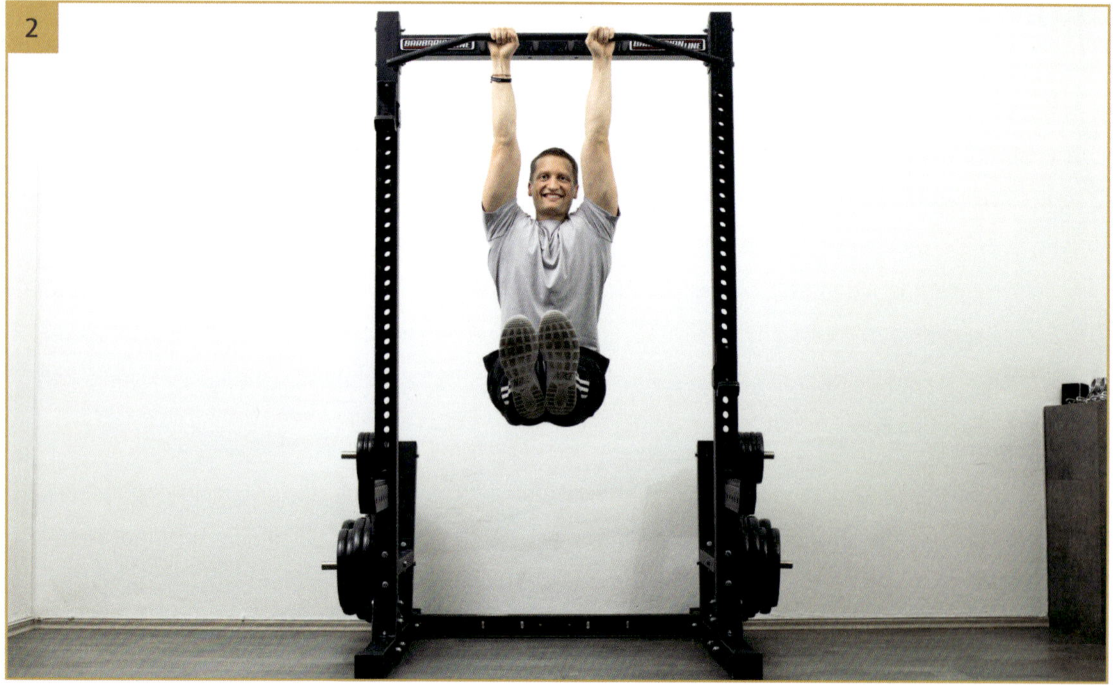

58. Beinheben im Hang

Ausgangsposition

Greifen Sie die Klimmzugstange im Obergriff. Die Ellbogen sind leicht gebeugt. Die Hüftgelenke sind in der Ausgangsposition bereits leicht gebeugt. Die Rumpfmuskulatur ist angespannt.

Übungsausführung

Heben Sie die Beine an, bis die Hüfte um ca. 90° gebeugt ist. Anschließend wieder in die Ausgangsposition zurückkehren.

Endposition

In der Endposition sind die Beine angehoben. Die Hüfte ist um 90° gebeugt. Der Oberkörper ist gerade und die Ellbogen sind leicht gebeugt. Die Rumpfmuskulatur ist angespannt.

Die Übung **Beinheben im Hang** ist eine anspruchsvolle Übung, die mit dem eigenen Körpergewicht ausgeführt wird. Die Übung wird hier unter den Bauchmuskelübungen aufgeführt, da bei der Ausführung eine starke Aktivierung der Bauchmuskeln stattfindet. Allerdings findet bei dieser Krafttrainingsübung ein starker Einsatz der Hüftbeuger statt. Ist die Bauchmuskulatur stark genug, um das Becken während dem Anheben der Beine aufgerichtet zu halten, ist diese Übung durchaus zur weiteren Kräftigung der Bauchmuskeln zu empfehlen. Anfänger können dem Zug der Hüftbeuger in der Regel nicht widerstehen, sodass es zu einer verstärken Lordose in der Lendenwirbelsäule kommt. Das muss vermieden werden, um Rückenbeschwerden zu vermeiden. Deshalb ist diese Übung eher für fortgeschrittene Sportler mit starken Bauchmuskeln zu empfehlen.

Die hauptsächlich beanspruchte Muskulatur ist der gerade Bauchmuskel (M. rectus abdominis), der äußere schräge Bauchmuskel (M. obliquus externus abdominis), der innere schräge Bauchmuskel (M. obliquus internus abdominis) und der quer verlaufende Bauchmuskel (M. transversus abdominis). Außerdem arbeiten die Hüftbeuger (M. iliopsoas und M. rectus femoris) aktiv mit.

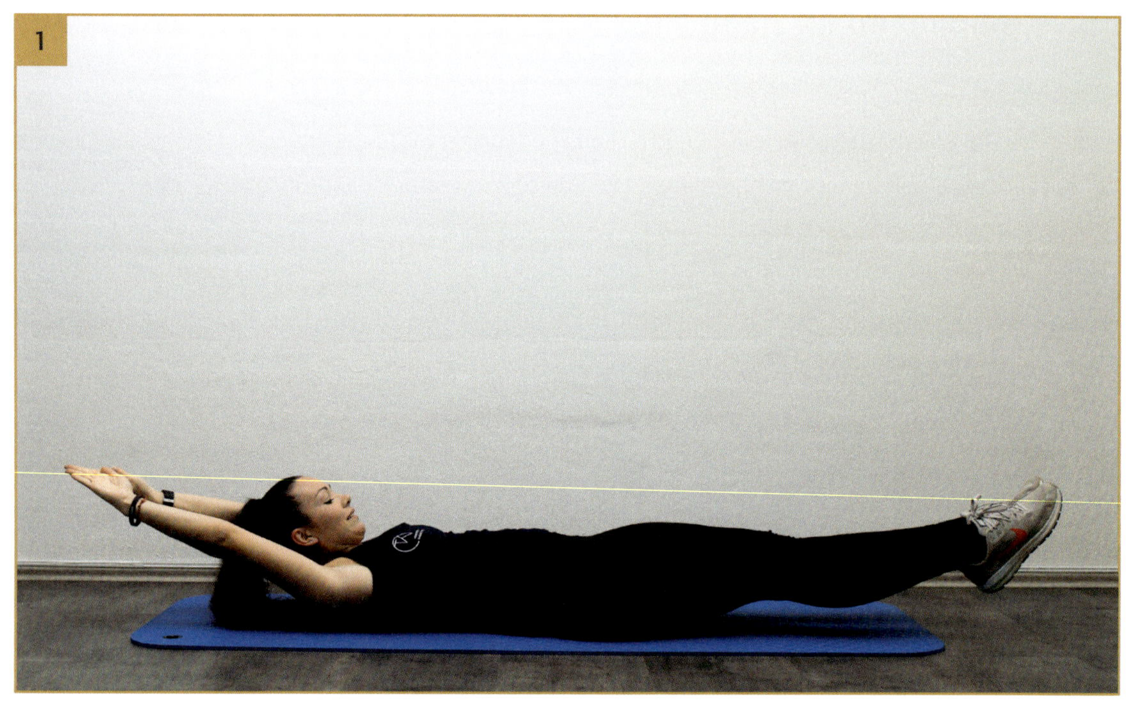
1

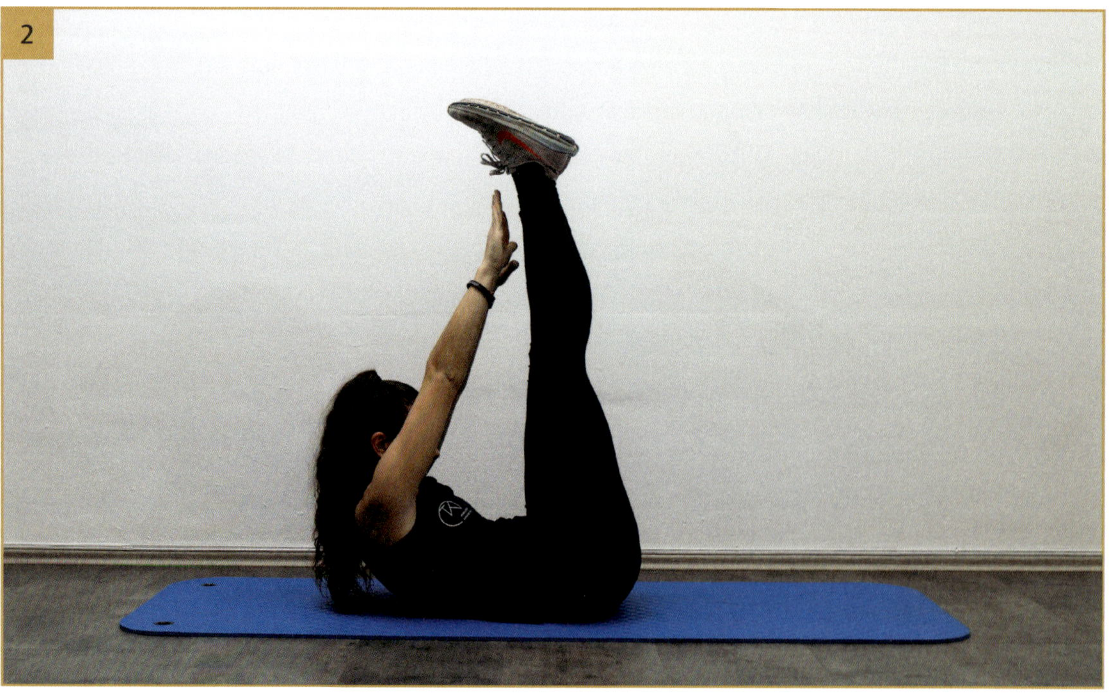
2

59. Klappmesser

Ausgangsposition

Nehmen Sie die Rückenlage auf dem Boden ein. Die Beine sind nach vorne ausgestreckt und leicht in der Luft. Die Arme sind seitlich neben dem Kopf nach hinten ausgestreckt. Der Schultergürtel ist leicht angehoben. Bauen Sie eine Grundspannung in der Bauchmuskulatur auf.

Übungsausführung

Heben Sie die Beine und den Oberkörper gleichzeitig an. Anschließend wieder in die Ausgangsposition zurückkehren.

Endposition

In der Endposition sind die Beine und der Oberkörper angehoben. Hände und Füße berühren sich nahezu. Die Bauchmuskulatur ist angespannt.

Die Übung **Klappmesser** ist eine Krafttrainingsübung für die Bauchmuskulatur. Ebenso wie bei der Übung **Beinheben im Hang** findet auch hier eine starke Aktivierung der Hüftbeuger statt. Fortgeschrittene Sportler mit starken Bauchmuskeln können diese Übung dennoch nutzen, um die Bauchmuskulatur zu trainieren, wenn sie eine verstärkte Lendenlordose während der Ausführung verhindern können. Für Anfänger und Personen mit Rückenbeschwerden ist diese Übung nicht geeignet.

Die hauptsächlich beanspruchte Muskulatur ist der gerade Bauchmuskel (M. rectus abdominis), der äußere schräge Bauchmuskel (M. obliquus externus abdominis), der innere schräge Bauchmuskel (M. obliquus internus abdominis) und der quer verlaufende Bauchmuskel (M. transversus abdominis). Außerdem arbeiten die Hüftbeuger (M. iliopsoas und M. rectus femoris) aktiv mit.

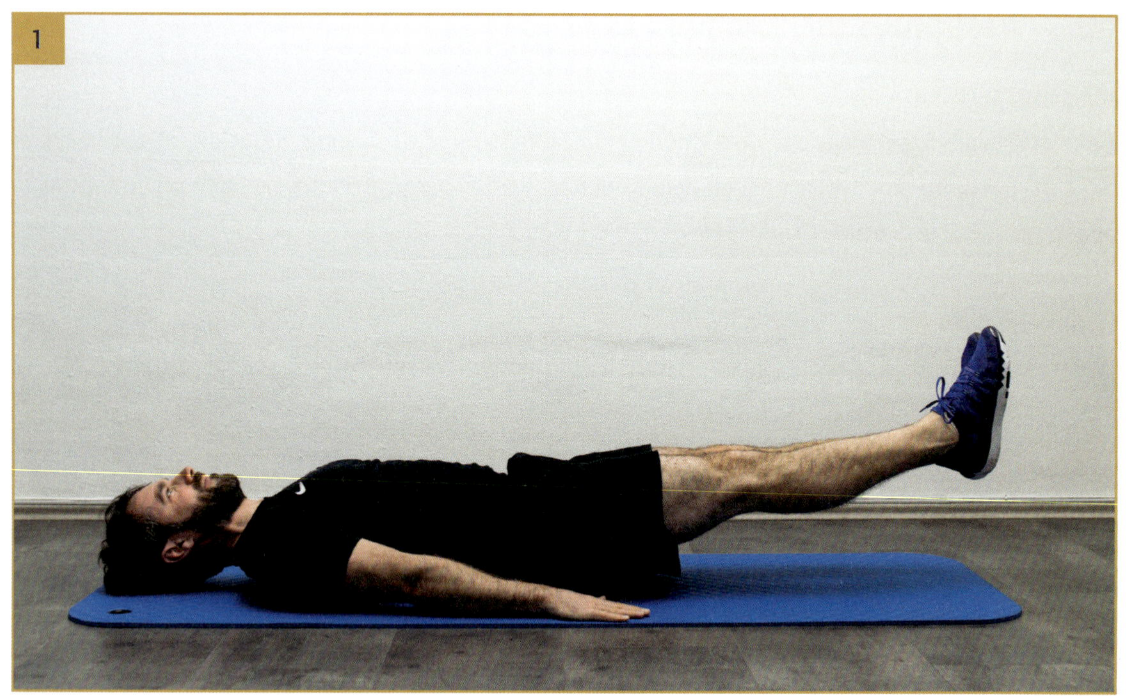

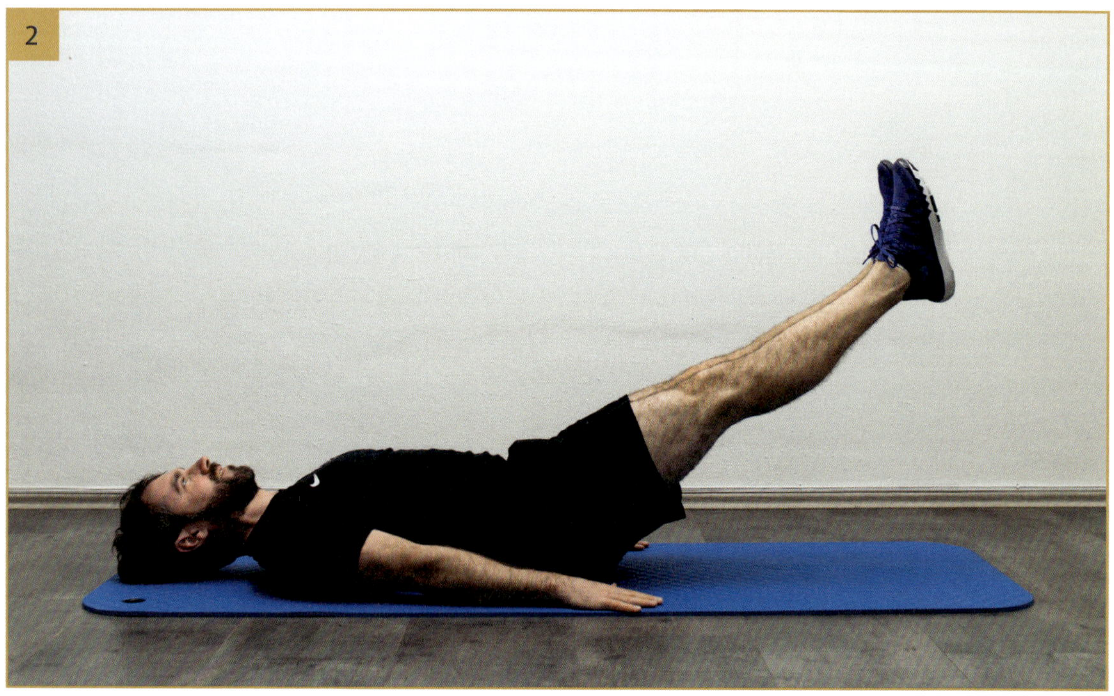

60. Beinheben in Rückenlage

Ausgangsposition

Nehmen Sie die Rückenlage auf dem Boden ein. Die Beine sind nach vorne ausgestreckt und leicht in der Luft. Die Arme sind seitlich neben dem Körper am Boden abgelegt. Der Schultergürtel liegt fest am Boden auf. Die Rumpfmuskulatur ist angespannt.

Übungsausführung

Heben Sie die Beine an, bis die Hüfte um ca. 90° gebeugt ist. Anschließend wieder in die Ausgangsposition zurückkehren.

Endposition

In der Endposition sind die Beine angehoben. Der Schultergürtel liegt am Boden auf. Die Bauchmuskulatur ist angespannt.

Die Übung **Beinheben in Rückenlage** ist eine Übung mit dem eigenen Körpergewicht. Wie bei den Übungen **Beinheben im Hang** und **Klappmesser** findet auch hier eine starke Aktivierung der Hüftbeuger statt. Für fortgeschrittene Sportler ist die Übung dennoch zur Kräftigung der Bauchmuskeln zu empfehlen. Anfänger und Personen mit Rückenbeschwerden sollten auf diese Übung verzichten.

Die hauptsächlich beanspruchte Muskulatur ist der gerade Bauchmuskel (M. rectus abdominis), der äußere schräge Bauchmuskel (M. obliquus externus abdominis), der innere schräge Bauchmuskel (M. obliquus internus abdominis) und der quer verlaufende Bauchmuskel (M. transversus abdominis). Außerdem arbeiten die Hüftbeuger (M. iliopsoas und M. rectus femoris) aktiv mit.

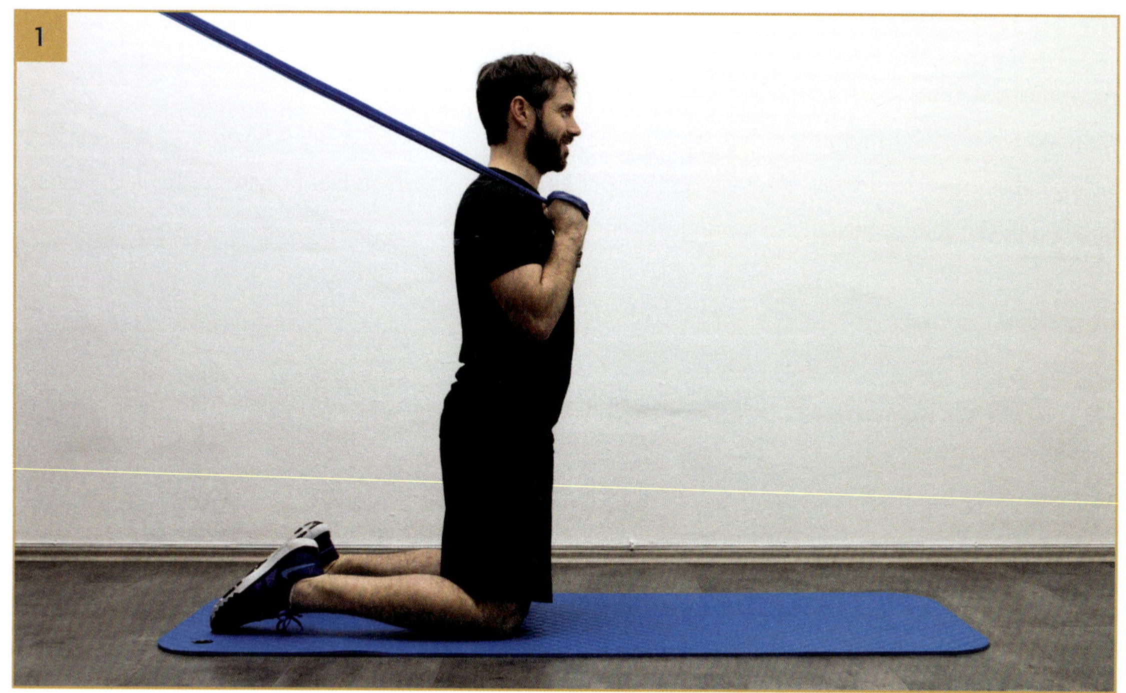
1

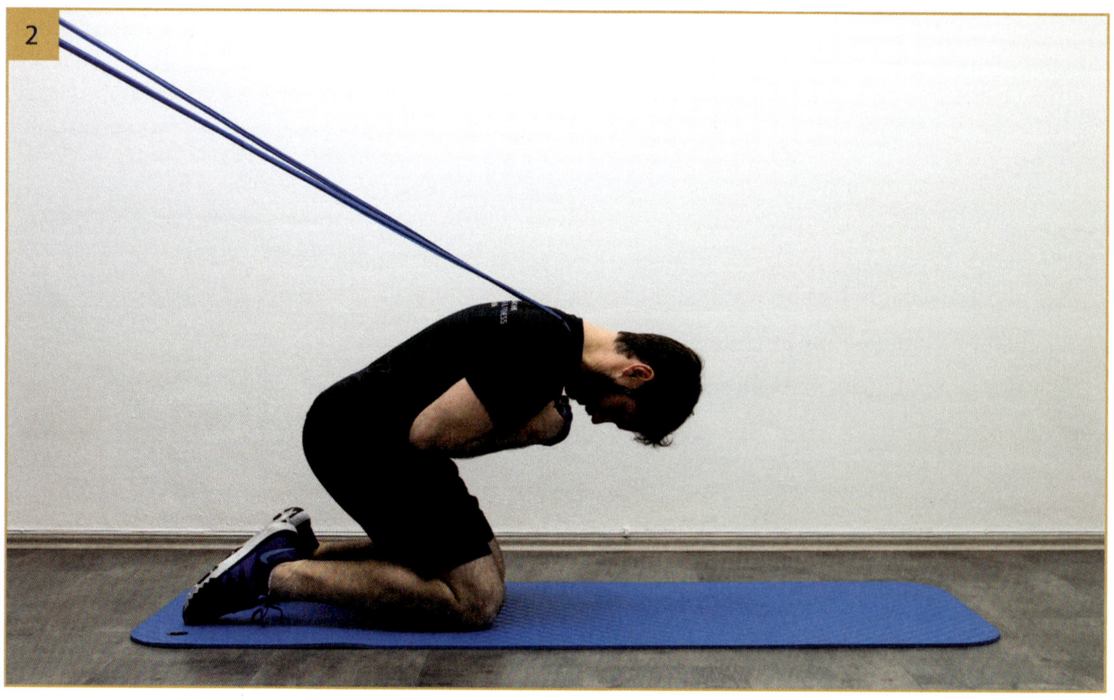
2

61. Rumpfbeugen mit dem Fitnessband

Ausgangsposition

Nehmen Sie einen hüftbreiten Kniestand ein. Beide Arme greifen das elastische Fitnessband vor dem Körper. Die Arme werden vor dem Körper fixiert. Bauen Sie eine Grundspannung in der Bauchmuskulatur auf.

Übungsausführung

Beugen Sie die Wirbelsäule so weit, wie Sie das Becken fixiert halten können. Anschließend wieder in die Ausgangsposition zurückkehren.

Endposition

In der Endposition ist der Oberkörper nach vorne unten eingerollt. Die Arme halten das Fitnessband fest. Die Bauchmuskulatur ist angespannt.

Die Übung **Rumpfbeugen mit dem Fitnessband** ist eine Krafttrainingsübung für die Bauchmuskulatur. Bei Übungen wie dem **Geraden Crunch** oder **Situps** ist häufig eine zu schwache Halsmuskulatur der limitierende Faktor. Gerade Trainingsanfänger merken bei diesen Bauchübungen oft erst ihren Hals, bevor ein Trainingsreiz für die Bauchmuskeln gesetzt werden kann. Bei dieser Übung wird der Kopf dagegen nicht gegen die Schwerkraft bewegt und die volle Belastung gilt den Bauchmuskeln. Daher eignet sich diese Übung auch für Anfänger.

Bei der Übungsausführung ist allerdings darauf zu achten, dass die Arme lediglich der Lastübertragung dienen und nicht aktiv am Fitnessband ziehen. Den Widerstand des Fitnessbandes gilt es einzig mit den Bauchmuskeln zu überwinden.

Die hauptsächlich beanspruchte Muskulatur ist der gerade Bauchmuskel (M. rectus abdominis), der äußere schräge Bauchmuskel (M. obliquus externus abdominis), der innere schräge Bauchmuskel (M. obliquus internus abdominis) und der quer verlaufende Bauchmuskel (M. transversus abdominis).

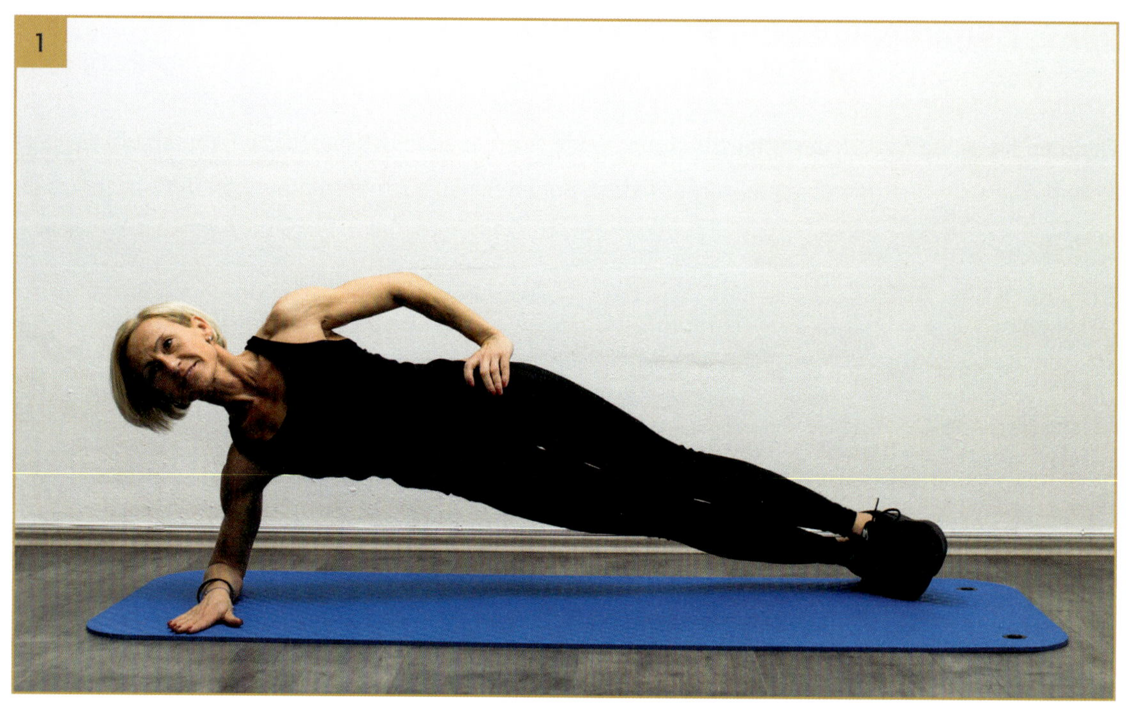
1

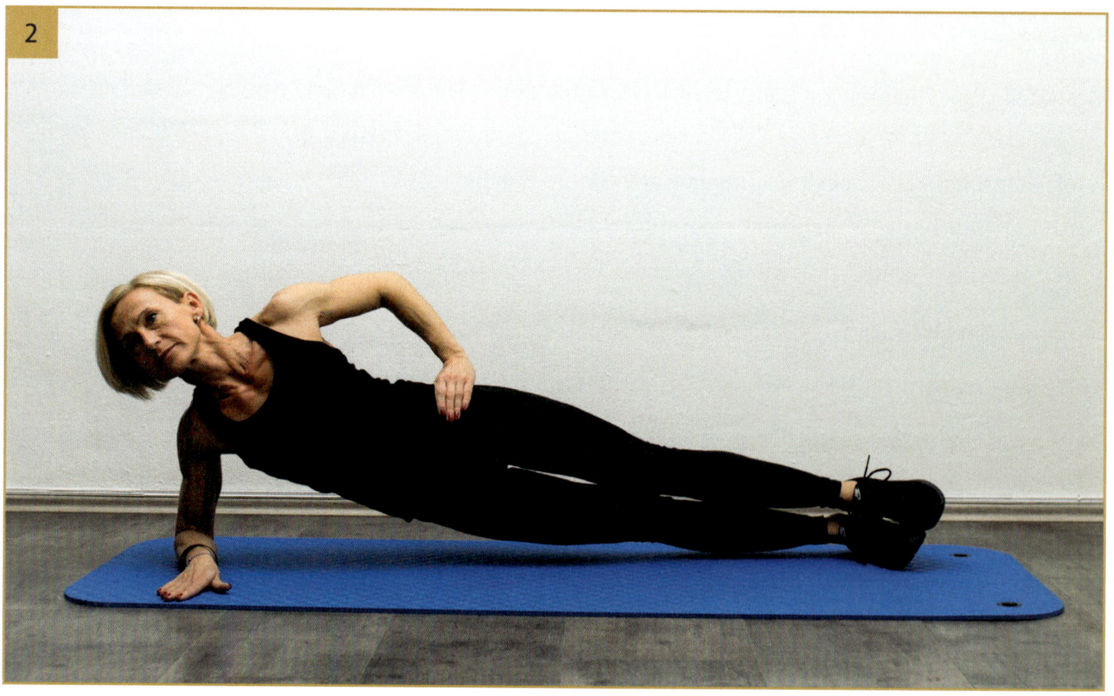
2

62. Seitstütz

Ausgangsposition

Nehmen Sie den seitlichen Ellbogenstütz am Boden ein. Der Oberkörper wird auf dem unten liegenden Arm abgestützt. Der Unterkörper wird auf dem unten liegenden Fuß abgestützt. Die Beine liegen übereinander. Oberkörper und Oberschenkel bilden eine Linie. Der Kopf ist in Verlängerung der Wirbelsäule. Der Blick geradeaus gerichtet. Spannen Sie die Rumpfmuskulatur an.

Übungsausführung

Senken Sie das Becken bis knapp über dem Boden ab. Anschließend heben Sie das Becken und kehren wieder in die Ausgangsposition zurück.

Endposition

In der Endposition ist das Becken knapp über dem Boden. Der Rücken ist gerade und der Kopf in Verlängerung der Wirbelsäule. Die Rumpfmuskulatur ist angespannt.

Die Übung **Seitstütz** ist eine anspruchsvolle Übung für die Rumpfmuskulatur. Neben den schrägen Bauchmuskeln wird auch der Rückenstrecker gefordert. Außerdem werden die Stabilisatoren von Hüftgelenk und Schulterblatt beansprucht.

Es gibt zahlreiche weitere Möglichkeiten, um diese Übung auszuführen. Der Seitstütz kann beispielsweise statisch gehalten werden, oder der obere Arm und oder das obere Bein führen während des Seitstützes motorische Zusatzaufgaben aus. Anfänger können diese Übung ausführen, indem sie den Lastarm verkürzen. Der Unterkörper wird dann nicht auf dem Fuß, sondern auf dem Knie abgestützt.

Die hauptsächlich beanspruchte Muskulatur ist der äußere schräge Bauchmuskel (M. obliquus externus abdominis), der innere schräge Bauchmuskel (M. obliquus internus abdominis) und der Rückenstrecker (M. erector spinae). Die Gesäßmuskeln arbeiten statisch, um das Becken zu stabilisieren.

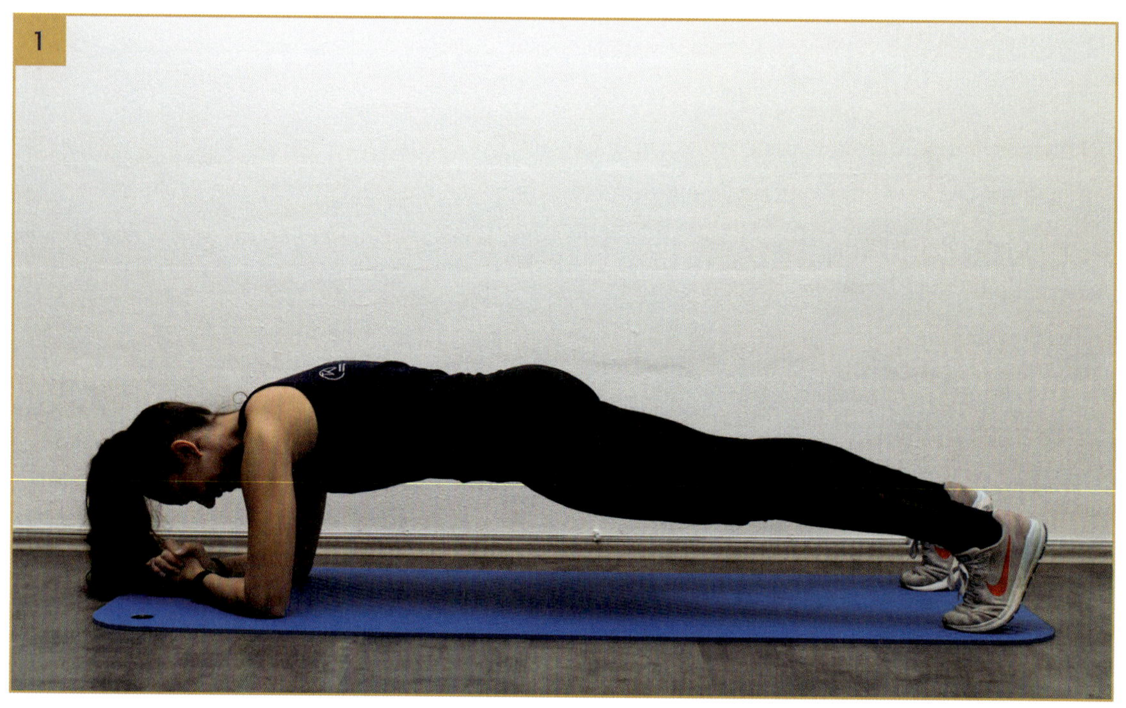
1

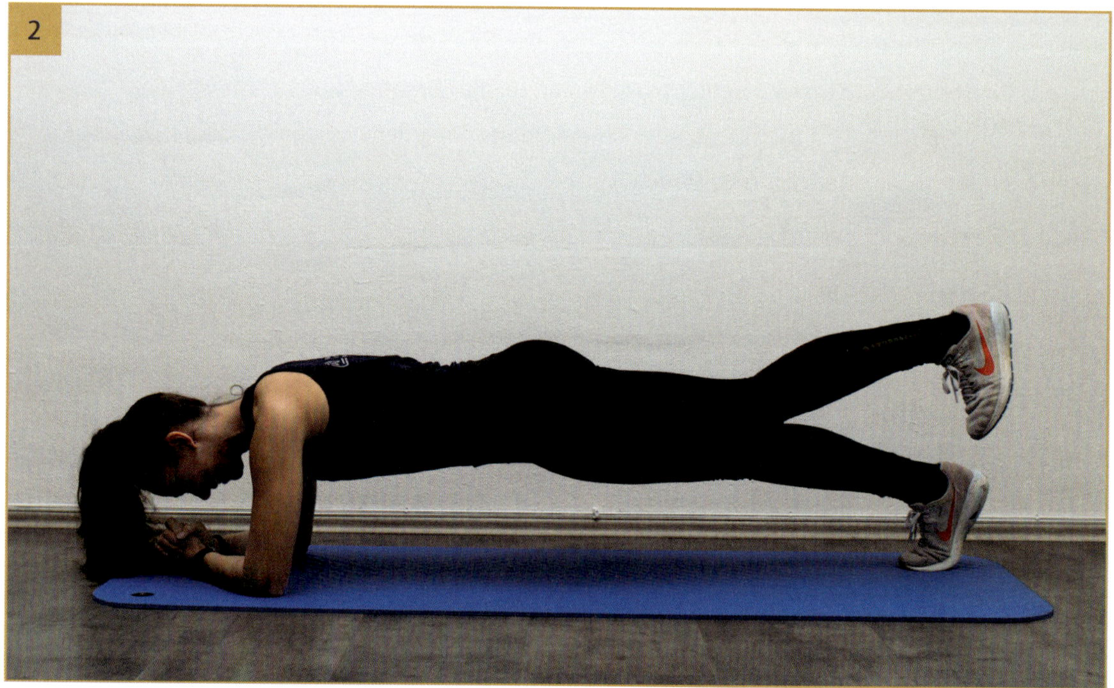
2

63. Unterarmstütz

Ausgangsposition

Nehmen Sie den Unterarmstand am Boden ein. Der Rücken ist gerade und der Kopf ist in Verlängerung der Wirbelsäule. Der Blick ist zum Boden gerichtet. Der Oberkörper wird auf die Unterarme abgestützt. Der Unterkörper wird auf den Füßen abgestützt. Spannen Sie die Gesäß- und Rumpfmuskulatur an.

Übungsausführung

Heben Sie ein Bein um eine Schuhlänge vom Boden ab. Anschließend wieder in die Ausgangsposition zurückkehren.

Endposition

In der Endposition ist ein Bein angehoben. Der Rücken ist gerade und der Kopf ist in Verlängerung der Wirbelsäule. Die Gesäß- und Rumpfmuskulatur ist angespannt.

Die Übung **Unterarmstütz** ist eine klassische Übung für die Rumpfmuskulatur. Sie gehört zu den beliebtesten Übungen, um den Rumpf zu stärken. Häufig wird diese Übung auch statisch bis zum Muskelversagen gehalten. Durch die zusätzliche Bewegung der Beine wird die Übung allerdings noch anspruchsvoller und die Muskelaktivität erhöht sich.

Neben der Bewegung der Beine können auch die Arme verschiedene Bewegungen bei dieser Übung ausführen. Dabei ist es immer entscheidend, das Becken gerade zu halten. Ein Abkippen des Beckens nach rechts oder links muss unbedingt vermieden werden. Außerdem ist darauf zu achten, keine Hyperlordose in der Lendenwirbelsäule zuzulassen.

Während die Bauchmuskeln und der Rückenstrecker statisch beansprucht werden, arbeiten die Extensoren der Hüfte (M. glutaeus maximus, M. biceps femoris, M. semitendinosus, M. semimembranosus) dynamisch.

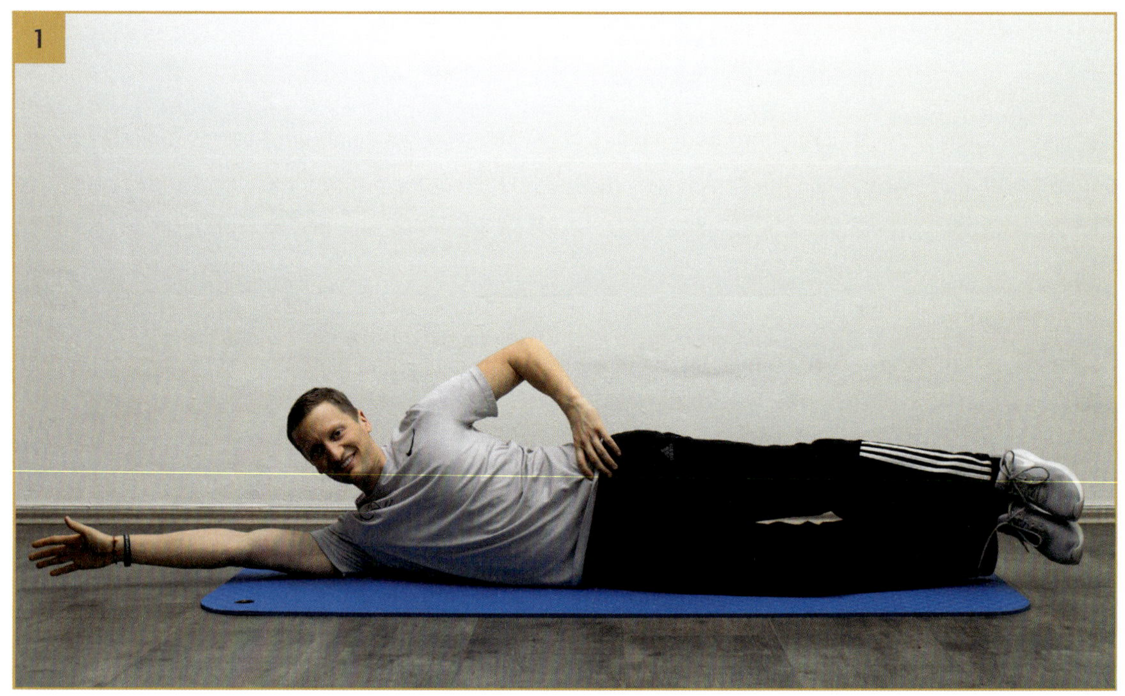
1

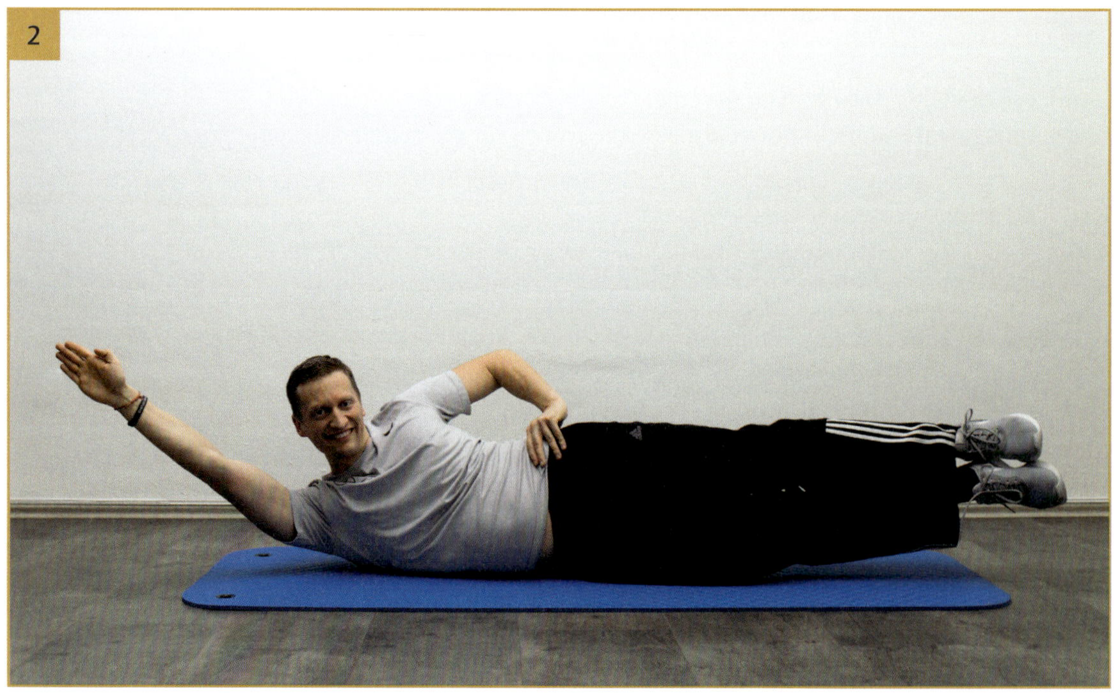
2

64. Rumpfseitheben am Boden

Ausgangsposition

Nehmen Sie die seitliche Lage am Boden ein. Beide Beine sind gestreckt und angehoben. Der unten liegende Arm ist ebenfalls gestreckt. Der oben liegende Arm ruht auf der Hüfte. Spannen Sie die Gesäß- und Rumpfmuskulatur an.

Übungsausführung

Heben Sie den Oberkörper seitlich an. Die Bewegungsamplitude ist relativ gering. Anschließend wieder in die Ausgangsposition zurückkehren.

Endposition

In der Endposition ist der Oberkörper etwas angehoben. Beide Beine sind in der Luft. Das Becken ist fest am Boden. Der oben liegende Arm ruht auf dem Becken. Die Gesäß- und Rumpfmuskulatur sind angespannt.

Die Übung **Rumpfseitheben am Boden** ist eine Krafttrainingsübung für die Rumpfmuskulatur. Der Schwerpunkt liegt dabei auf den schrägen Bauchmuskeln und dem Rückenstrecker. Die Übung wird noch anspruchsvoller, wenn neben dem Oberkörper auch zeitgleich der Unterkörper angehoben wird. Außerdem erhöht sich dabei die Beanspruchung für die Muskulatur um das Hüftgelenk. Bei korrekter Ausführung ist das eine ausgezeichnete Übung, die den ganzen Rumpf stärkt. Allerdings erfordert es etwas Übung, die Bewegung richtig ausführen zu können.

Die hauptsächlich beanspruchte Muskulatur ist der äußere schräge Bauchmuskel (M. obliquus externus abdominis), der innere schräge Bauchmuskel (M. obliquus internus abdominis) und der Rückenstrecker (M. erector spinae). Die Gesäßmuskeln stabilisieren das Hüftgelenk.

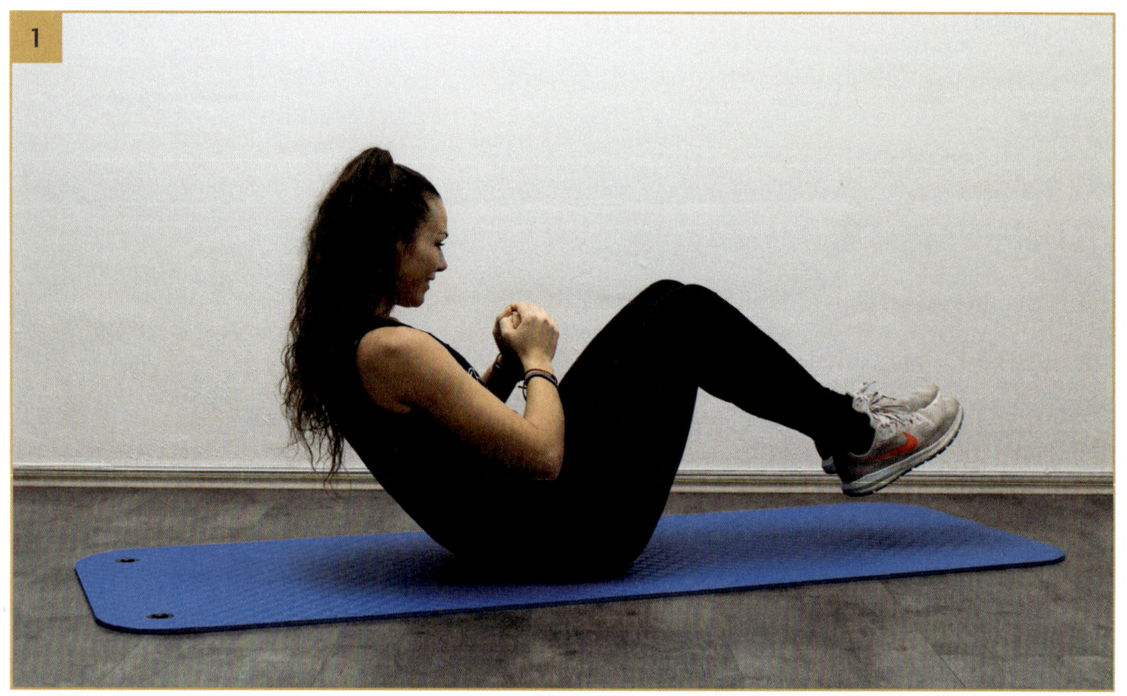
1

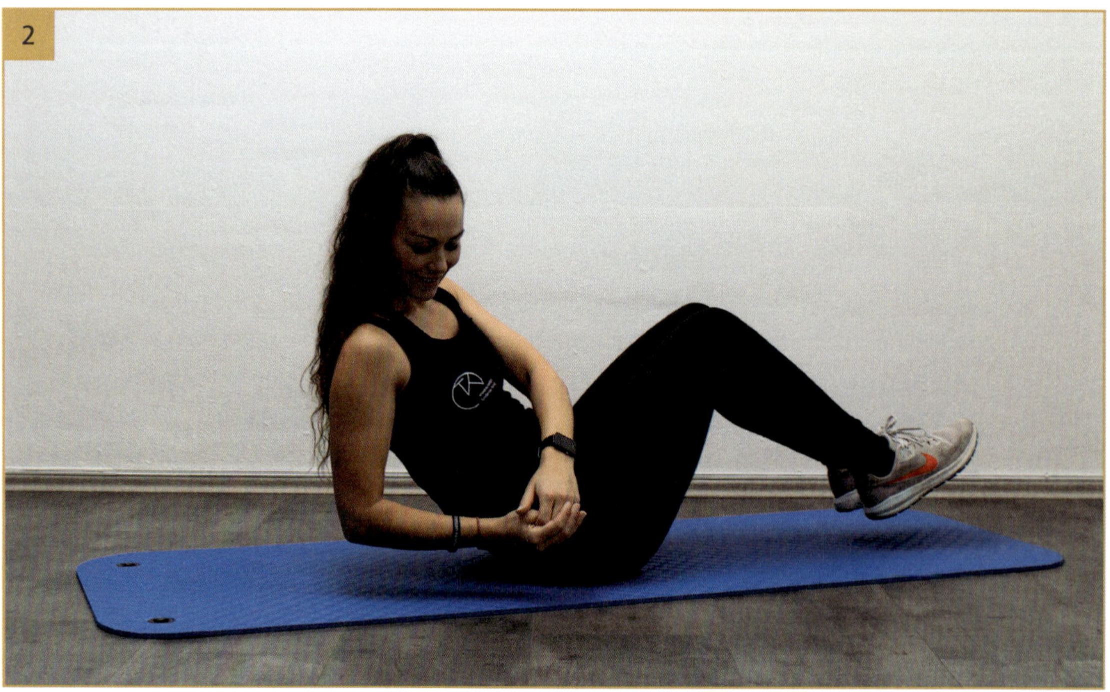
2

65. Rumpfrotation am Boden

Ausgangsposition

Setzen Sie sich auf den Boden. Die Beine sind angewinkelt und leicht angehoben. Die Arme sind vor dem Oberkörper. Der Oberkörper ist leicht nach hinten gelehnt. Der Kopf ist angehoben. Das Kinn ist eine Faustbreite vom Brustbein entfernt. Bauen Sie eine Grundspannung in der Bauchmuskulatur auf.

Übungsausführung

Rotieren Sie mit der Wirbelsäule auf eine Seite. Die Schulter nähert sich dem gegenüberliegenden Knie an. Anschließend wieder in die Ausgangsposition zurückkehren.

Endposition

In der Endposition rotiert die Wirbelsäule. Die Schulter ist dem gegenüberliegenden Knie angenähert. Beide Arme befinden sich auf der eingedrehten Seite des Körpers und die Finger berühren leicht den Boden. Die Bauchmuskulatur ist angespannt.

Die Übung **Rumpfrotation am Boden** ist eine Körpergewichtsübung, die vor allem die schrägen Bauchmuskeln trainiert. Diese Übung erfordert schon in der Ausgangsposition eine starke Körperspannung, die über die gesamte Bewegung aufrechterhalten werden muss. Fortgeschrittene Sportler können zusätzlich eine Gewichtsscheibe oder einen Medizinball in den Händen halten.

Die Rotation ist eine der vier Bewegungsrichtungen der Wirbelsäule und wird leider häufig beim Krafttraining vernachlässigt. Für eine starke Rumpfmuskulatur sollte sie jedoch unbedingt berücksichtigt werden.

Die hauptsächlich beanspruchte Muskulatur ist der äußere schräge Bauchmuskel (M. obliquus externus abdominis), der innere schräge Bauchmuskel (M. obliquus internus abdominis) und der Rückenstrecker (M. erector spinae).

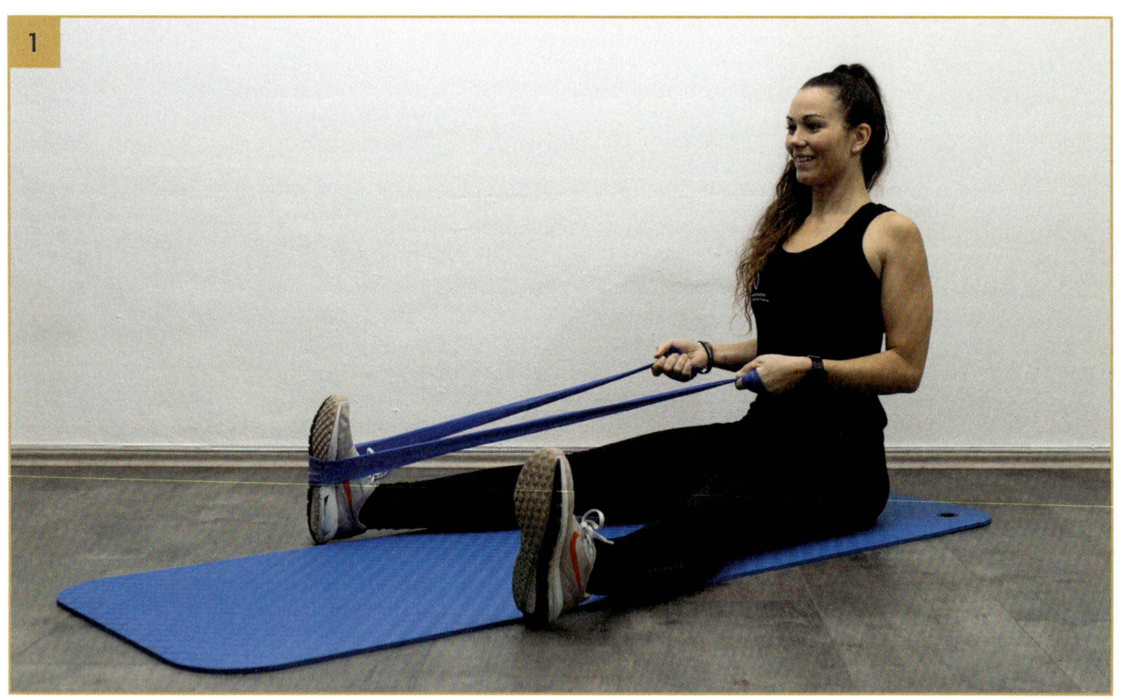
1

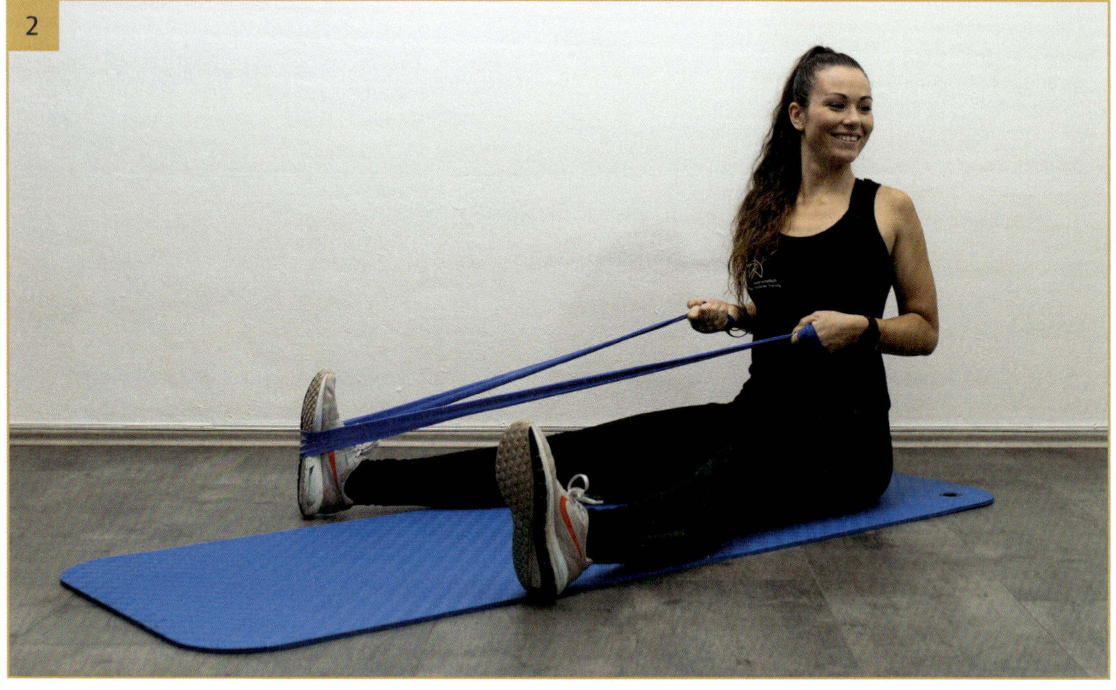
2

66. Rumpfrotation mit dem Fitnessband

Ausgangsposition

Setzen Sie sich auf den Boden. Die Beine sind nach vorne ausgestreckt. Der Rücken ist gerade und der Kopf in Verlängerung der Wirbelsäule. In den Händen halten Sie die beiden Enden eines elastischen Fitnessbands. Das andere Ende ist um einen Fuß gewickelt. Bauen Sie eine Grundspannung in der Bauchmuskulatur auf.

Übungsausführung

Rotieren Sie mit der Wirbelsäule gegen den Zug des Bandes zur Seite. Anschließend wieder in die Ausgangsposition zurückkehren.

Endposition

In der Endposition rotiert die Wirbelsäule. Beide Arme befinden sich auf der eingedrehten Seite des Körpers. Die Bauchmuskulatur ist angespannt.

Die Übung **Rumpfrotation mit dem Fitnessband** ist eine ausgezeichnete Übung für die schrägen Bauchmuskeln und den unteren Rücken. Eine Rumpfrotation wird im Alltag nur noch selten ausgeführt. Dabei ist diese Bewegung für eine gesunde Wirbelsäule, die von kräftigen Muskeln umgeben ist, extrem wichtig. Gerade Personen mit Rückenschmerzen sollten diese Bewegungsrichtung der Wirbelsäule im Training nicht vernachlässigen.

Bei der Übungsausführung ist besonders darauf zu achten, dass die Hüfte nicht mitrotiert wird. Anfänger können diese Übung auch im Sitzen durchführen, um ein Eindrehen der Hüfte zu vermeiden. Fortgeschrittene Sportler, die über genug Körperwahrnehmung verfügen, sollten die stehende Variante bevorzugen.

Die hauptsächlich beanspruchte Muskulatur ist der äußere schräge Bauchmuskel (M. obliquus externus abdominis), der innere schräge Bauchmuskel (M. obliquus internus abdominis) und der Rückenstrecker (M. erector spinae).

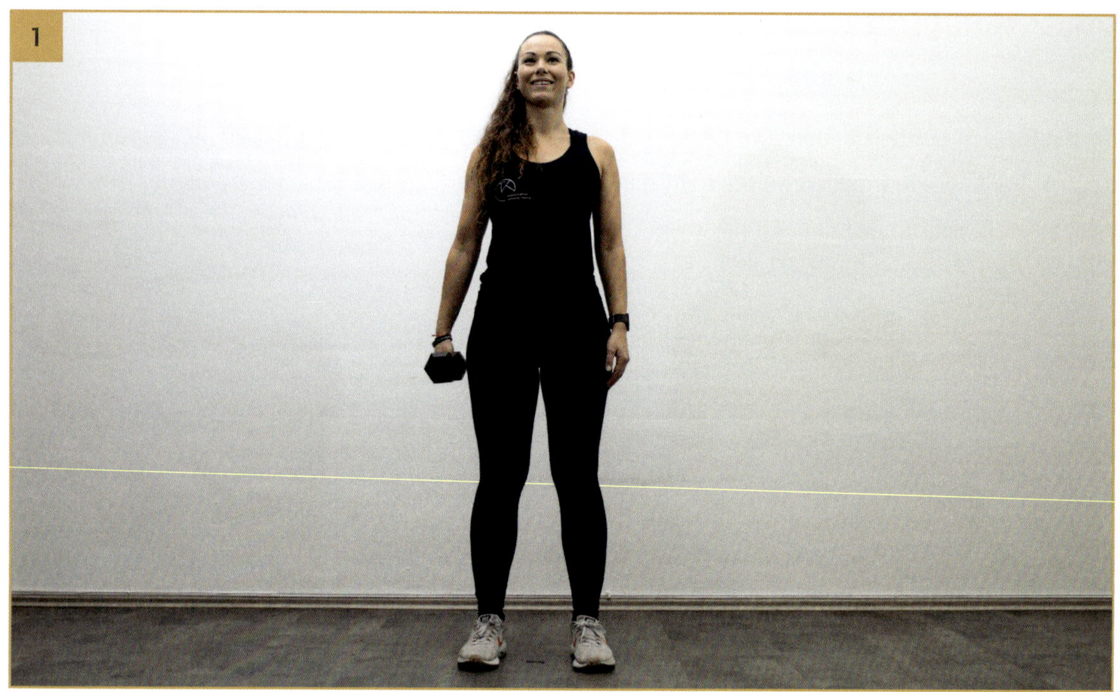
1

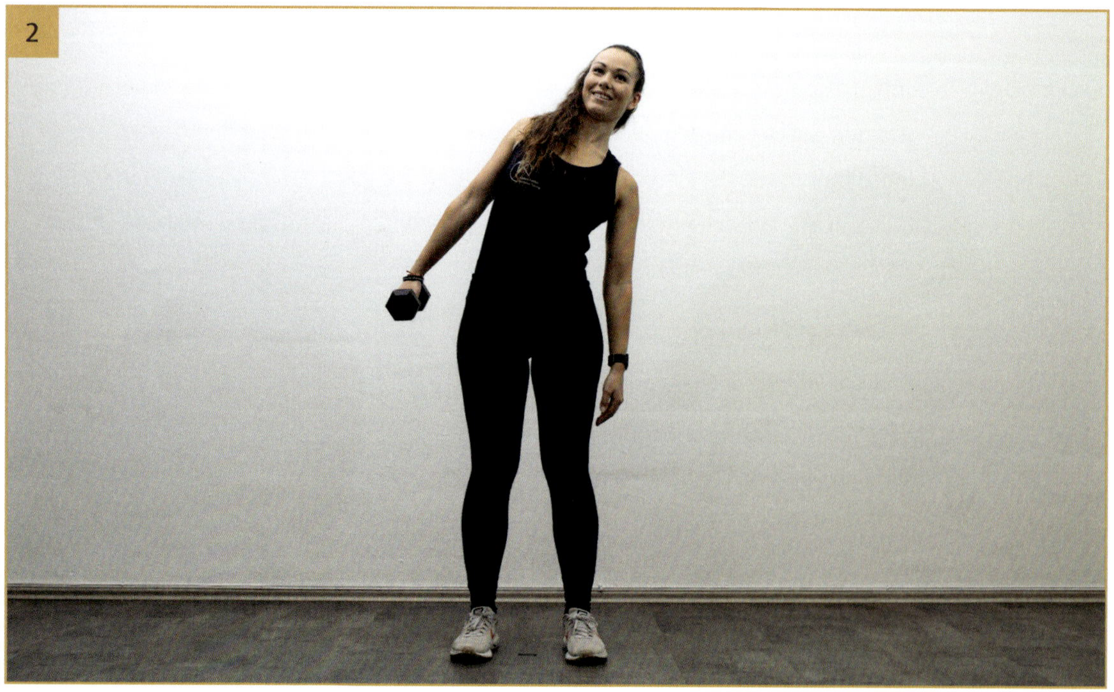
2

67. Rumpfseitheben im Stehen

Ausgangsposition

Nehmen Sie einen stabilen, hüftbreiten Stand ein. Ein Arm hält seitlich neben dem Körper eine Kurzhantel. Der andere Arm wird seitlich an den Körper gelegt. Spannen Sie die Bauchmuskulatur an.

Übungsausführung

Beugen Sie den Oberkörper zur Seite. Der Oberkörper nähert sich dem Becken an. Anschließend wieder in die Ausgangsposition zurückkehren.

Endposition

In der Endposition ist der Oberkörper zur Seite gebeugt. Oberkörper und Becken ist angenähert. Die Bauchmuskulatur ist angespannt.

Die Übung **Rumpfseitbeugen im Stehen** ist eine ausgezeichnete Übung, um die Lateralflexion in der Wirbelsäule zu trainieren. Ein Training in diese Bewegungsrichtung ist neben der Flexion, Extension und Rotation der Wirbelsäule bei Personen mit Schmerzen im unteren Rücken angezeigt. Die Übung im Stehen eignet sich sehr gut für das Rehatraining und auch für Anfänger.

Bei der Übungsausführung ist besonders darauf zu achten, den Oberkörper gerade zu halten und nicht nach vorne oder hinten auszuweichen. Gerade für Beginner, die die Übungen **Seitstütz** und **Rumpfseitbeugen am Boden** noch nicht ausführen können, ist diese Übung eine ausgezeichnete Möglichkeit, um die Muskeln der Lateralflexion in der Wirbelsäule zu stärken.

Die hauptsächlich beanspruchte Muskulatur ist der äußere schräge Bauchmuskel (M. obliquus externus abdominis), der innere schräge Bauchmuskel (M. obliquus internus abdominis) und der Rückenstrecker (M. erector spinae).

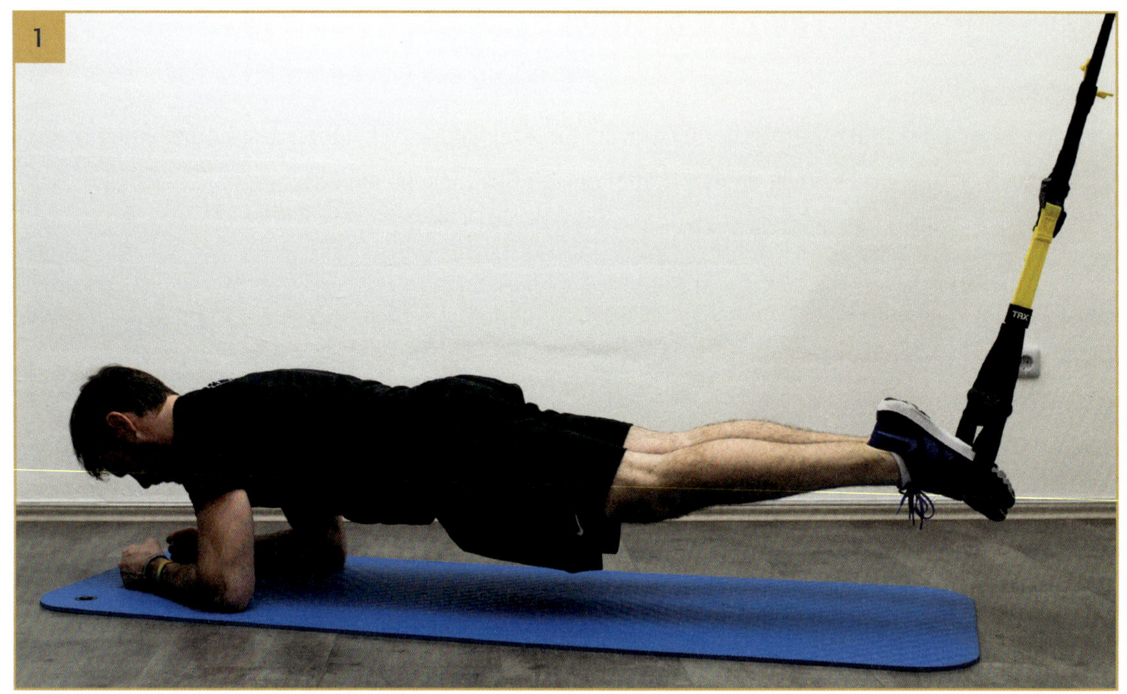
1
TRX

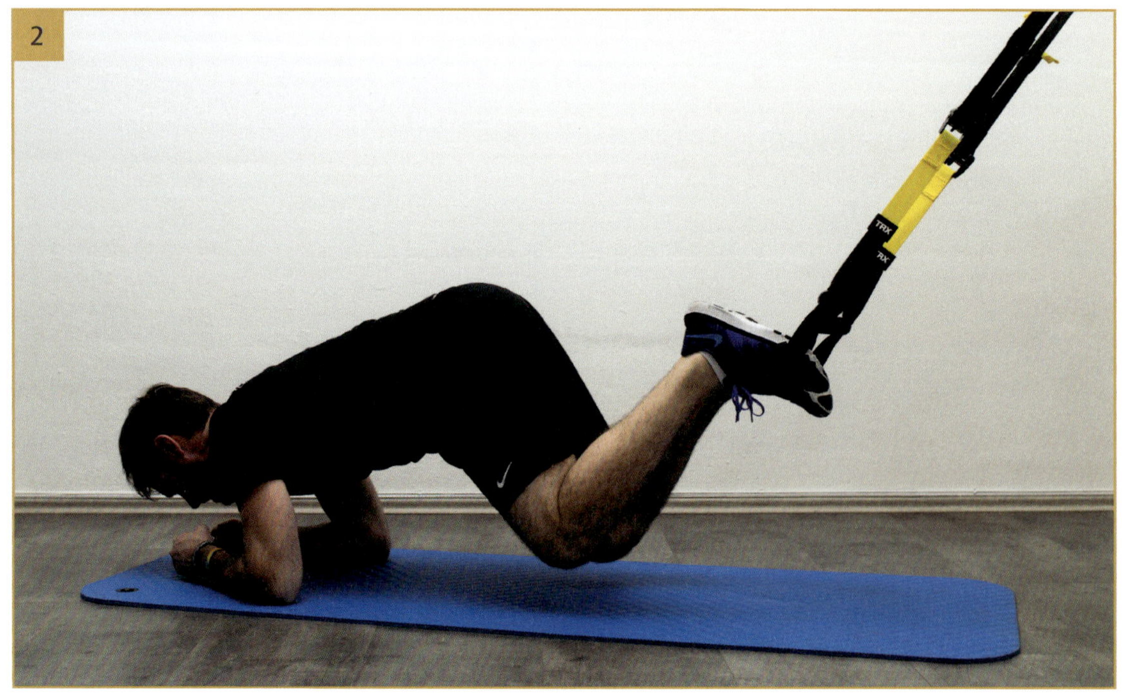
2
TRX

68. Unterarmstütz im Schlingentrainer

Ausgangsposition

Nehmen Sie den Unterarmstütz am Boden ein. Der Rücken ist gerade und der Kopf ist in Verlängerung der Wirbelsäule. Der Blick ist zum Boden gerichtet. Der Oberkörper wird auf die Unterarme abgestützt. Die Füße platzieren Sie im Schlingentrainer. Die Knie sind in der Luft. Ober- und Unterkörper bilden eine Linie. Spannen Sie die Gesäß- und Rumpfmuskulatur an.

Übungsausführung

Ziehen Sie die Knie an die Brust und heben Sie gleichzeitig das Gesäß an. Anschließend wieder in die Ausgangsposition zurückkehren.

Endposition

In der Endposition sind die Knie zur Brust gezogen. Das Gesäß ist angehoben. Die Gesäß- und Rumpfmuskulatur ist angespannt.

Die Übung **Unterarmstütz im Schlingentrainer** ist eine äußerst komplexe Übung für die Rumpfmuskulatur. Knie, Hüfte und Wirbelsäule müssen gleichzeitig gebeugt werden, um einen flüssigen Bewegungsablauf zu erreichen. Da die Füße keinen festen Kontakt zum Boden haben, sondern in den Schlingen hängen, wird die Rumpfmuskulatur zusätzlich gefordert. Diese Übung ist für Anfänger weniger geeignet. Fortgeschrittene Sportler können mit dieser Übung allerdings ausgezeichnete Trainingsreize für die Rumpfmuskulatur setzen.

Die hauptsächlich beanspruchte Muskulatur ist der gerade Bauchmuskel (M. rectus abdominis), der äußere schräge Bauchmuskel (M. obliquus externus abdominis), der innere schräge Bauchmuskel (M. obliquus internus abdominis) und der quer verlaufende Bauchmuskel (M. transversus abdominis). Durch die Flexion in der Hüfte ist außerdem der Lenden-Darmbein-Muskel (M. iliopsoas), der Schneidermuskel (M. sartorius) und der lange Schenkelstrecker (M. rectus femoris) an der Bewegung beteiligt.

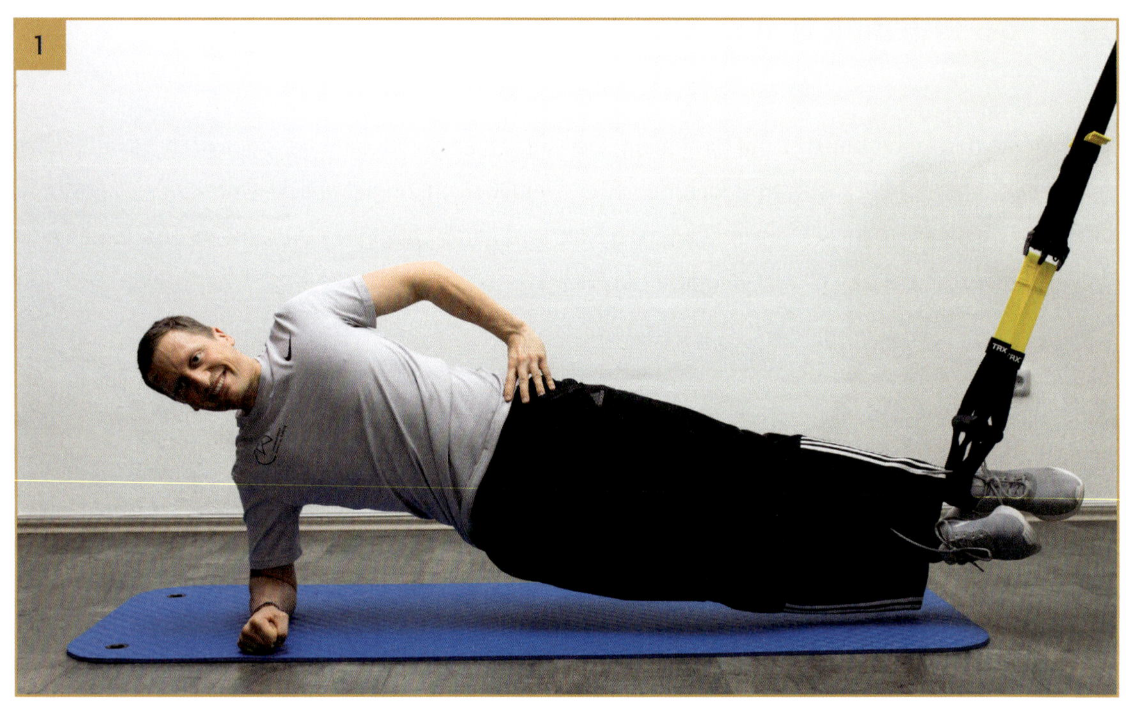
1

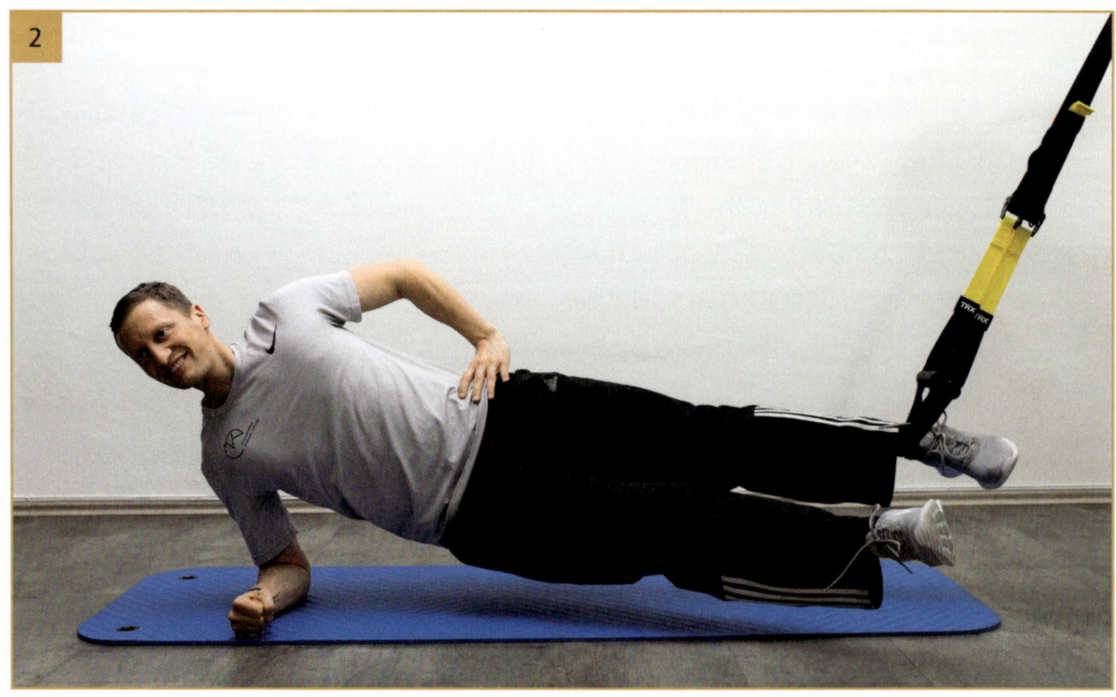
2

69. Seitstütz im Schlingentrainer

Ausgangsposition

Nehmen Sie den seitlichen Ellbogenstütz am Boden ein. Der Oberkörper wird auf dem unten liegenden Arm abgestützt. Die Ellbogen befinden sich unter der Schulter. Das obere Bein wird in die Schlaufe des Schlingentrainers gelegt. Das untere Bein halten Sie parallel zum oberen Bein. Oberkörper und Oberschenkel bilden eine Linie. Der Kopf ist in Verlängerung der Wirbelsäule. Der Blick geradeaus gerichtet. Spannen Sie die Gesäß- und Rumpfmuskulatur an.

Übungsausführung

Bewegen Sie das untere Bein langsam einige Zentimeter nach vorne. Anschließend wieder in die Ausgangsposition zurückkehren.

Endposition

In der Endposition wird der Oberkörper auf dem unten liegenden Arm abgestützt. Das obere Bein befindet sich im Schlingentrainer. Das untere Bein ist frei in der Luft einige Zentimeter vor dem oberen Bein. Oberkörper und Oberschenkel bilden eine Linie. Die Gesäß- und Rumpfmuskulatur ist angespannt.

Die Übung **Seitstütz im Schlingentrainer** ist eine äußerst anspruchsvolle Übung für die Rumpfmuskulatur. Diese Übung ist für Anfänger weniger geeignet. Durch die Instabilität des Schlingentrainers wird die Muskulatur im Vergleich zur Seitstützvariante am Boden stärker beansprucht und trainierte Athleten können so überschwellige Trainingsreize setzen. Die Übung kann variiert werden, indem das untere Bein in die Schlinge gelegt wird und das obere Bein frei in der Luft gehalten werden muss. Die Bewegung des freien Beins kann nicht nur nach vorne und hinten, sondern auch einige Zentimeter nach oben und unter erfolgen. Durch diese zusätzliche Perturbationsarbeit steigt die Aktivierung der Rumpfmuskulatur.

Die hauptsächlich beanspruchte Muskulatur ist der äußere schräge Bauchmuskel (M. obliquus externus abdominis), der innere schräge Bauchmuskel (M. obliquus internus abdominis) und der Rückenstrecker (M. erector spinae). Außerdem wird die Gesäßmuskulatur trainiert.

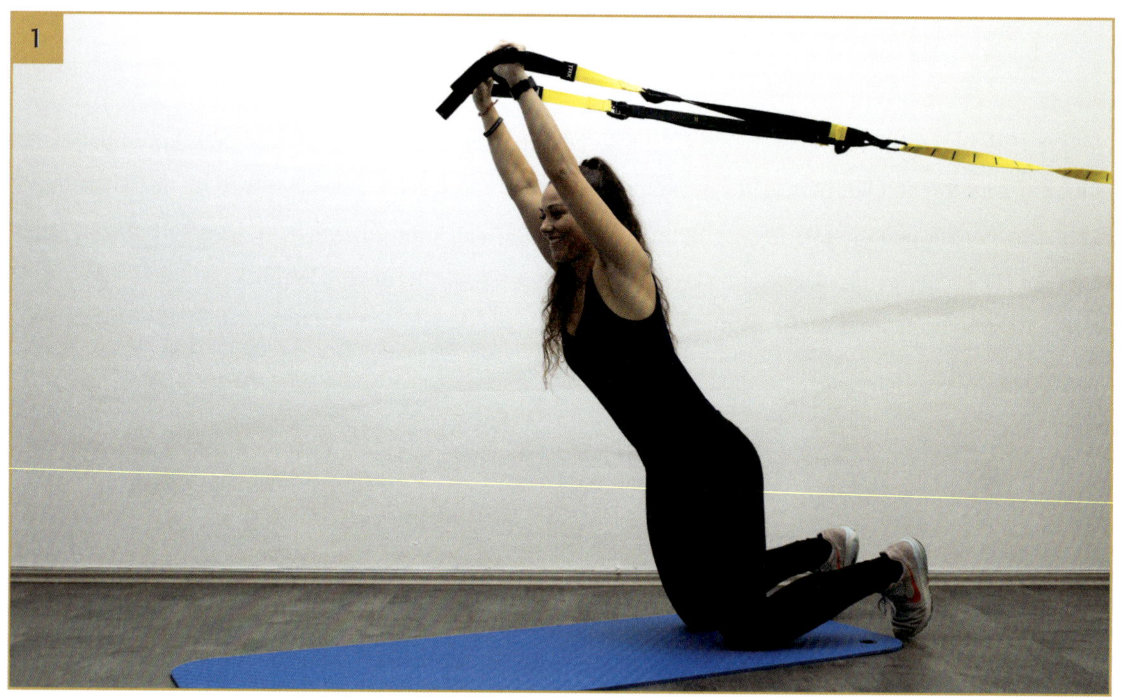
1

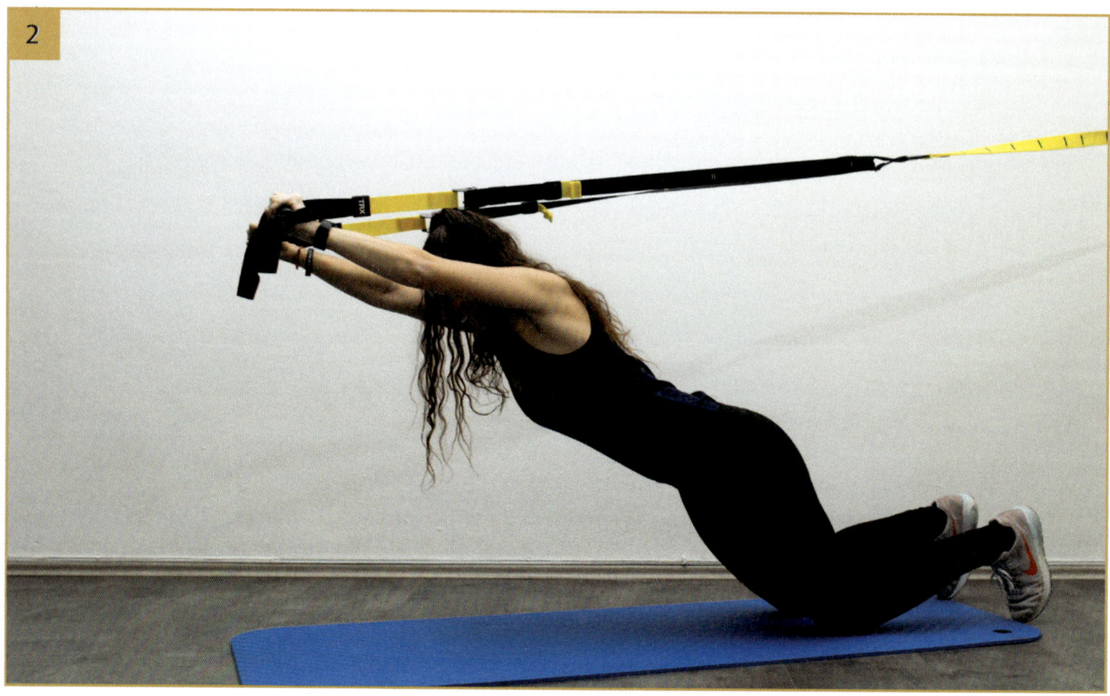
2

70. Aufrollen im Schlingentrainer

Ausgangsposition

Nehmen Sie eine stabile Position auf den Knien vor dem Schlingentrainer ein. Die Arme sind nach vorne ausgestreckt und halten die Griffe des Schlingentrainers. Der Rücken ist gerade und der Kopf in Verlängerung der Wirbelsäule. Spannen Sie die Gesäß- und Rumpfmuskulatur an.

Übungsausführung

Lehnen Sie sich nach vorne. Die Arme werden dabei leicht angehoben. Anschließend wieder in die Ausgangsposition zurückkehren.

Endposition

In der Endposition ist der Körper nach vorne gelehnt. Die Arme sind seitlich neben dem Kopf leicht angehoben. Die Gesäß- und Rumpfmuskulatur ist angespannt.

Die Übung **Aufrollen im Schlingentrainer** ist eine effektive Kräftigungsübung für die Rumpfmuskulatur. Diese wird hier vor allem statisch beansprucht. Die Übung fordert zudem eine gute Stabilität im Schultergürtelbereich. Für Personen mit Problemen an der Schulter ist diese Übung daher nicht geeignet.

Der Schwierigkeitsgrad bei dieser Übung hängt auch davon ab, ob die Bewegung in Richtung Befestigungspunkt des Schlingentrainers ausgeführt wird oder vom Befestigungspunkt weg. Fordernder ist es, wenn man sich nach vorne in Richtung Befestigungspunkt lehnt.

Die hauptsächlich beanspruchte Muskulatur ist der gerade Bauchmuskel (M. rectus abdominis), der äußere schräge Bauchmuskel (M. obliquus externus abdominis), der innere schräge Bauchmuskel (M. obliquus internus abdominis) und der quer verlaufende Bauchmuskel (M. transversus abdominis). Außerdem werden die Muskeln im Bereich des Schultergürtels gefordert.

9.5 DIE SCHULTERMUSKULATUR

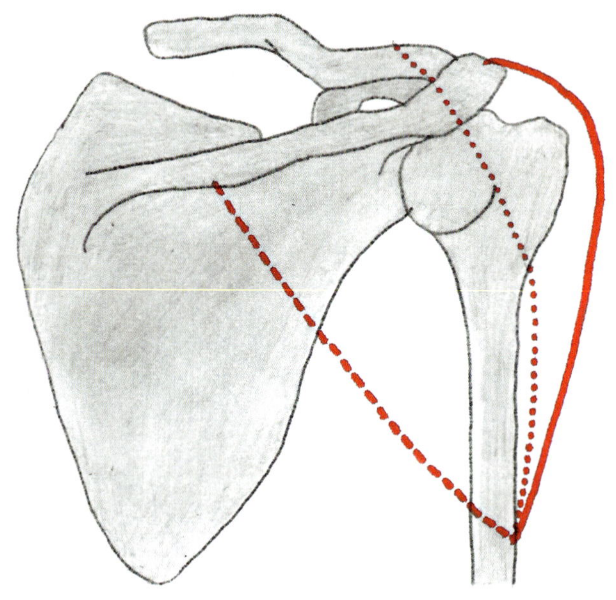

Abb. 24: M. deltoideus

M. deltoideus		
Ursprung	**Ansatz**	**Funktion**
• Pars clavicularis: Laterales Drittel der Clavicula • Pars acromialis: Acromion • Pars spinalis: Unterrand der Spina scapulae	• Tuberositas deltoidea	• Abduktion im Schultergelenk (Pars acromialis) • Anteversion im Schultergelenk (Pars clavicularis) • Retroversion im Schultergelenk (Pars spinalis)

Wie auf der Abbildung gut zu erkennen ist, gliedert sich der Deltamuskel in drei Anteile. Die *Pars clavicularis* (gepunktete Linie) hat ihren Ursprung am äußeren Drittel des Schlüsselbeins, die *Pars acromialis* am Acromion und die *Pars spinalis* am der Schulterblattgräte. Alle Anteile setzen an der Tuberositas deltoidea an. Der M. deltoideus ist bei fast jeder Bewegung im *Schultergelenk* beteiligt.

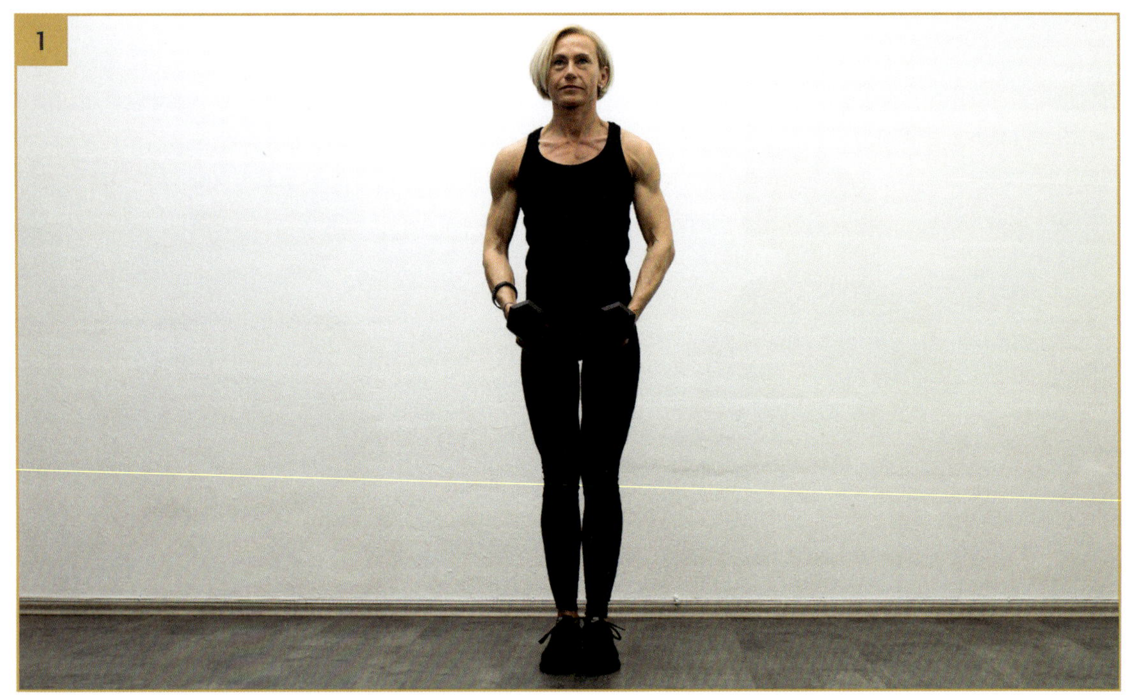
1

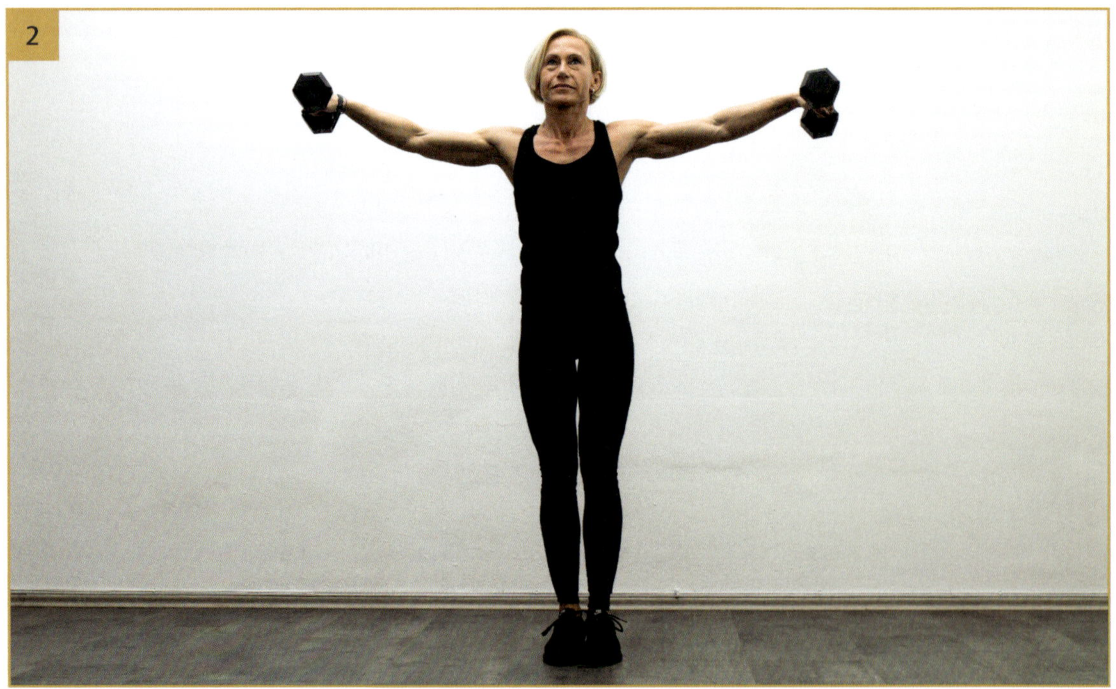
2

71. Kurzhantelseitheben

Ausgangsposition

Nehmen Sie einen stabilen, hüftbreiten Stand ein. Der Rücken ist gerade und der Kopf in Verlängerung der Wirbelsäule. Der Blick ist nach vorne gerichtet. Halten Sie zwei Kurzhanteln seitlich neben dem Körper. Die Ellbogen sind leicht gebeugt. Spannen Sie die Rumpfmuskulatur an.

Übungsausführung

Heben Sie die Arme bis Schulterhöhe an. Die Handflächen zeigen dabei nach unten. Anschließend wieder in die Ausgangsposition zurückkehren.

Endposition

In der Endposition befinden sich die Arme seitlich, vom Körper, auf Höhe der Schultern. Die Ellbogen sind leicht gebeugt. Der Rücken ist gerade und der Kopf ist in Verlängerung der Wirbelsäule. Die Rumpfmuskulatur ist angespannt.

Die Übung **Kurzhantelseitheben** ist eine Isolationsübung für die Schultermuskulatur. Die Übung eignet sich auch für Anfänger. Bei der Übungsausführung ist besonders darauf zu achten, dass die Brustwirbelsäule aufgerichtet bleibt und eine Rundrückenhaltung vermieden wird. Außerdem muss der Oberkörper stabil bleiben, um eine Kompensationsbewegung zu verhindern. Diese Übung kann auch sitzend ausgeführt werden, um abfälschende Bewegungen zu vermeiden. Gerade für Beginner ist die sitzende Variante zu empfehlen. Die Arme sollten nicht höher als Schultergelenkhöhe seitlich angehoben werden, um unnötige Belastungen im Schultergelenk zu vermeiden. Statt den Kurzhanteln kann wie bei vielen Kurzhantelübungen auch ein elastisches Fitnessband verwendet werden.

Die hauptsächlich beanspruchte Muskulatur ist der mittlere Anteil des Deltamuskels (M. deltoideus, Pars acromialis) und der Obergrätenmuskel (M. supraspinatus).

1

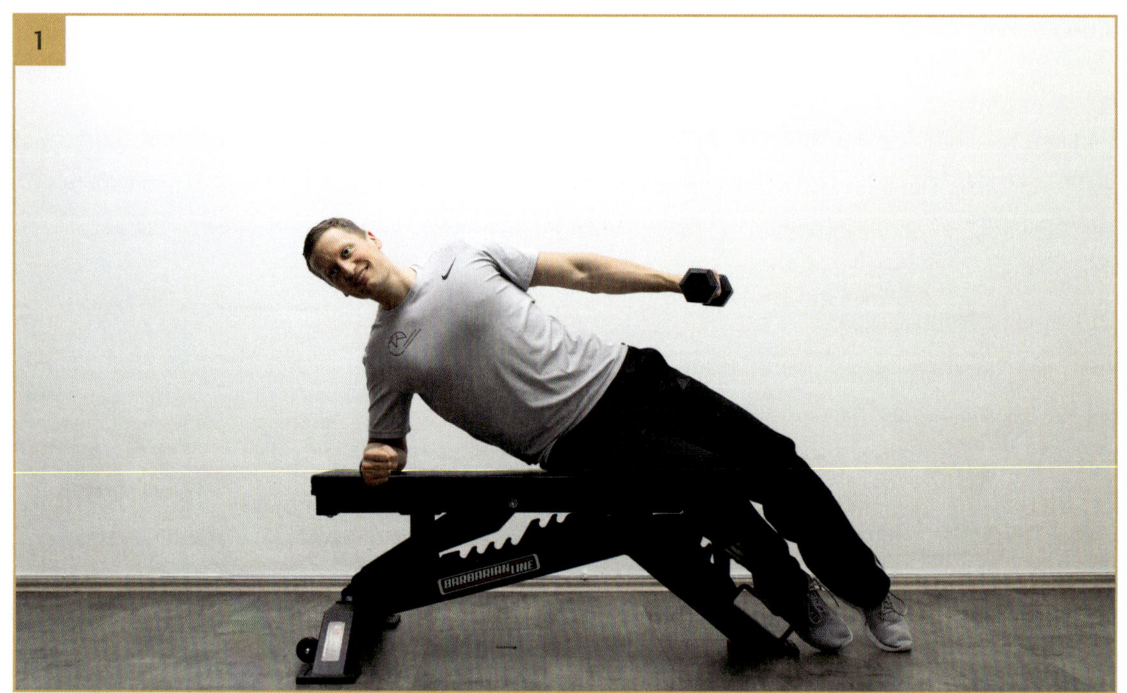

2

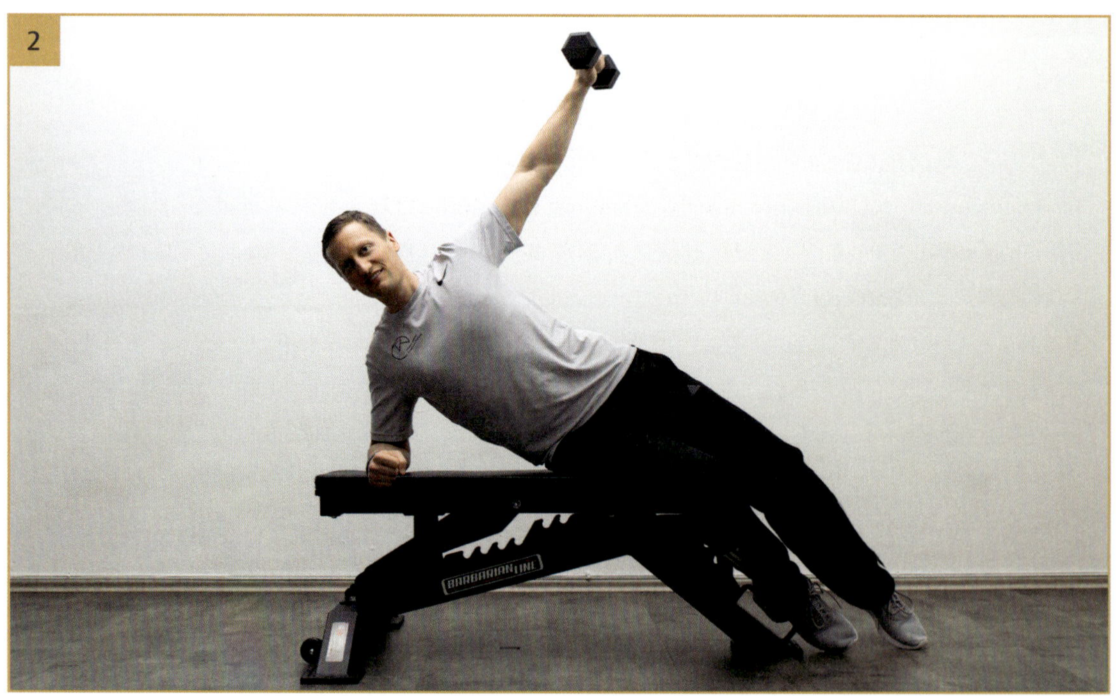

72. Kurzhantelseitheben aus der Seitenlage

Ausgangsposition

Nehmen eine stabile Seitenlage auf der Flachbank ein. Der Oberkörper wird auf den unten liegenden Ellbogen abgestützt. Der oben liegende Arm umfasst eine Kurzhantel. Der Arm ist im Ellbogengelenk leicht gebeugt und fixiert. Es besteht bereits in der Ausgangsposition eine Grundspannung in der Schultermuskulatur.

Übungsausführung

Heben Sie den Arm bis Schulterhöhe an. Die Handfläche zeigt dabei nach unten. Anschließend wieder in die Ausgangsposition zurückkehren.

Endposition

In der Endposition befindet sich der obere Arm seitlich vom Körper auf Höhe der Schulter. Der untere Arm stützt den Oberkörper ab. Der Rücken ist gerade und der Kopf ist in Verlängerung der Wirbelsäule. Die Rumpfmuskulatur ist angespannt.

Die Übung **Kurzhantelseitheben aus der Seitenlage** ist eine Isolationsübung für die Schultermuskulatur. Im Gegensatz zur Übung **Kurzhantelseitheben im Stehen** oder **Sitzen** liegt bei dieser Übung die Akzentuierung auf der Anfangsphase der Bewegung. In der Regel müssen bei dieser Übung leichtere Gewichte verwendet werden. Durch die stabile Position auf der Flachbank ist ein Abfälschen der Bewegung mit dem Oberkörper kaum möglich. Diese Übung gehört zu den Krafttrainingsübungen, die eher seltener ausgeführt werden. Dabei ist sie sehr effektiv und eignet sich hervorragend zum Aufbau einer starken Schultermuskulatur. Die Übung kann im Training auch direkt gefolgt vom klassischen Seitheben ausgeführt werden, um den mittleren Anteil des Schultermuskels einer hohen Trainingsbelastung auszusetzen.

Die hauptsächlich beanspruchte Muskulatur ist der mittlere Anteil des Deltamuskels (M. deltoideus, Pars acromialis) und der Obergrätenmuskel (M. supraspinatus).

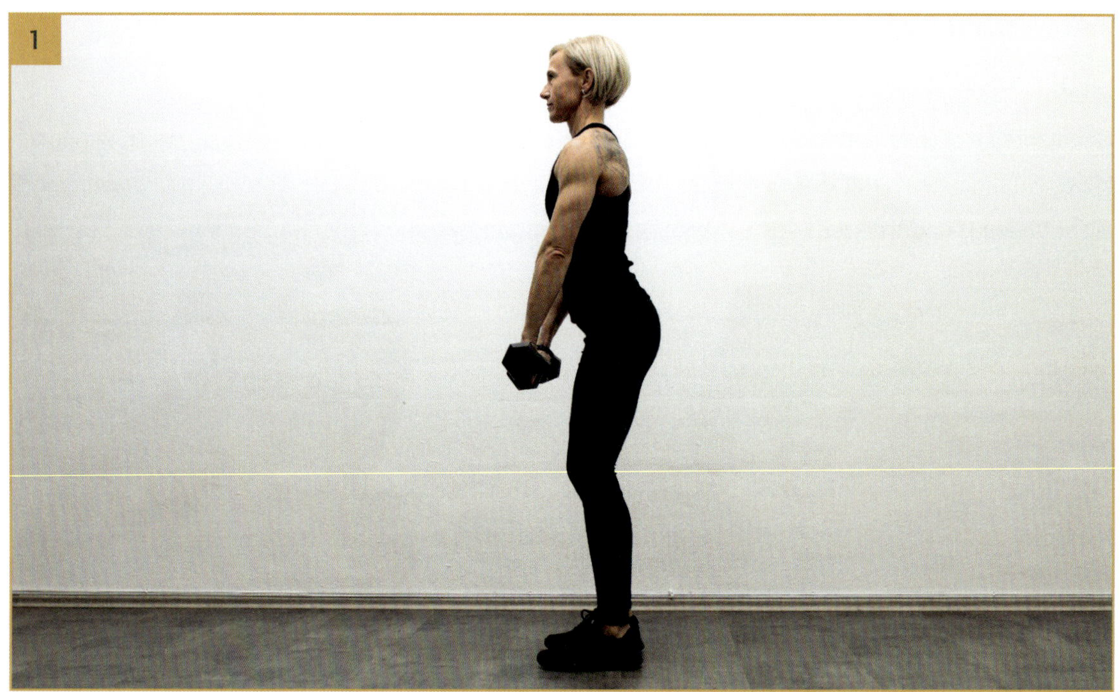
1

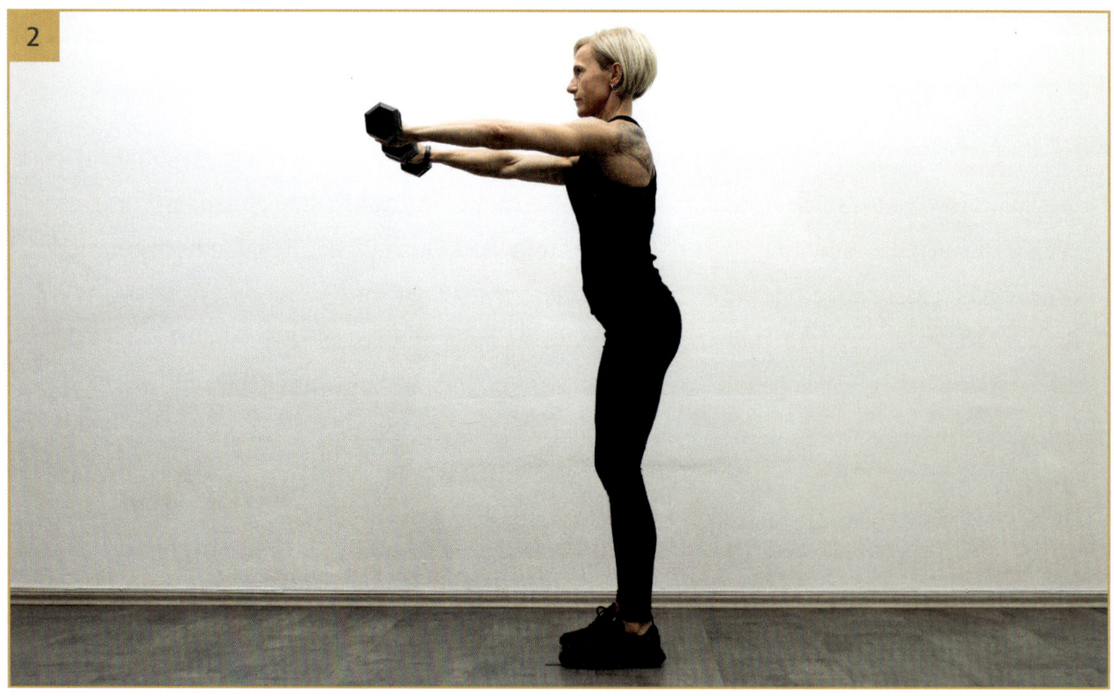
2

73. Kurzhantelfrontheben

Ausgangsposition

Nehmen Sie einen stabilen, hüftbreiten Stand ein. Der Rücken ist gerade und der Kopf in Verlängerung der Wirbelsäule. Der Blick ist nach vorne gerichtet. Halten Sie zwei Kurzhanteln vor den Oberschenkeln. Die Ellbogen sind leicht gebeugt. Spannen Sie die Rumpfmuskulatur an.

Übungsausführung

Heben Sie die Arme nach vorne bis Schulterhöhe an. Die Handflächen zeigen dabei nach unten. Anschließend wieder in die Ausgangsposition zurückkehren.

Endposition

In der Endposition befinden sich die Arme vor dem Körper, auf Höhe der Schultern. Die Ellbogen sind leicht gebeugt. Der Rücken ist gerade und der Kopf ist in Verlängerung der Wirbelsäule. Die Rumpfmuskulatur ist angespannt.

Die Übung **Kurzhantelfrontheben** ist eine Isolationsübung für die Schultermuskulatur. Der vordere Anteil des Deltamuskels muss dabei die meiste Arbeit verrichten. Die Übung kann auch im Sitzen durchgeführt werden und eignet sich auch für Anfänger. Eine weitere Variante ist das wechselseitige Anheben der Arme. Bei der Übungsausführung ist darauf zu achten, ein Schwingen aus dem unteren Rücken unbedingt zu vermeiden. Die Schultermuskulatur soll den Widerstand überwinden, ohne die Rückenmuskulatur einzusetzen. Um unnötige Belastungen im Schultergelenk zu vermeiden, sollten die Arme nicht höher als Schultergelenkhöhe angehoben werden. Die Übung kann auch mit einer Langhantel oder einem elastischen Fitnessband durchgeführt werden.

Die hauptsächlich beanspruchte Muskulatur ist der vordere Anteil des Deltamuskels (M. deltoideus, Pars clavicularis) und der kurze Kopf des Armbeugers (M. biceps brachii).

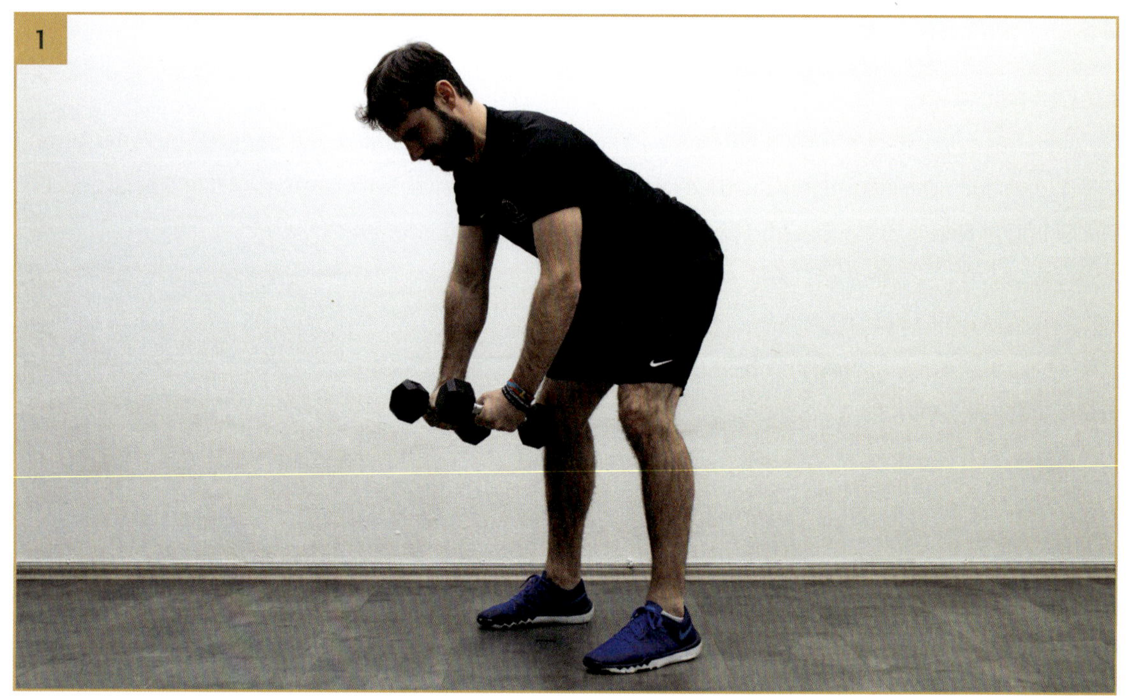
1

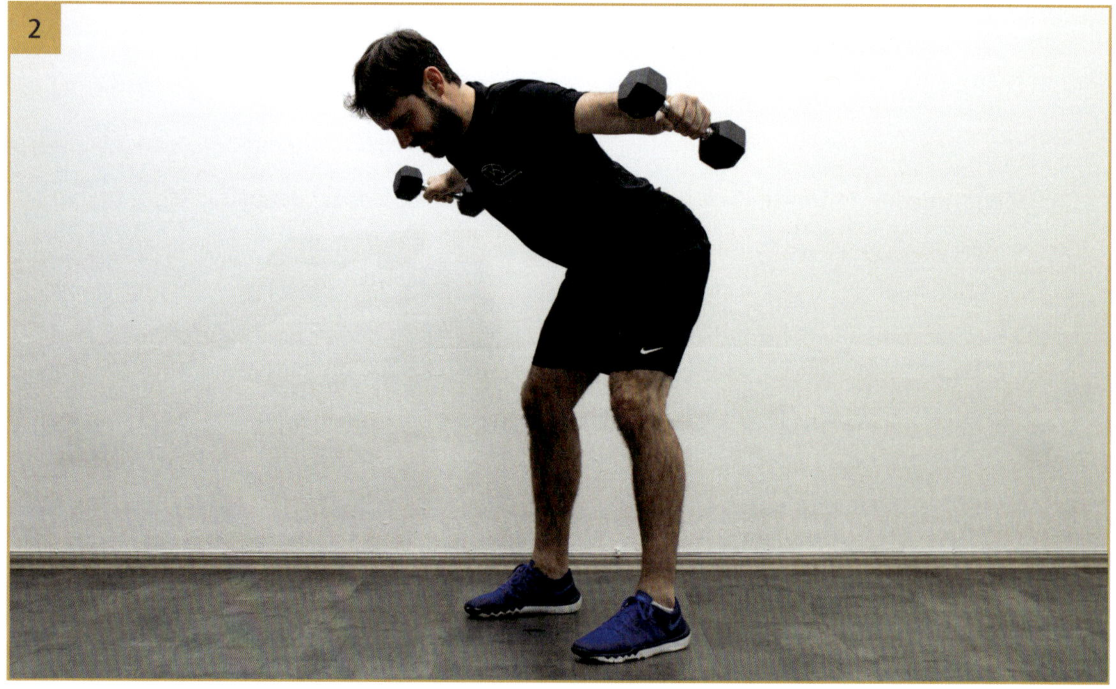
2

74. Vorgebeugtes Seitheben

Ausgangsposition

Nehmen Sie einen stabilen, hüftbreiten Stand ein. Der Oberkörper ist leicht vorgebeugt. Der Rücken ist gerade und der Kopf in Verlängerung der Wirbelsäule. In jeder Hand halten Sie, seitlich neben dem Körper, eine Kurzhantel. Die Ellbogen sind in der Ausgangsposition leicht gebeugt. Spannen Sie die Rumpf- und Gesäßmuskulatur an.

Übungsausführung

Heben Sie die Arme bis zur Schulterhöhe seitlich an. Anschließend wieder in die Ausgangsposition zurückkehren.

Endposition

In der Endposition befinden sich die Arme seitlich neben dem Körper auf Höhe der Schultern. Der Oberkörper ist leicht vorgebeugt. Die Rumpf- und Gesäßmuskulatur ist angespannt.

Die Übung **Vorgebeugtes Seitheben** ist eine Isolationsübung für die Schultermuskulatur. Der Schwerpunkt liegt dabei auf dem hinteren Anteil des Deltamuskels. Die Rumpfmuskulatur muss hier Autostabilisationsarbeit verrichten, um den Körper in der vorgebeugten Position stabil halten. Gelingt das nicht, kann diese Übung auch im Sitzen ausgeführt werden. Die sitzende Variante ist für Anfänger besser geeignet als die stehende. Dabei wird der Oberkörper nach vorne gebeugt und quasi auf den Oberschenkeln abgelegt. Die Kurzhanteln werden dann, wie bei der oben beschriebenen Ausführung, seitlich neben dem Körper angehoben.

Die hauptsächlich beanspruchte Muskulatur ist der hintere Anteil der Schultermuskulatur (M. deltoideus, Pars spinata). Außerdem wird die Muskulatur zwischen den Schulterblättern (Mm. rhomboidei und M. trapezius) beansprucht.

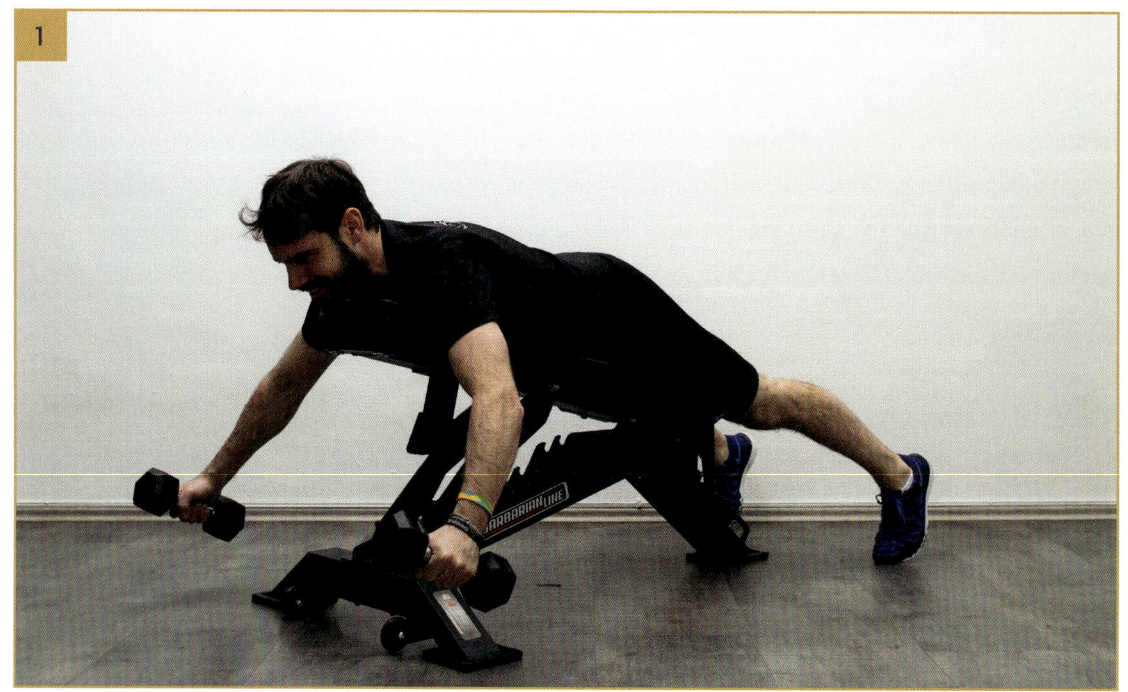
1
BARBARIAN LINE

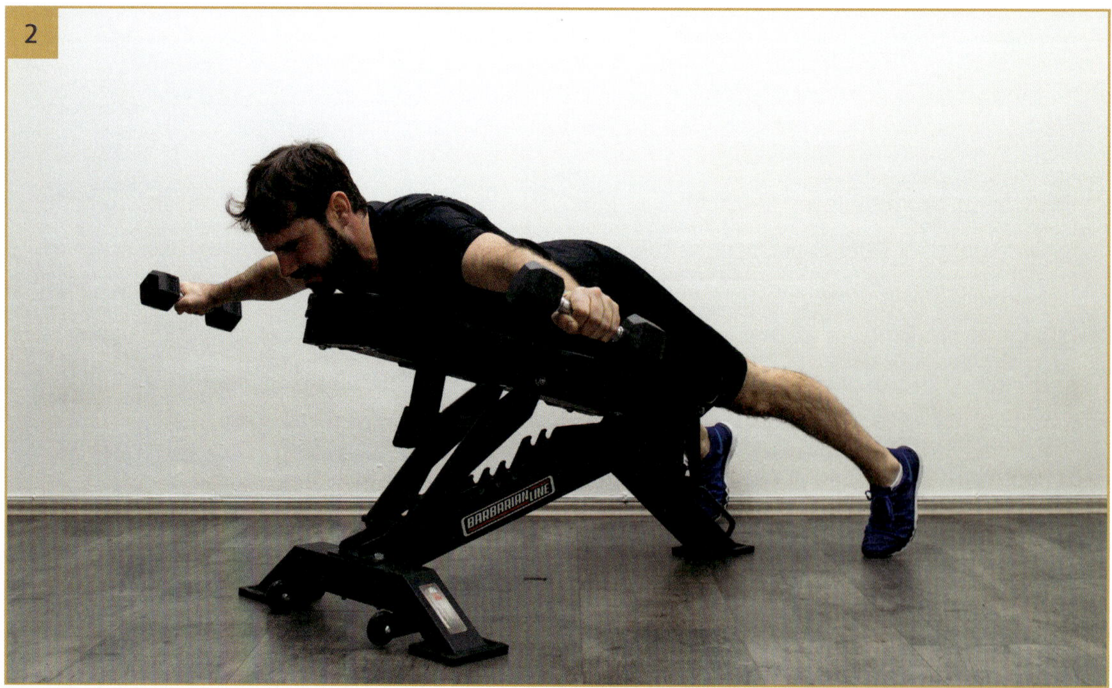
2
BARBARIAN LINE

75. Vorgebeugtes Seitheben auf der Schrägbank

Ausgangsposition

Nehmen Sie die Bauchlage auf einer Schrägbank ein. Der Rücken ist gerade und der Kopf in Verlängerung der Wirbelsäule. In jeder Hand halten Sie seitlich neben dem Körper eine Kurzhantel. Die Ellbogen sind in der Ausgangsposition leicht gebeugt. Spannen Sie die Rumpfmuskulatur an.

Übungsausführung

Heben Sie die Arme bis zur Schulterhöhe seitlich an. Anschließend wieder in die Ausgangsposition zurückkehren.

Endposition

In der Endposition befinden sich die Arme seitlich neben dem Körper auf Höhe der Schultern. Sie liegen auf der Schrägbank. Die Rumpfmuskulatur ist angespannt.

Die Übung **Vorgebeugtes Seitheben auf der Schrägbank** ist eine Isolationsübung für die Schultermuskulatur. Der Schwerpunkt liegt dabei auf dem hinteren Anteil des Deltamuskels. Durch die stabile Position auf der Schrägbank wird die Rumpfmuskulatur weit weniger gefordert als bei der stehenden Variante. Daher eignet sich diese Übung auch besser für Anfänger. Außerdem kann der Trainierende sich voll auf die Abduktion und Retroversionsbewegung im Schultergelenk konzentrieren und muss nicht zusätzlich auf die korrekte vorgebeugte Position im Stehen achten. Für Personen, die an einer geraden, aufrechten Haltung arbeiten möchten, ist diese Übung besonders geeignet.

Während der Übungsausführung kann genau darauf geachtet werden, die Schulterblätter zur Wirbelsäule zu ziehen und die Schultern nach hinten unten zu bewegen.

Die hauptsächlich beanspruchte Muskulatur ist der hintere Anteil der Schultermuskulatur (M. deltoideus, Pars spinata). Außerdem wird die Muskulatur zwischen den Schulterblättern (Mm. rhomboidei und M. trapezius) beansprucht.

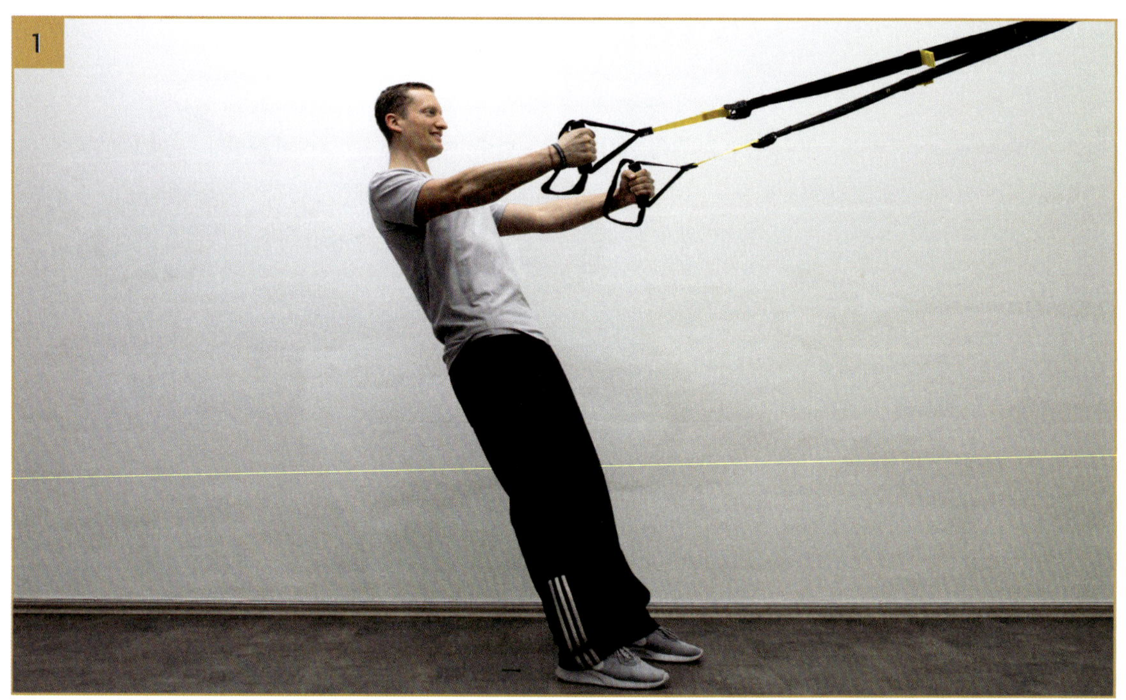
1

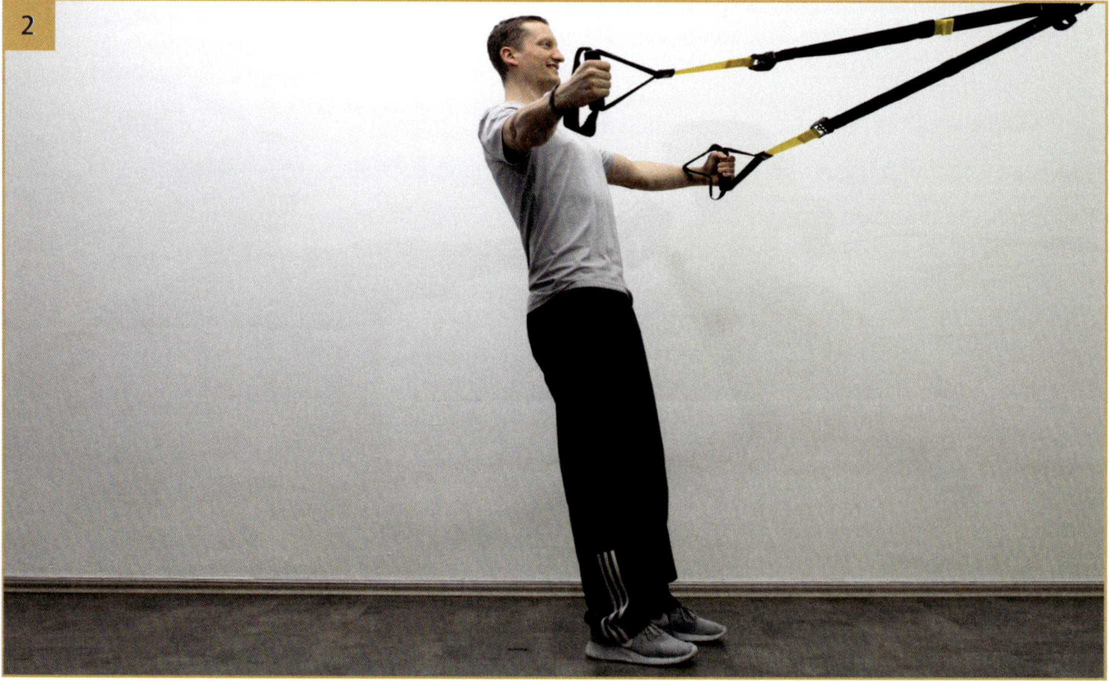
2

76. Retroversion im Schlingentrainer

Ausgangsposition

Nehmen Sie einen stabilen, hüftbreiten Stand ein. Umfassen Sie die beiden Handschlaufen des Schlingentrainers im Neutralgriff. Die Ellbogen sind leicht gebeugt und fixiert. Treten Sie mit den Füßen nach vorne und lehnen Sie den Oberkörper nach hinten. Der Rücken ist gerade und der Kopf ist in Verlängerung der Wirbelsäule. Spannen Sie die Gesäß- und Rumpfmuskulatur an.

Übungsausführung

Ziehen Sie den Körper nach oben, indem Sie die Arme in einer fliegenden Bewegung nach hinten ziehen. Anschließend kehren Sie wieder in die Ausgangsposition zurück.

Endposition

In der Endposition sind die Ellbogen leicht gebeugt. Die Arme befinden sich seitlich vom Körper auf Höhe des Schultergelenks. Der Rücken ist gerade und der Kopf in Verlängerung der Wirbelsäule. Die Gesäß- und Rumpfmuskulatur ist angespannt.

Die Übung **Retroversion im Schlingentrainer** im Neutralgriff ist eine Krafttrainingsübung für die Schultermuskulatur. Im Gegensatz zum Rudern im Schlingentrainer findet bei dieser Übung die Bewegung lediglich im Schultergelenk statt. Dadurch können die Armbeuger keine Kraft entfalten und die Schulter- und Rückenmuskulatur wird verstärkt beansprucht. Nach Erkrankungen oder Verletzungen im Schultergelenk kann diese Übung bei genügend Körperwahrnehmung eingesetzt werden, um durch die Retraktion des Schultergürtels den subakromialen Raum zu erweitern.

Die hauptsächlich beanspruchte Muskulatur ist der hintere Anteil der Schultermuskulatur (M. deltoideus, Pars spinata) und der mittlere Anteil des Trapezmuskels (M. trapezius, Pars transversa).

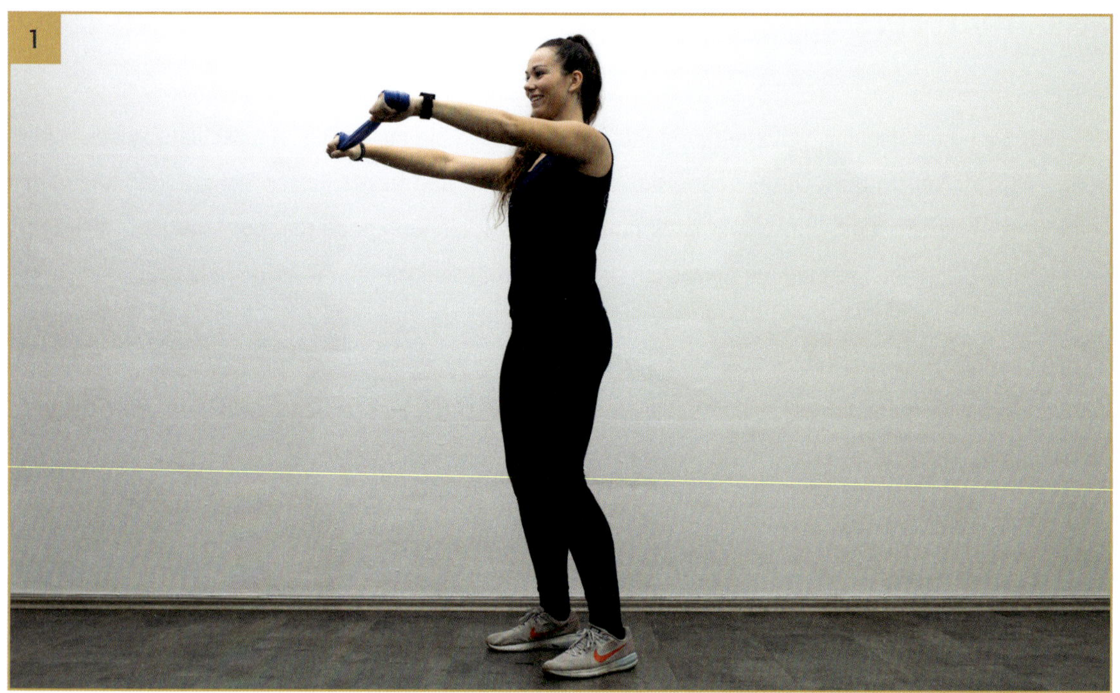
1

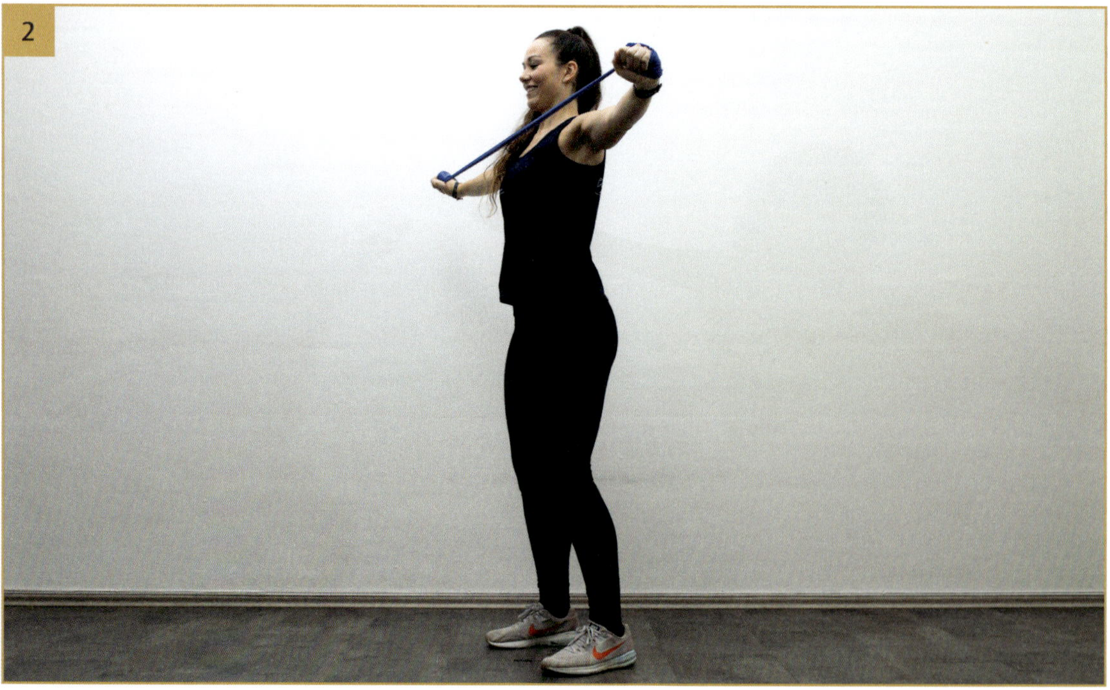
2

77. Retroversion mit dem Fitnessband

Ausgangsposition

Nehmen Sie einen stabilen, hüftbreiten Stand ein. Umfassen Sie mit beiden Händen das Fitnessband im Obergriff. Die Arme sind auf Höhe des Schultergelenks nach vorne ausgestreckt. Die Ellbogen sind leicht gebeugt und fixiert. Der Rücken ist gerade und der Kopf ist in Verlängerung der Wirbelsäule. Spannen Sie die Gesäß- und Rumpfmuskulatur an.

Übungsausführung

Ziehen Sie die Arme nach hinten. Anschließend kehren Sie wieder in die Ausgangsposition zurück.

Endposition

In der Endposition sind die Ellbogen leicht gebeugt. Die Arme befinden sich seitlich vom Körper auf Höhe des Schultergelenks. Das Fitnessband berührt die Brust. Der Rücken ist gerade und der Kopf ist in Verlängerung der Wirbelsäule. Die Gesäß- und Rumpfmuskulatur ist angespannt.

Die Übung **Retroversion mit dem Fitnessband** ist eine Krafttrainingsübung für die Schultermuskulatur. Diese Übung eignet sich auch für Anfänger. Bei der Bewegungsausführung ist darauf zu achten, dass die Bewegung lediglich im Schultergelenk stattfindet. Die Ellbogen bleiben leicht gebeugt fixiert und werden während der Übungsausführung nicht gebeugt oder gestreckt. Damit findet lediglich eine Bewegung im Schultergelenk statt: die Retroversion. Wird diese Übung im Rehatraining nach einer Verletzung im Schultergelenk eingesetzt, ist es ratsam, die Oberarme unter Schulterhöhe zu halten, um die kapsuläre Spannung zu reduzieren.

Die hauptsächlich beanspruchte Muskulatur ist der hintere Anteil der Schultermuskulatur (M. deltoideus, Pars spinata) und der mittlere Anteil des Trapezmuskels (M. trapezius, Pars transversa). Der breite Rückenmuskel (M. latissimus dorsi), der ebenfalls an der Retroversion im Schultergelenk beteiligt ist, kann bei dieser Übung weniger Kraft entfalten, da der Abduktionswinkel zwischen Oberarm und Oberkörper sehr groß ist.

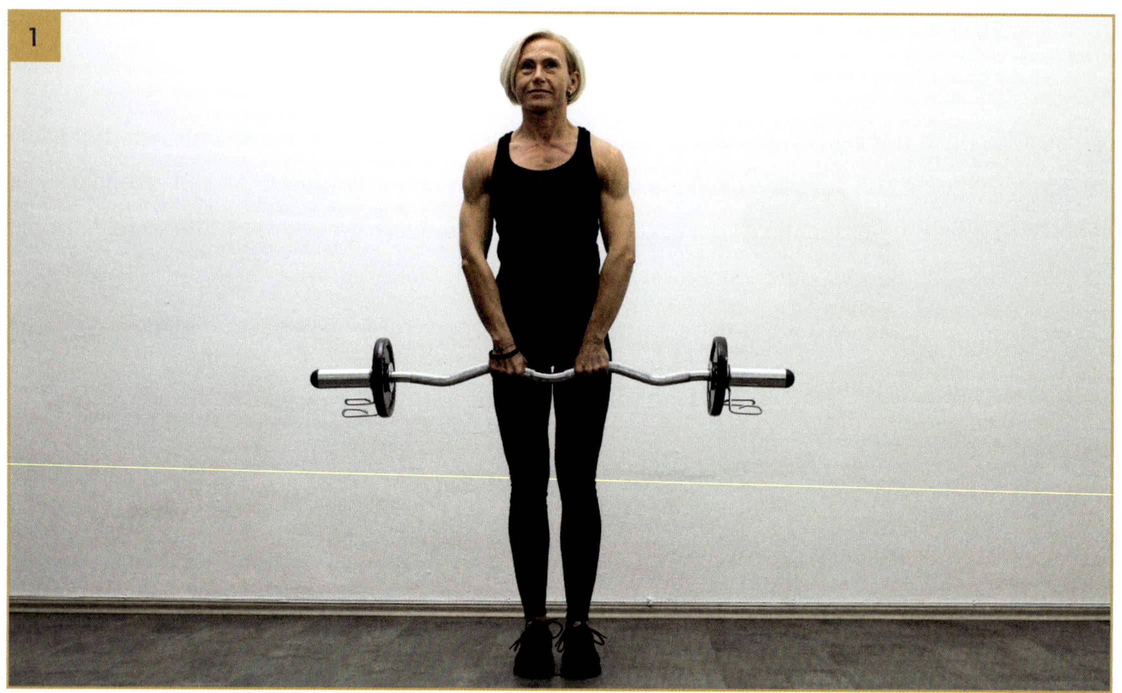
1

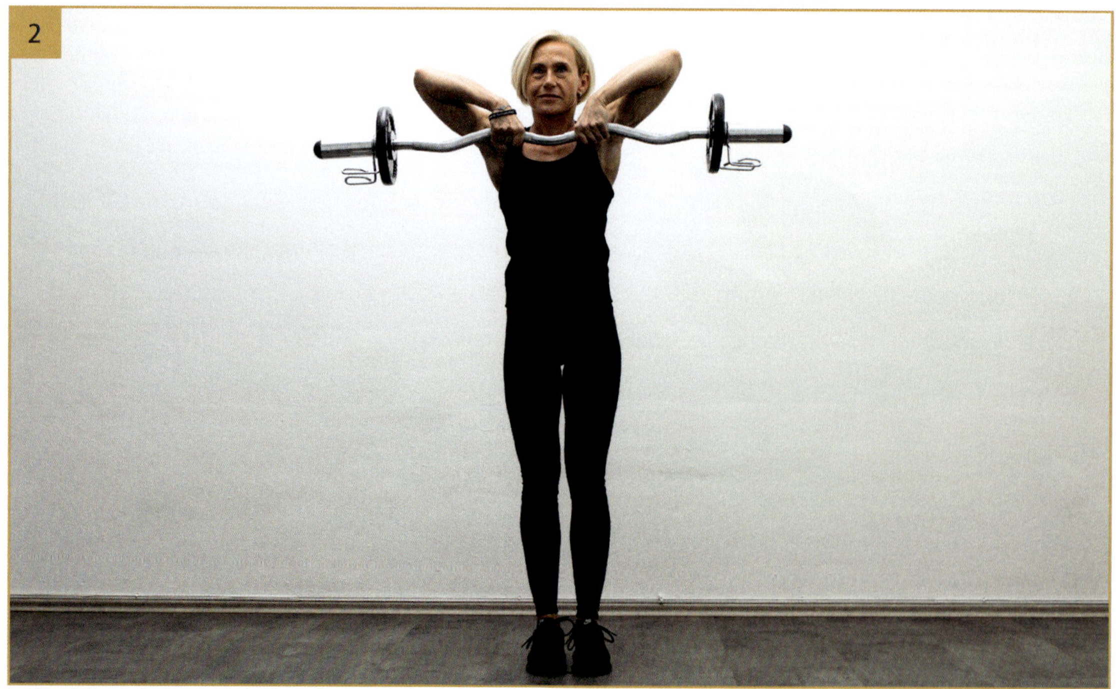
2

78. Aufrechtes Rudern

Ausgangsposition

Nehmen Sie einen stabilen, hüftbreiten Stand ein. Der Rücken ist gerade und der Kopf in Verlängerung der Wirbelsäule. Der Blick ist nach vorne gerichtet. Die Arme greifen vor dem Körper von oben die Langhantel. Die Hände sind ca. zwei Daumenlängen entfernt. Die Ellbogen sind in der Ausgangsposition leicht gebeugt. Spannen Sie die Rumpf- und Gesäßmuskulatur an.

Übungsausführung

Ziehen Sie die Arme eng am Körper bis zur Schulterhöhe. Die Ellbogen werden dabei gebeugt. Anschließend wieder in die Ausgangsposition zurückkehren.

Endposition

In der Endposition befinden sich die Hände auf Höhe der Schultern. Die Ellbogen sind gebeugt, die Arme seitlich vom Körper abgespreizt. Die Rumpf- und Gesäßmuskulatur ist angespannt.

Die Übung **Aufrechtes Rudern** ist eine komplexe Übung für die Schultermuskulatur. Neben der Abduktion im Schultergelenk findet auch eine Elevation der Schulterblätter und eine Flexion im Ellbogengelenk statt. Daher sind viele Muskeln an der Bewegung beteiligt. Bei der Übungsausführung ist darauf zu achten, dass sich die Ellbogen immer über der Stange befinden. Außerdem muss der Oberkörper stabil bleiben. Schwungholen aus dem unteren Rücken muss unbedingt vermieden werden. Diese Übung kann alternativ auch mit Kurzhanteln durchgeführt werden.

Die hauptsächlich beanspruchten Muskeln sind der mittlere Anteil der Schultermuskulatur (M. deltoideus, Pars acromialis), der Obergrätenmuskel (M. supraspinatus), der obere Anteil des Trapezmuskels (M. trapezius, Pars descendens) und der zweiköpfige Armbeuger (M. biceps brachii).

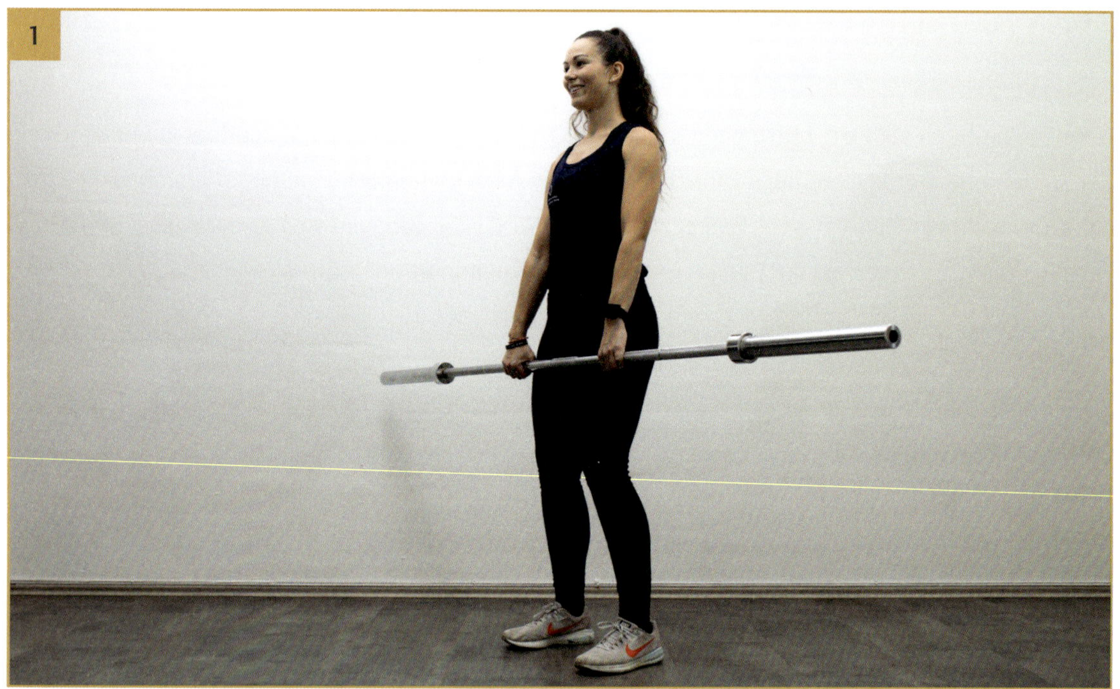

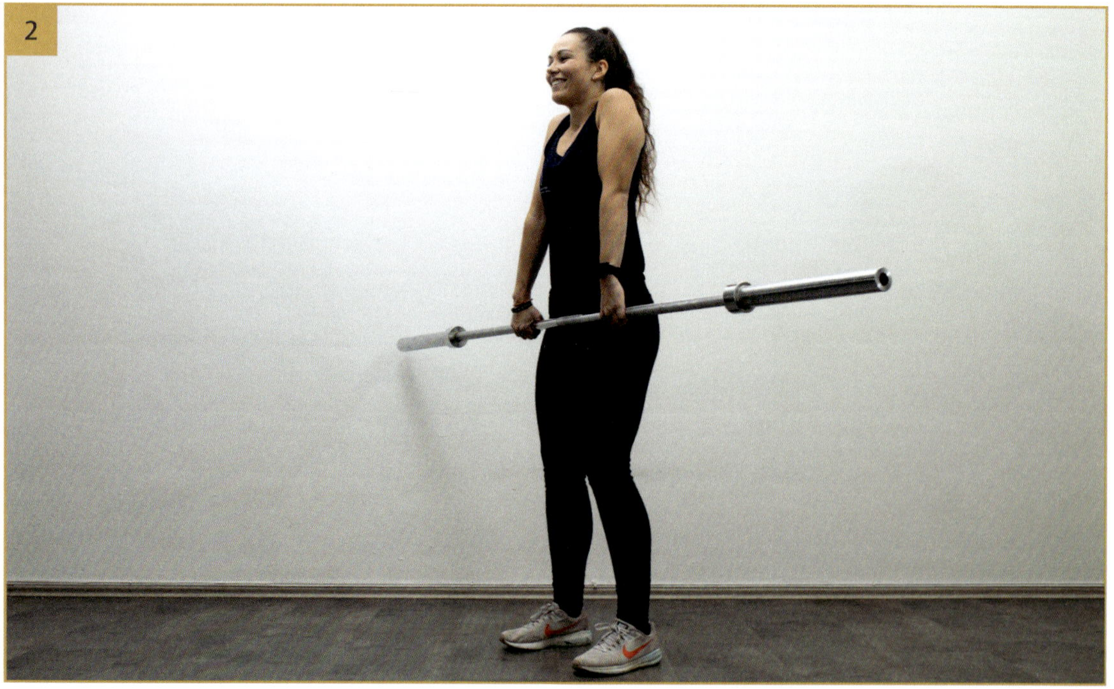

79. Langhantelschulterheben

Ausgangsposition

Nehmen Sie einen stabilen, hüftbreiten Stand ein. Der Rücken ist gerade und der Kopf in Verlängerung der Wirbelsäule. Der Blick ist nach vorne gerichtet. Die Arme greifen vor dem Körper von oben die Langhantel. Die Ellbogen sind in der Ausgangsposition leicht gebeugt. Spannen Sie die Rumpf- und Gesäßmuskulatur an.

Übungsausführung

Ziehen Sie die Schulter so weit wie möglich nach oben. Anschließend wieder in die Ausgangsposition zurückkehren.

Endposition

In der Endposition sind die Schultern nach oben gezogen. Die Ellbogen sind leicht gebeugt. Der Rücken ist gerade und der Kopf ist in Verlängerung der Wirbelsäule. Die Rumpf- und Gesäßmuskulatur ist angespannt.

Das **Langhantelschulterheben** ist eine Isolationsübung für den oberen Rücken. Die Bewegung ist einfach auszuführen und eignet sich auch für Anfänger. Wichtig ist, dass die Arme während der Bewegung weder gebeugt noch gestreckt werden. Die Bewegung findet lediglich in den Schultern statt. Die Bewegungsamplitude ist im Vergleich zu anderen Krafttrainingsübungen zwar relativ gering, allerdings kann der Trapezmuskel dabei effektiv trainiert werden. Häufig ist jedoch zu beobachten, dass die Übung auch aufgrund des geringen Bewegungsausmaßes zu schnell und ruckartig ausgeführt wird.

Wie bei allen Krafttrainingsübungen gilt es, auf eine flüssige und kontrollierte Ausführung zu achten. Die Übung kann auch mit Kurzhanteln ausgeführt werden.

Die hauptsächlich beanspruchten Muskeln sind der obere Anteil des Trapezmuskels (M. trapezius, Pars descendens). Stabilisierend wirken die Rautenmuskeln (Mm. rhomboidei) und der Schultermuskel (M. deltoideus) mit.

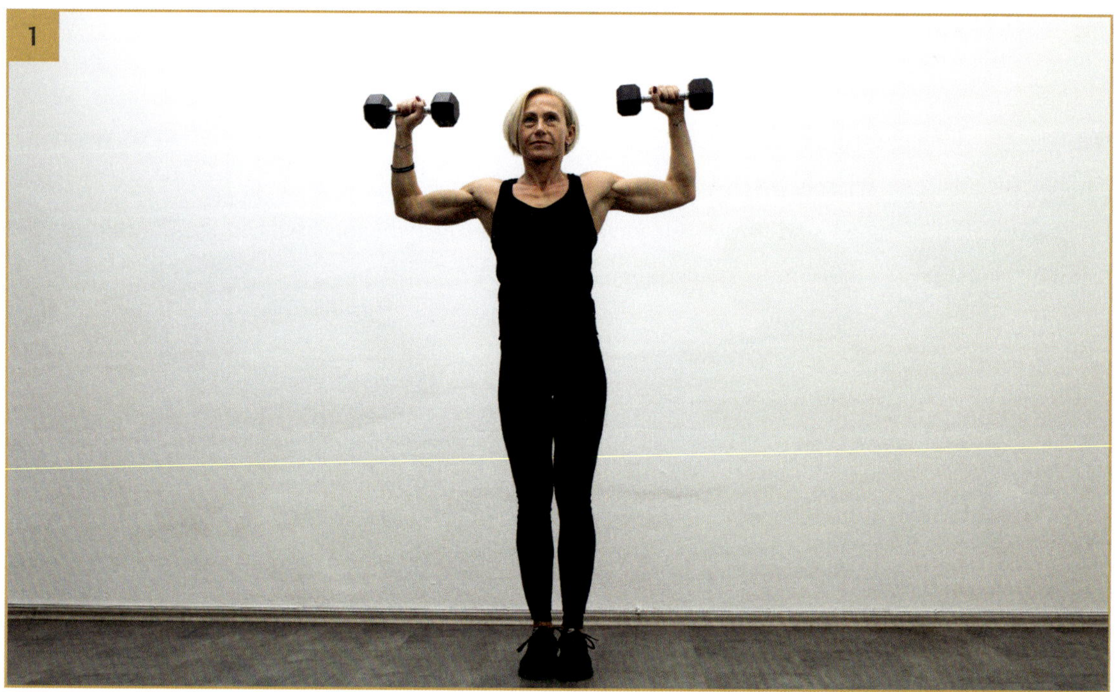

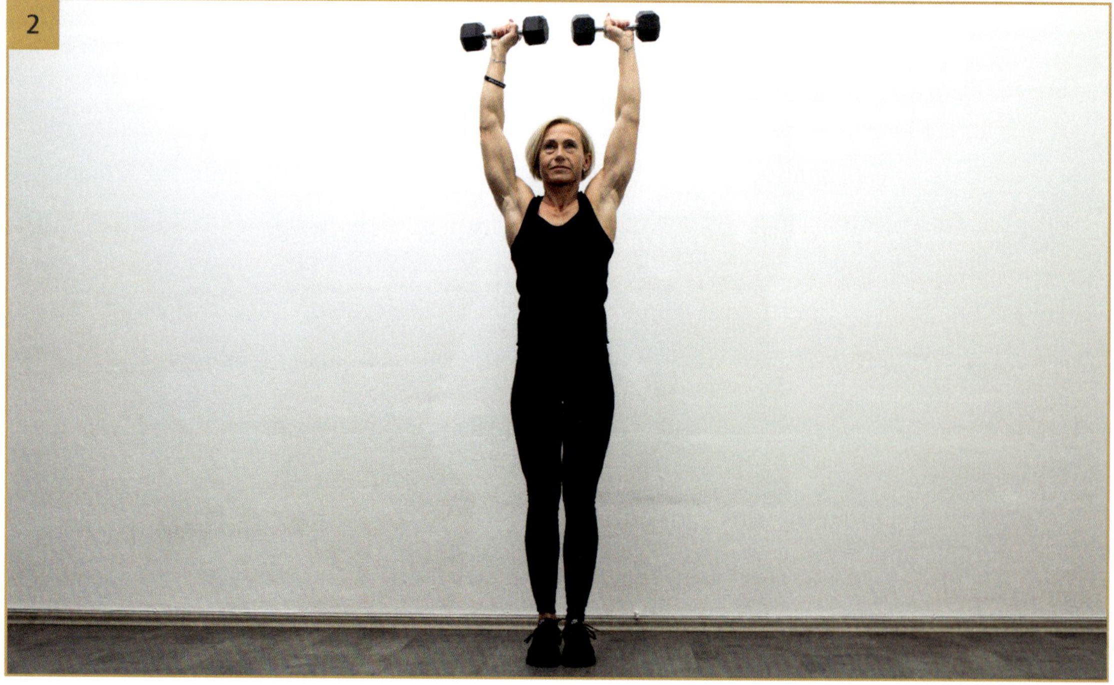

80. Schulterdrücken mit der Kurzhantel

Ausgangsposition

Nehmen Sie einen stabilen, hüftbreiten Stand ein. Der Rücken ist gerade und der Kopf in Verlängerung der Wirbelsäule. Der Blick ist nach vorne gerichtet. Die Arme werden seitlich vom Körper abgespreizt. Die Ellbogen sind um ca. 90° gebeugt. In den Händen halten Sie die Kurzhanteln. Die Hände befinden sich auf Höhe der Ohren. Spannen Sie die Rumpfmuskulatur an.

Übungsausführung

Drücken Sie die Arme nach oben über den Kopf, bis die Ellbogen nur noch leicht gebeugt sind. Anschließend wieder in die Ausgangsposition zurückkehren.

Endposition

In der Endposition sind die Ellbogen nur noch leicht gebeugt. Die Hände berühren sich nahezu. Die Rumpfmuskulatur ist angespannt.

Die Übung **Schulterdrücken mit Kurzhanteln** ist eine Komplexübung für die Schultermuskulatur. Sie zählt zu den Standardübungen zur Entwicklung einer starken Schultermuskulatur. Bei Problemen im Schultergelenk sollte diese Übung allerdings nicht durchgeführt werden. Außerdem ist die Übung aufgrund der Druckarbeit über Kopf weniger für Senioren, Jugendliche und Bluthochdruckpatienten geeignet. Die Ausführung im Stehen erfordert eine starke Rumpfmuskulatur. Besonders der untere Rücken wird dabei gefordert. Alternativ kann die Übung daher im Sitzen ausgeführt werden.

Die hauptsächlich beanspruchte Muskulatur ist der vordere Anteil des Deltamuskels (M. deltoideus, Pars clavicularis) und der dreiköpfige Armstrecker (M. triceps brachii).

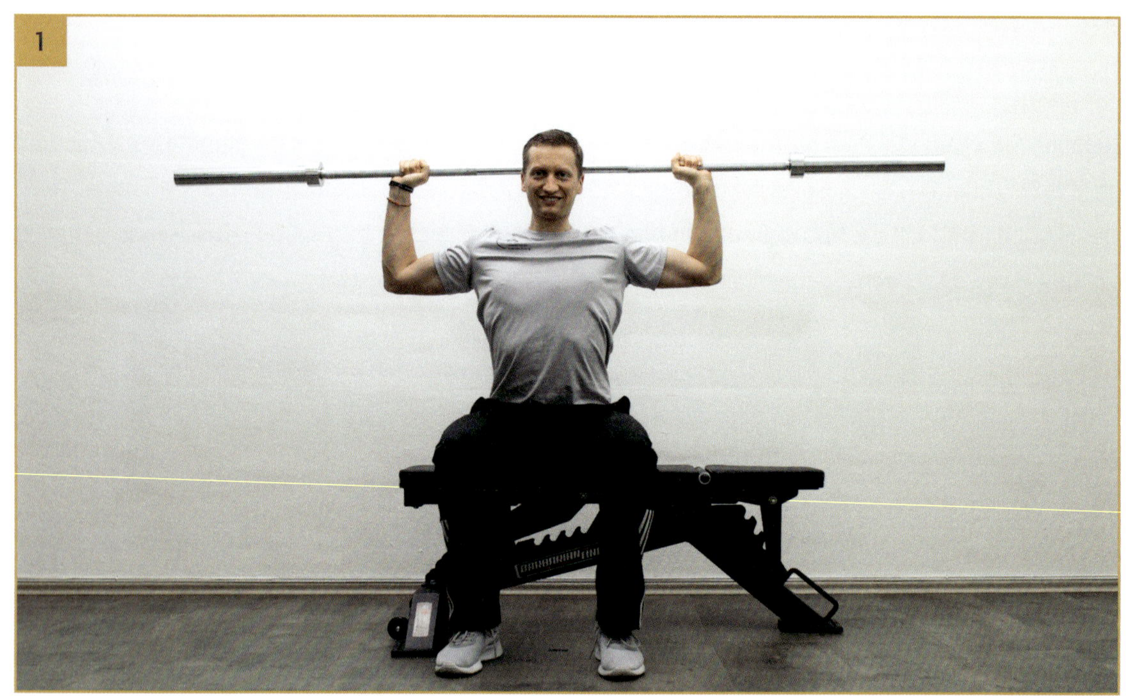
1

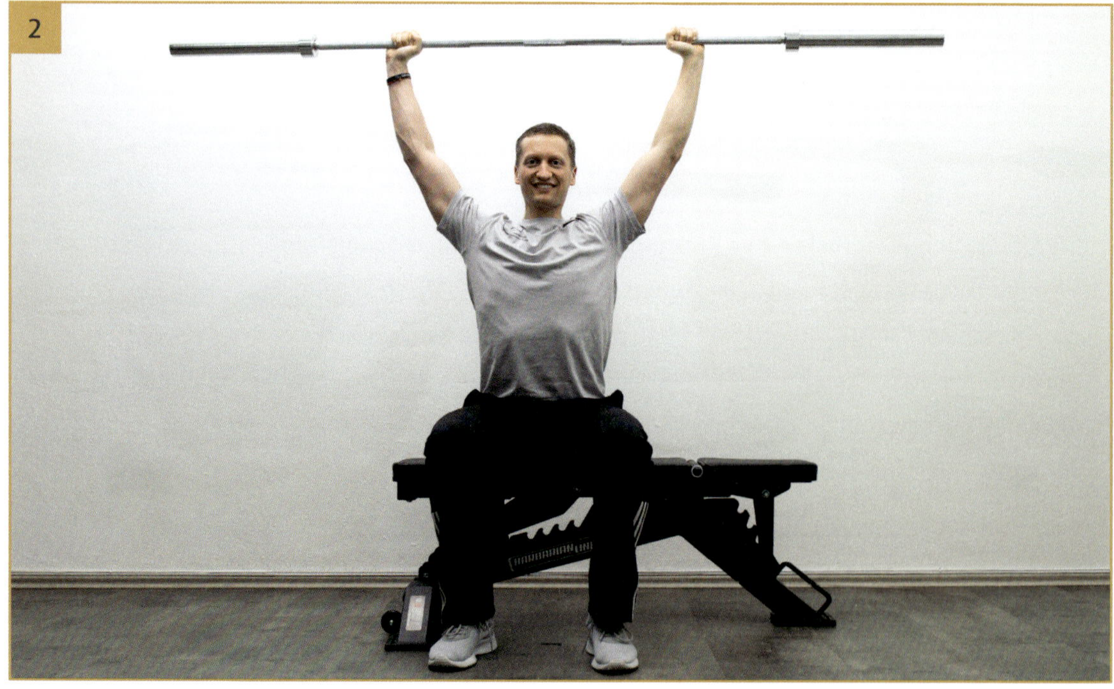
2

81. Nackendrücken mit der Langhantel

Ausgangsposition

Nehmen Sie eine stabile Sitzposition auf einer Flachbank ein. Der Kopf ist in Verlängerung der Wirbelsäule. Die Beine sind fest am Boden fixiert. Die Hantel wird im Obergriff gefasst. Die Ellbogen sind ca. 90° gebeugt. Die Langhantel befindet sich hinter dem Kopf auf Höhe der Ohren. Spannen Sie die Rumpfmuskulatur an.

Übungsausführung

Drücken Sie die Langhantel nach oben über den Kopf, bis die Ellbogen nur noch leicht gebeugt sind. Anschließend wieder in die Ausgangsposition zurückkehren.

Endposition

In der Endposition sind die Ellbogen nur noch leicht gebeugt. Die Langhantel ist über dem Kopf angehoben. Die Rumpfmuskulatur ist angespannt.

Die Übung **Nackendrücken mit der Langhantel** ist eine komplexe Übung zum Aufbau einer starken Schultermuskulatur. Für Personen mit Schulterproblemen, Bluthochdruckpatienten und Senioren ist diese Krafttrainingsübung weniger geeignet.

Die hauptsächlich beanspruchte Muskulatur ist der vordere Anteil des Deltamuskels (M. deltoideus, Pars clavicularis) und der dreiköpfige Armstrecker (M. triceps brachii). Außerdem werden die Außenrotatoren im Schultergelenk (M. supraspinatus, M. infraspinatus und M. teres minor) stark gefordert, da sie den Oberarm in der Außenrotation stabilisieren müssen.

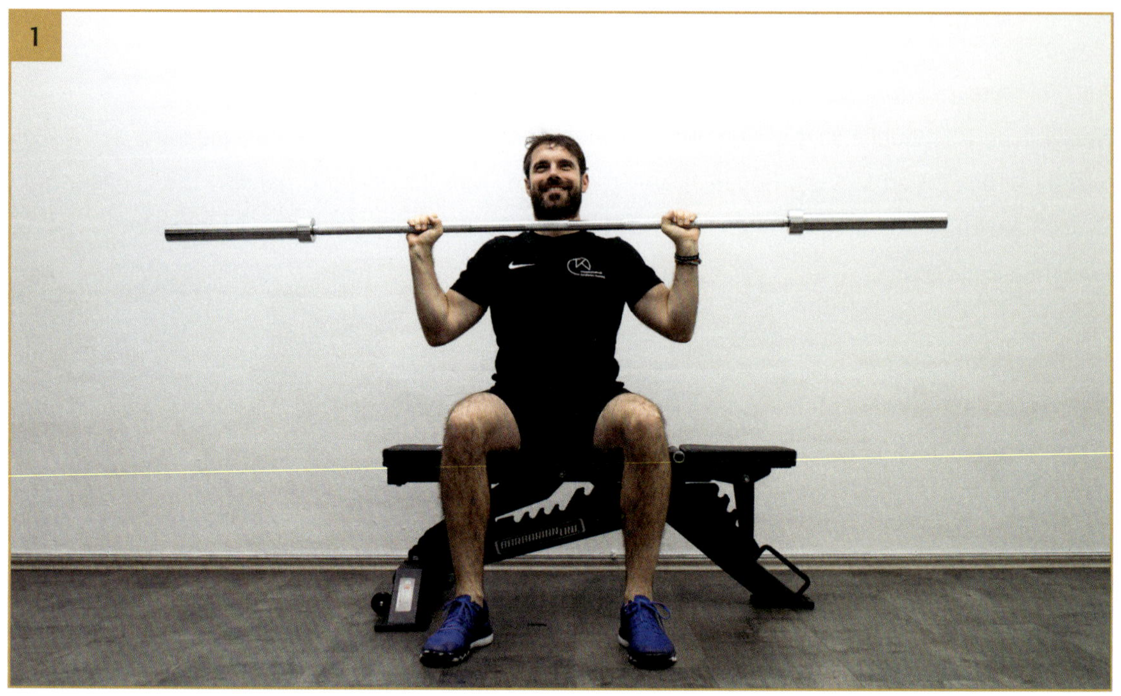
1

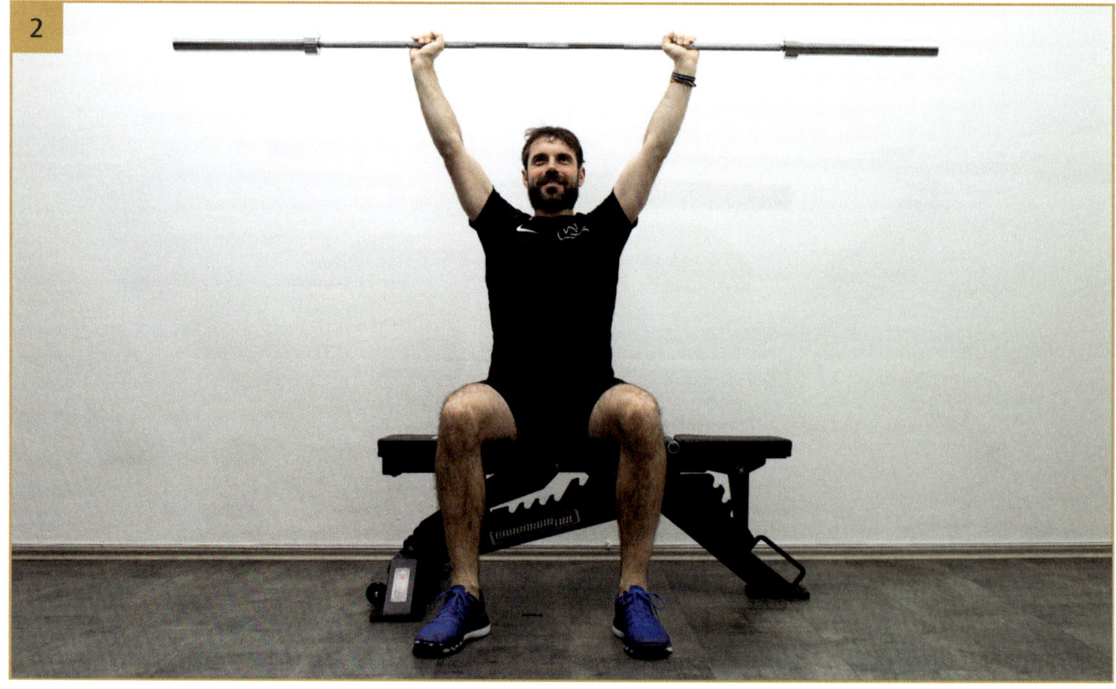
2

82. Frontdrücken mit der Langhantel

Ausgangsposition

Nehmen Sie eine stabile Sitzposition auf einer Flachbank ein. Der Kopf ist in Verlängerung der Wirbelsäule. Die Beine sind fest am Boden fixiert. Die Hantel wird im Obergriff gefasst. Die Ellbogen sind ca. 90° gebeugt. Die Langhantel befindet sich vor dem Kopf knapp unterhalb des Kinns. Spannen Sie die Rumpfmuskulatur an.

Übungsausführung

Drücken Sie die Langhantel nach oben über den Kopf, bis die Ellbogen nur noch leicht gebeugt sind. Anschließend wieder in die Ausgangsposition zurückkehren.

Endposition

In der Endposition sind die Ellbogen nur noch leicht gebeugt. Die Langhantel ist über dem Kopf angehoben. Die Rumpfmuskulatur ist angespannt.

Die Übung **Frontdrücken mit der Langhantel** ist eine komplexe Übung zum Aufbau einer starken Schultermuskulatur. Für Personen mit Schulterproblemen, Bluthochdruckpatienten und Senioren ist diese Krafttrainingsübung weniger geeignet. Im Vergleich zum **Nackendrücken** werden bei dieser Übung die Außenrotatoren im Schultergelenk weit weniger stark beansprucht. Im Vergleich zur Variante mit Kurzhanteln ist die Übung mit der Langhantel koordinativ weniger anspruchsvoll und es können in der Regel schwerere Gewichte verwendet werden.

Die hauptsächlich beanspruchte Muskulatur ist der vordere Anteil des Deltamuskels (M. deltoideus, Pars clavicularis) und der dreiköpfige Armstrecker (M. triceps brachii).

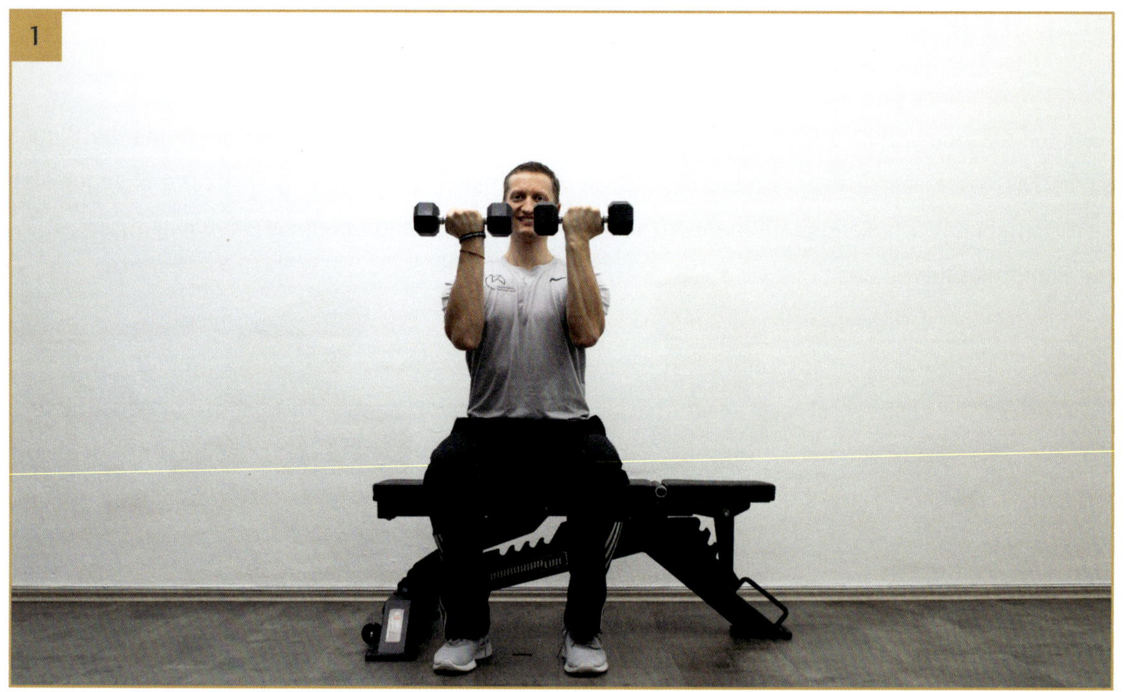
1

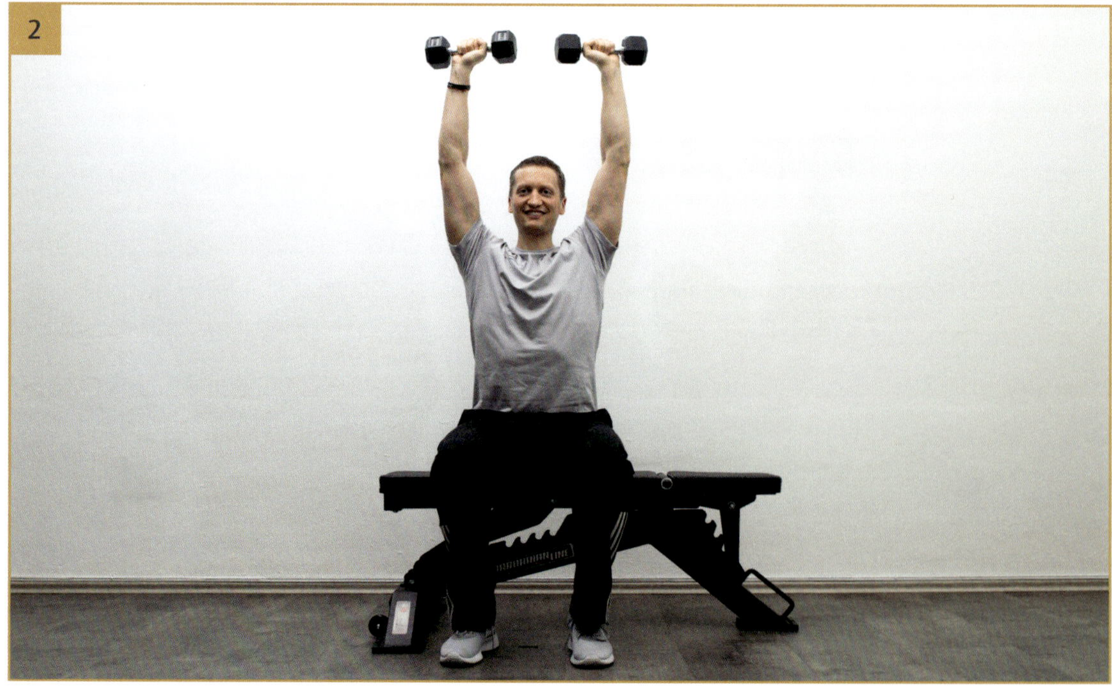
2

83. Schulterdrücken mit Drehbewegung

Ausgangsposition

Nehmen Sie eine stabile Sitzposition auf einer Flachbank ein. Der Kopf ist in Verlängerung der Wirbelsäule. Die Beine sind fest am Boden fixiert. Die Hände greifen zwei Kurzhanteln. Die Hanteln befinden sich knapp unterhalb des Kinns. Die Handflächen zeigen zum Körper. Die Ellbogen liegen eng am Körper an. Spannen Sie die Rumpfmuskulatur an.

Übungsausführung

Drücken Sie die Kurzhanteln nach oben über den Kopf, bis die Ellbogen nur noch leicht gebeugt sind. Dabei spreizen Sie die Arme seitlich ab und drehen Sie nach außen. Anschließend wieder in die Ausgangsposition zurückkehren.

Endposition

In der Endposition sind die Ellbogen nur noch leicht gebeugt. Die Kurzhanteln sind über dem Kopf angehoben. Die Rumpfmuskulatur ist angespannt.

Die Übung **Schulterdrücken mit Drehbewegung** ist eine äußerst komplexe Krafttrainingsübung für die Schultermuskulatur. Mehrere Bewegungen müssen dabei gleichzeitig ablaufen: die Hanteln nach oben drücken, die Arme abspreizen und eine Drehbewegung durchführen. Daher eignet sich die Übung eher für geübte Trainierende.

Die hauptsächlich beanspruchte Muskulatur ist der vordere Anteil des Deltamuskels (M. deltoideus, Pars clavicularis) und der dreiköpfige Armstrecker (M. triceps brachii). Durch die Abduktionsbewegung wird außerdem der mittlere Anteil des Deltamuskels (M. deltoideus, Pars acromialis) trainiert. Zum Ende der Bewegung wird dann auch der hintere Anteil des Deltamuskels (M. deltoideus, Pars spinata) gefordert.

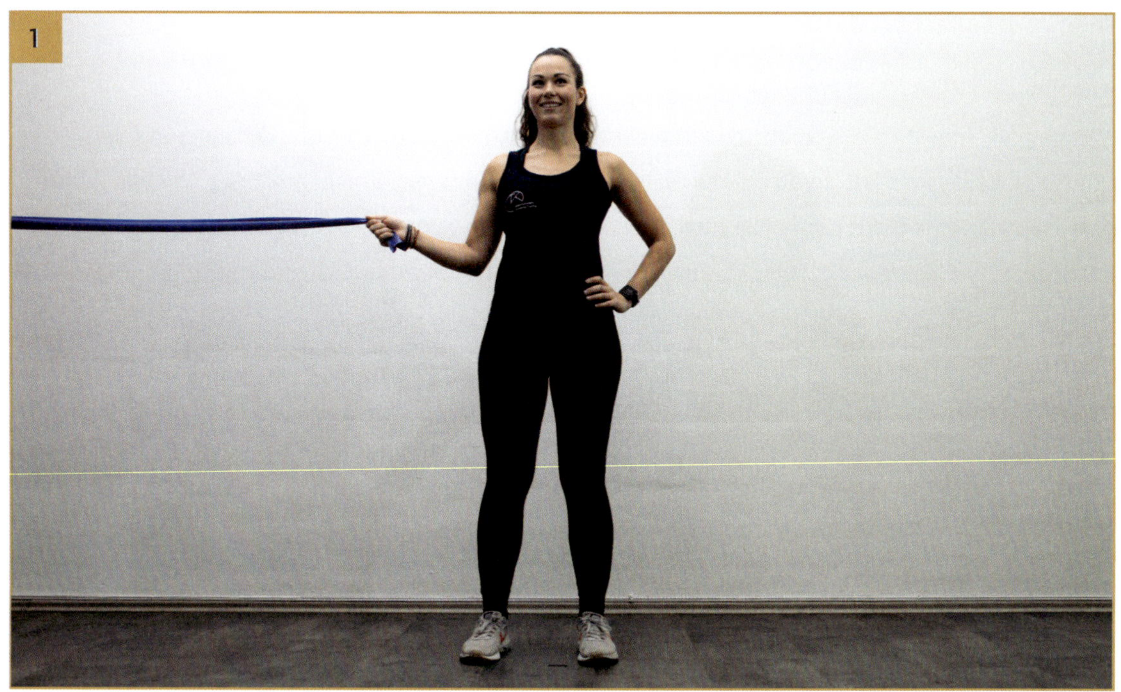
1

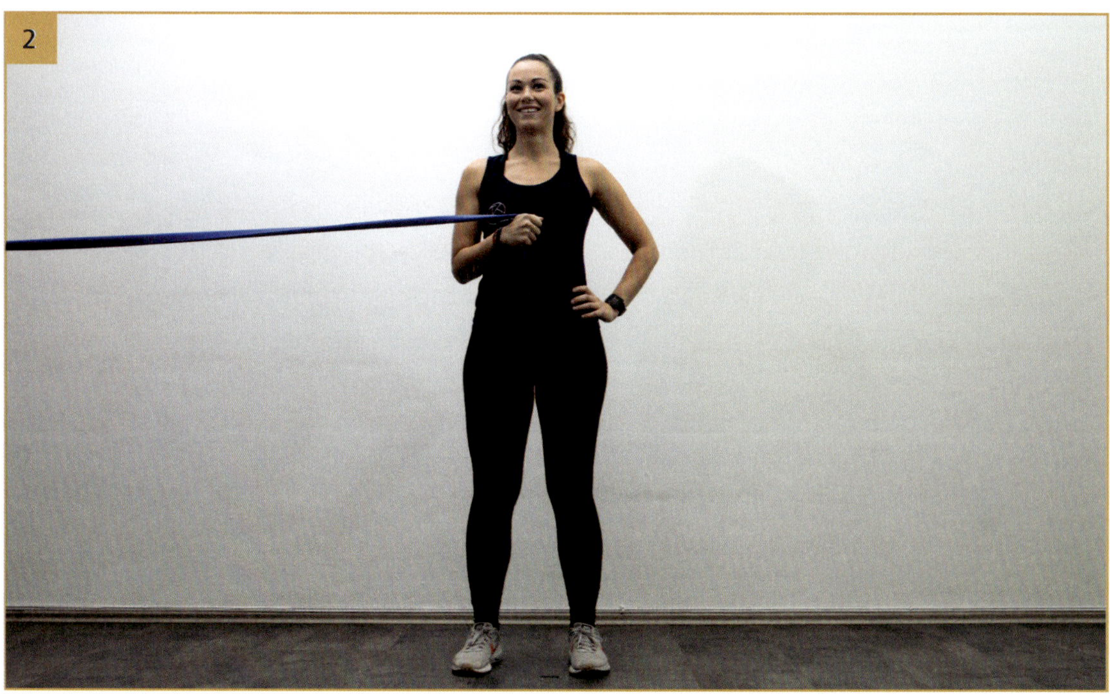
2

84. Innenrotation mit Fitnessband

Ausgangsposition

Nehmen Sie einen stabilen, hüftbreiten Stand ein. Der Rücken ist gerade und der Kopf in Verlängerung der Wirbelsäule. Der Blick ist nach vorne gerichtet. Der zu trainierende Arm liegt eng am Körper an. Der Ellbogen ist um 90° gebeugt. Der Oberarm ist in der Ausgangsposition außenrotiert. Die Hand greift das Fitnessband etwa auf Höhe des Ellbogens. Der andere Arm wird gegen die Hüfte gestemmt. Spannen Sie die Rumpfmuskulatur an.

Übungsausführung

Rotieren Sie den Arm nach innen. Anschließend wieder in die Ausgangsposition zurückkehren.

Endposition

In der Endposition ist der Oberarm nach innen rotiert. Der Arm liegt eng am Körper an. Der Ellbogen ist um 90° gebeugt. Der Rücken ist gerade, der Kopf ist in Verlängerung der Wirbelsäule. Die Rumpfmuskulatur ist angespannt.

Die Übung **Innenrotation mit Fitnessband** ist eine Isolationsübung für die Innenrotatoren im Schultergelenk. Diese Übung gehört zusammen mit der **Außenrotation mit Fitnessband** (oder am Kabelzug) zu den Standardübungen im Rehatraining nach Verletzungen und Schädigungen am Schultergelenk. Bei der Übungsausführung ist besonders darauf zu achten, die Bewegung lediglich aus dem Schultergelenk durchzuführen. Der Oberkörper muss während der gesamten Bewegung stabil bleiben und der Arm liegt permanent am Körper an. Alternativ kann die Übung auch im Sitzen ausgeführt werden.

Die hauptsächlich beanspruchte Muskulatur ist der Unterschulterblattmuskel (M. subscapularis), der große Rundmuskel (M. teres major) und der vordere Anteil des Schultermuskels (M. deltoideus, Pars clavicularis). Außerdem sind der große Rückenmuskel (M. latissimus dorsi) und der Brustmuskel (M. pectoralis major) an der Bewegung beteiligt.

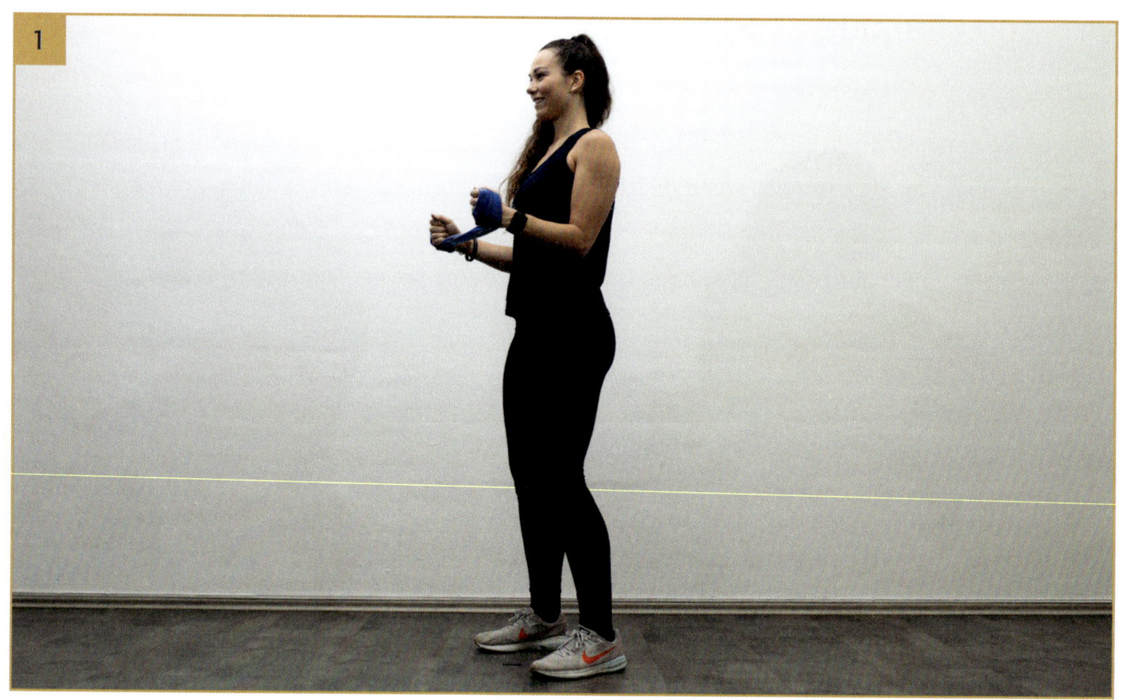
1

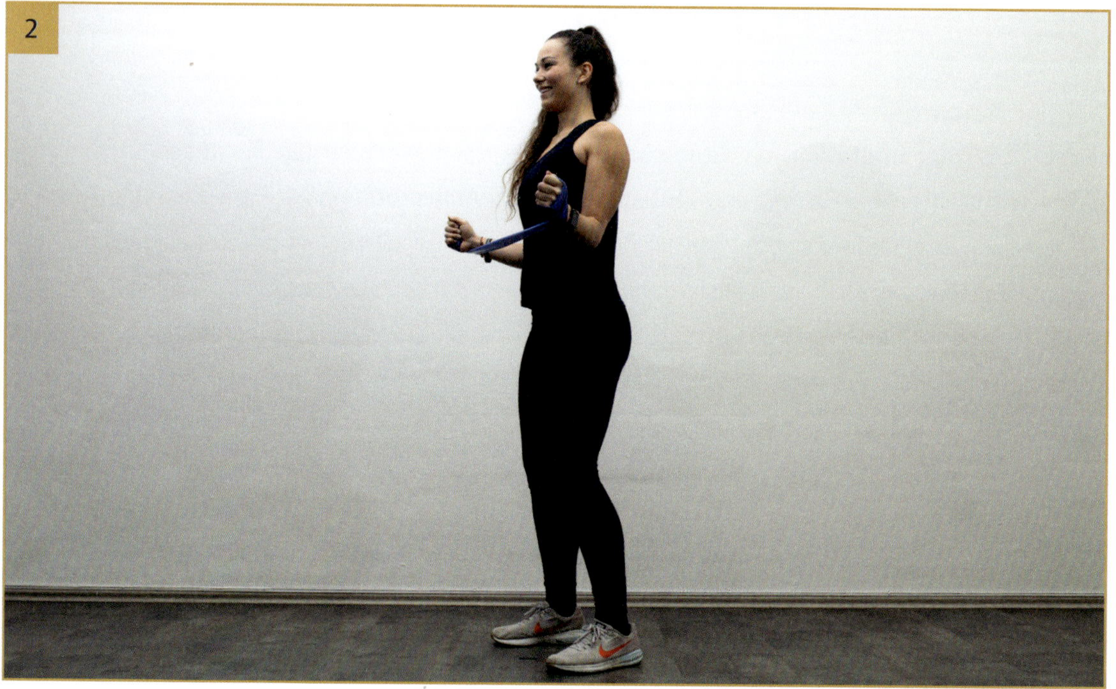
2

85. Außenrotation mit Fitnessband

Ausgangsposition

Nehmen Sie einen stabilen, hüftbreiten Stand ein. Der Rücken ist gerade und der Kopf in Verlängerung der Wirbelsäule. Der Blick ist nach vorne gerichtet. Die Arme liegen eng am Körper an. Die Ellbogen sind um 90° gebeugt. Die Oberarme sind in der Ausgangsposition innenrotiert. Die Hände greifen das Fitnessband etwa auf Höhe des Ellbogens. Spannen Sie die Rumpfmuskulatur an.

Übungsausführung

Rotieren Sie die Arme nach außen. Anschließend wieder in die Ausgangsposition zurückkehren.

Endposition

In der Endposition sind die Oberarme nach außen rotiert. Die Arme liegen eng am Körper an. Die Ellbogen sind um 90° gebeugt. Der Rücken ist gerade, der Kopf in Verlängerung der Wirbelsäule. Die Rumpfmuskulatur ist angespannt.

Die Übung **Außenrotation mit dem Fitnessband** ist zusammen mit der **Innenrotation** eine hervorragende Übung zur Stabilisierung der Schulter. In vielen Sportarten gehört ein stabiles Schultergelenk zur Grundvoraussetzung für Leistung. Dazu gehören Disziplinen wie Handball, Badminton und Schwimmen. Da das Schultergelenk wenig knöchern und mit Bändern gesichert ist, sind die Innen- und Außenrotatoren für die Stabilität extrem wichtig. Deshalb gehört auch die Übung **Außenrotation mit dem Fitnessband** zu fast jedem Rehaprogramm bei Problemen im Schulterbereich.

Die hauptsächlich beanspruchte Muskulatur ist der Obergrätenmuskel (M. supraspinatus), der Untergrätenmuskel (M. infraspinatus) und der kleine Rundmuskel (M. teres minor). Außerdem ist der hintere Anteil des Schultermuskels (M. deltoideus, Pars spinata) an der Bewegung beteiligt.

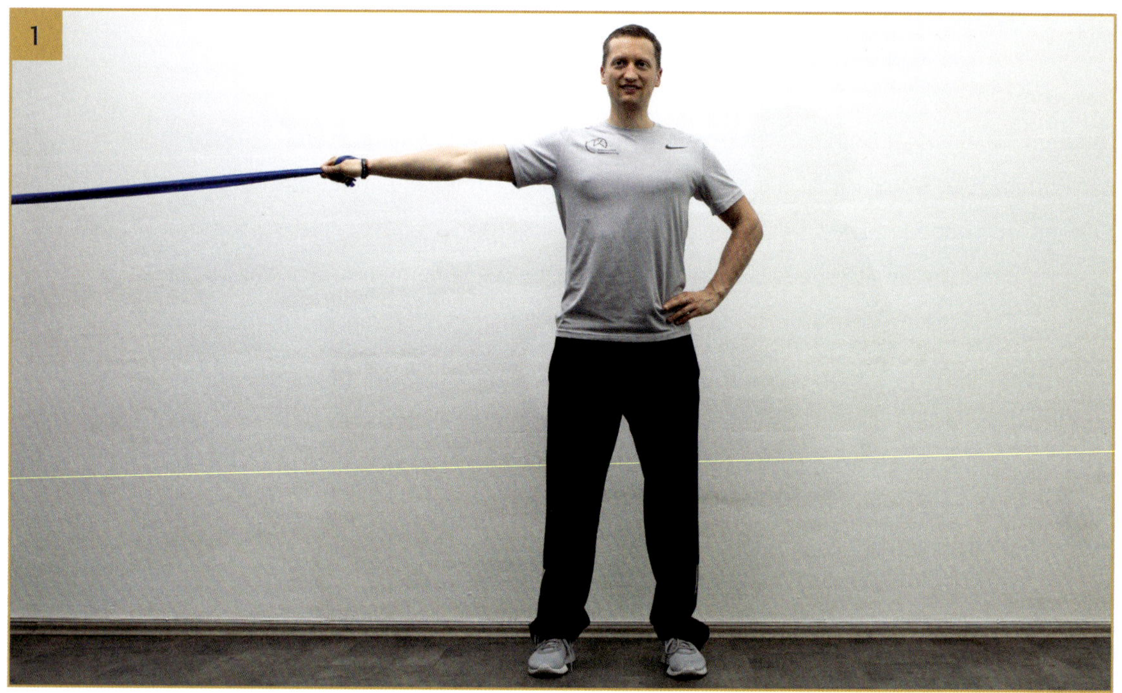
1

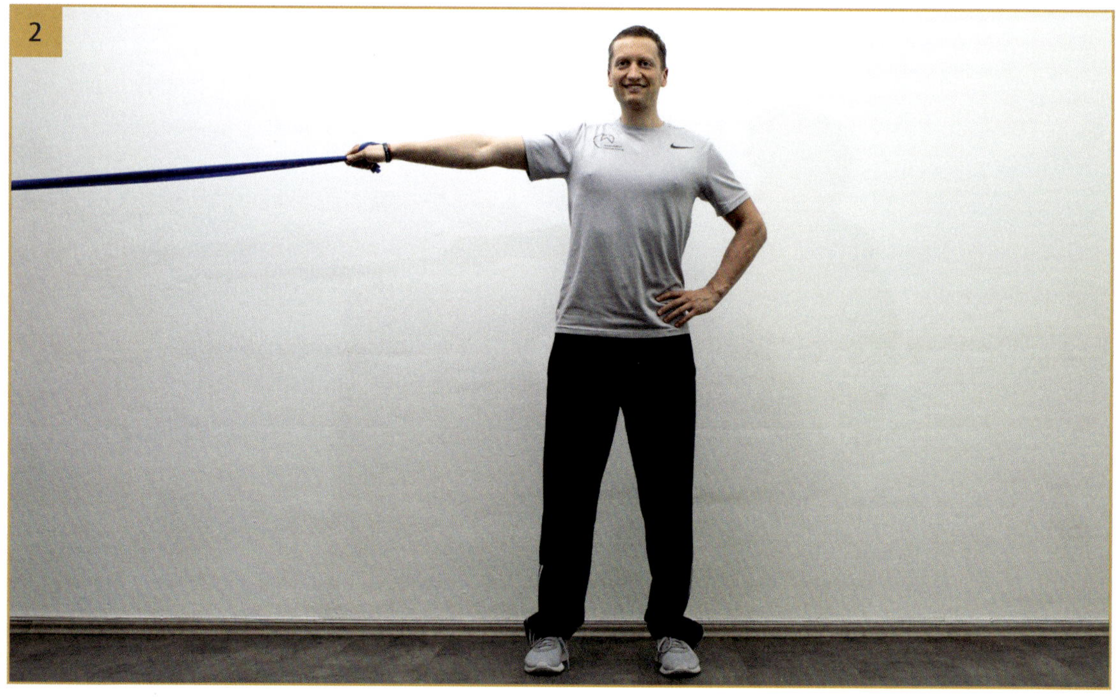
2

86. Oberarmzentrierung mit dem Fitnessband

Ausgangsposition

Nehmen Sie einen stabilen, hüftbreiten Stand ein. Der Rücken ist gerade und der Kopf in Verlängerung der Wirbelsäule. Der Blick ist nach vorne gerichtet. Der zu trainierende Arm ist seitlich vom Körper über Schultergelenkhöhe abgespreizt. Die Hand greift ein elastisches Fitnessband. Das Band ist bereits in der Ausgangsposition unter Spannung. Die andere Hand wird gegen die Hüfte gestemmt. Die Rumpfmuskulatur ist angespannt.

Übungsausführung

Ziehen Sie den Oberarm wenige Zentimeter im Schultergelenk zum Körper. Anschließend wieder in die Ausgangsposition zurückkehren.

Endposition

In der Endposition ist der Arm leicht über Schultergelenkhöhe. Der Ellbogen ist nahezu gestreckt. Der Oberarm ist im Schultergelenk maximal zentriert. Der Rücken ist gerade und der Kopf ist in Verlängerung der Wirbelsäule. Die Rumpfmuskulatur ist angespannt.

Die Übung **Oberarmzentrierung mit dem Fitnessband** ist eine ausgezeichnete Übung für ein Krafttraining bei Schulterproblemen. Die Übung eignet sich sowohl zur Prophylaxe als auch zum Training nach Verletzungen am Schultergelenk. Bei der Bewegungsausführung ist darauf zu achten, dass der Oberkörper stabil bleibt und die Bewegung lediglich im Schultergelenk stattfindet. Die Bewegungsamplitude ist dabei nur wenige Zentimeter groß. Patienten mit dem Impingementsyndrom sollten den Arm leicht unterhalb des Schultergelenks halten und so die Übung ausführen, um Stressbelastungen im Gelenk zu vermeiden.

Die hauptsächlich beanspruchte Muskulatur ist der Unterschulterblattmuskel (M. subscapularis), der Obergrätenmuskel (M. supraspinatus), der Untergrätenmuskel (M. infraspinatus) und der kleine Rundmuskel (M. teres minor).

9.6 DIE ARMMUSKULATUR

Der wichtigste *Armbeuger* ist der M. biceps brachii. Sein Antagonist ist des M. triceps brachii, der den Arm im Ellbogen streckt.

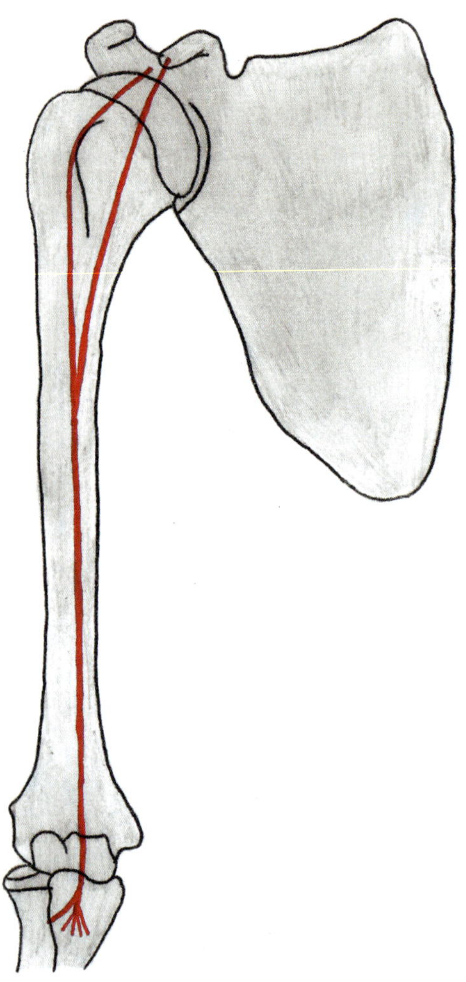

Abb. 25: M. biceps brachii

M. biceps brachii		
Ursprung	**Ansatz**	**Funktion**
• Caput longum: Tuberculum supraglenoidale • Caput breve: Processus coracoideus	• Tuberositas radii • Unterarmfaszie an der ulnaren Seite.	• Flexion im Ellbogengelenk • Supination im Ellbogengelenk • Abduktion im Schultergelenk (Caput longum) • Adduktion im Schultergelenk (Caput breve)

Der zweiköpfige Armbeuger M. biceps brachii wirkt nicht nur bei der Flexion und Supination im Ellbogengelenk, sondern ist auch an verschiedenen Bewegungen im Schultergelenk beteiligt. Mit dem Caput longum abduziert er den Oberarm und wirkt bei einer Innenrotation unterstützend. Mit dem Caput breve adduziert er den Arm im Schultergelenk.

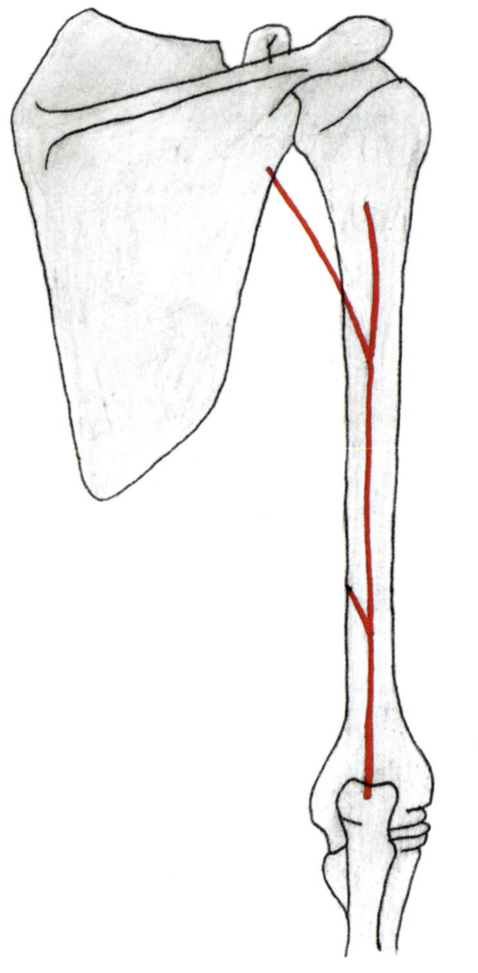

Abb. 26: M. triceps brachii

M. triceps brachii		
Ursprung	**Ansatz**	**Funktion**
• Caput longum: Tuberculum infraglenoidale scapulae • Caput mediale: Dorsale Humerusfläche • Caput laterale: Dorsale Humerusfläche	• Olecranon ulnae	• Extension im Ellbogengelenk • Retroversion im Schultergelenk (Caput longum) • Adduktion im Schultergelenk (Caput longum)

Der M. triceps brachii ist mit dem Caput longum ein zweigelenkiger und mit dem Caput mediale und Caput laterale ein eingelenkiger Muskel. Er streckt den Ellbogen und wirkt mit seinem Caput longum im Schultergelenk bei der Retroversion und Adduktion des Arms mit.

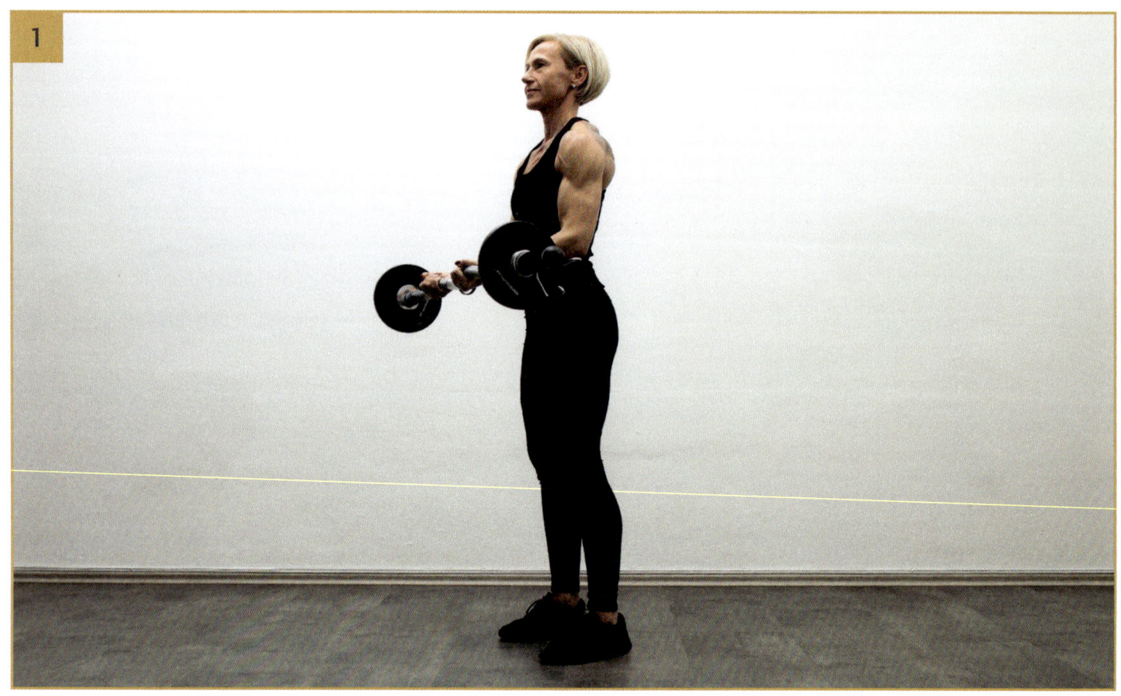

1

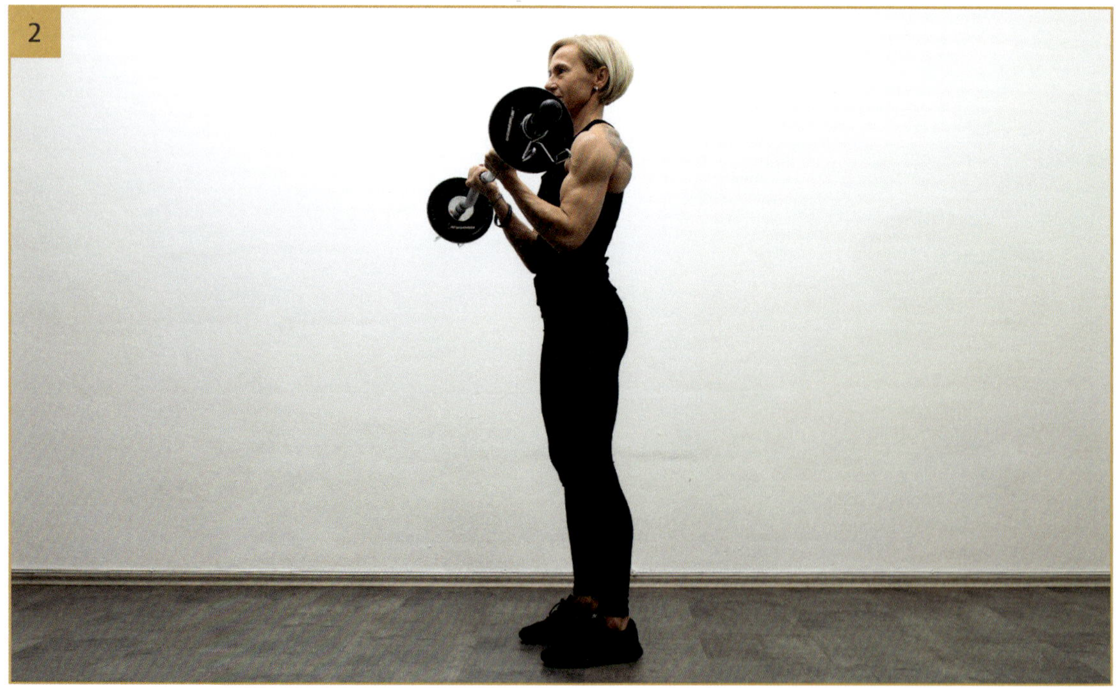

2

87. Armbeugen mit der Langhantel

Ausgangsposition

Nehmen Sie einen stabilen, hüftbreiten Stand ein. Der Rücken ist gerade und der Kopf in Verlängerung der Wirbelsäule. Der Blick ist nach vorne gerichtet. Die Arme hängen schulterbreit neben dem Körper herab. Greifen Sie die Langhantelstange im Untergriff. Die Ellbogen sind leicht gebeugt. Die Handgelenke sind fixiert und bilden eine Linie mit den Unterarmen. Spannen Sie die Rumpfmuskulatur an.

Übungsausführung

Beugen Sie die Ellbogen so weit wie möglich. Anschließend wieder in die Ausgangsposition zurückkehren.

Endposition

In der Endposition sind die Ellbogen so weit wie möglich gebeugt. Die Handgelenke sind fixiert und bilden eine Linie mit den Unterarmen. Die Rumpfmuskulatur ist angespannt.

Die Übung **Armbeugen mit der Langhantel** ist eine Isolationsübung für die Armbeugemuskulatur. Die Übung eignet sich auch für Anfänger. Bei der Übungsausführung ist darauf zu achten, die Ellbogen eng am Körper zu halten und den Oberkörper stabil zu halten und nicht mit dem Rücken nach hinten schwingen. Beginner können sich bei der Übungsausführung mit dem Rücken an eine Wand stellen, um eine Ausgleichsbewegung zu vermeiden. Neben der Langhantel kann diese Übung auch mit einer SZ-Stange ausgeführt werden. Diese ist für die Handgelenke schonender.

Die hauptsächlich beanspruchte Muskulatur ist der zweiköpfige Armbeuger (M. biceps brachii), der Armbeuger (M. brachialis) und der Oberarmspeichenmuskel (M. brachioradialis).

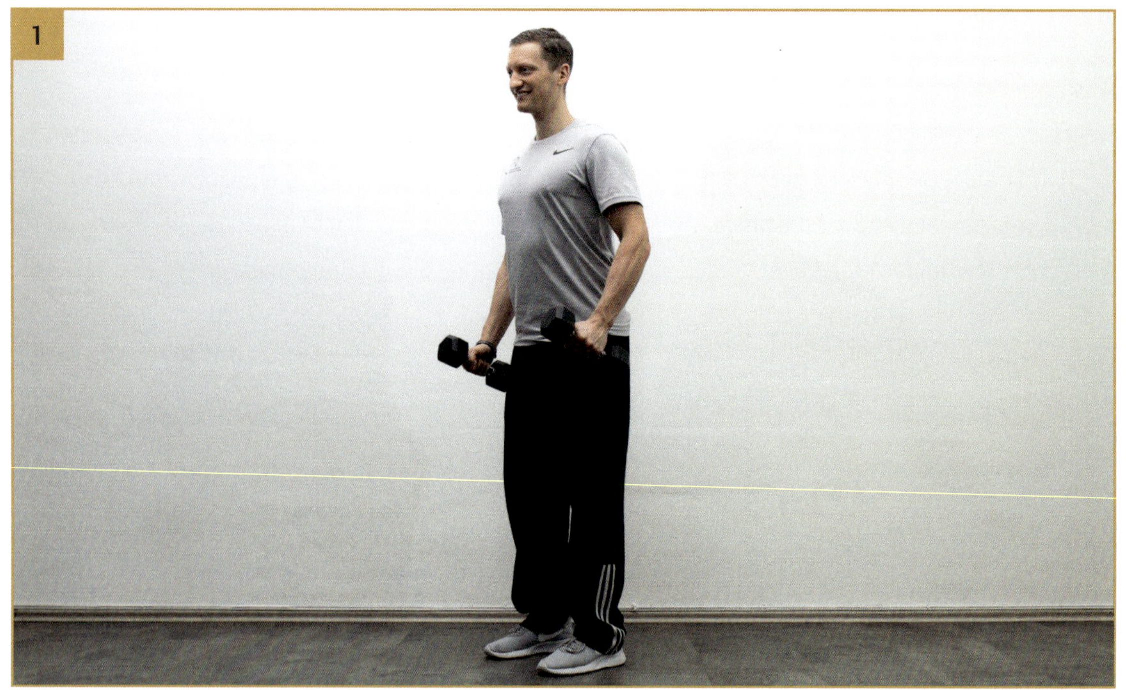
1

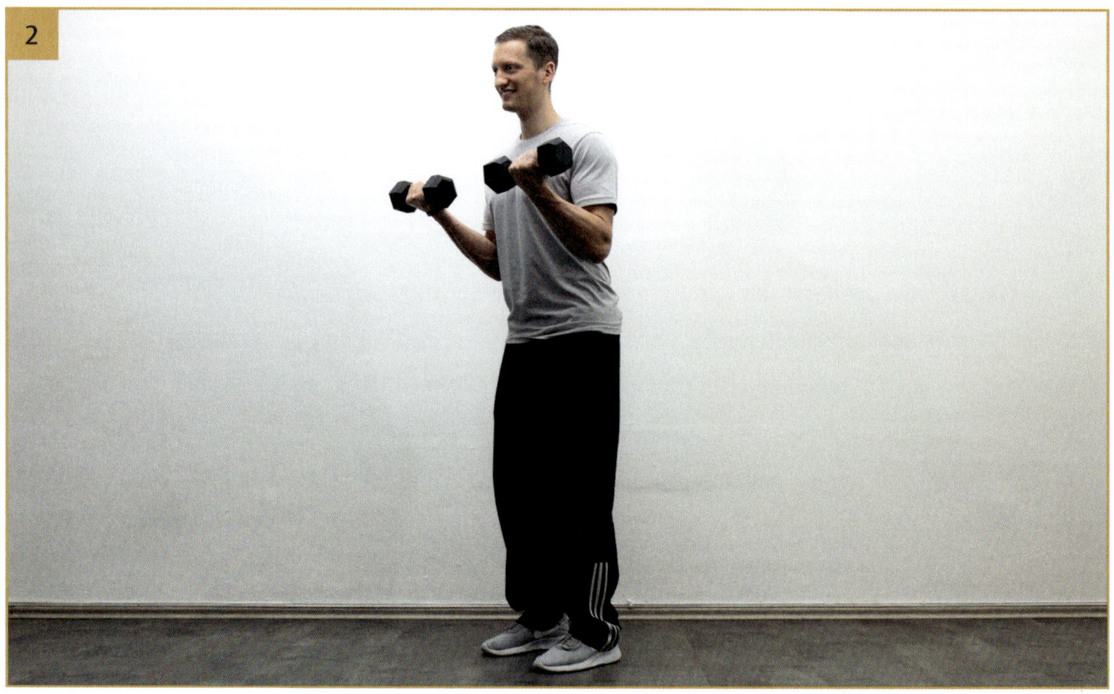
2

88. Armbeugen mit Kurzhanteln

Ausgangsposition

Nehmen Sie einen stabilen, hüftbreiten Stand ein. Der Rücken ist gerade und der Kopf in Verlängerung der Wirbelsäule. Der Blick ist nach vorne gerichtet. Die Arme hängen schulterbreit neben dem Körper herab. Greifen Sie die Kurzhanteln im Neutralgriff. Die Ellbogen sind leicht gebeugt. Spannen Sie die Rumpfmuskulatur an.

Übungsausführung

Beugen Sie die Ellbogen so weit wie möglich. Dabei drehen Sie gleichzeitig die Hanteln nach außen. Anschließend wieder in die Ausgangsposition zurückkehren.

Endposition

In der Endposition sind die Ellbogen so weit wie möglich gebeugt. Die Handgelenke sind fixiert und bilden eine Linie mit den Unterarmen. Die Hanteln sind im Untergriff gefasst. Die Rumpfmuskulatur ist angespannt.

Die Übung **Armbeugen mit Kurzhanteln** ist eine Isolationsübung für die Armbeugemuskulatur. Die Übung eignet sich auch für Anfänger. Alternativ kann diese Übung auch im Sitzen ausgeführt werden. Durch die Supinationsbewegung wird der zweiköpfige Armbeuger (M. biceps brachii) stärker beansprucht. Der M. biceps brachii ist nämlich nicht nur der Hauptarmbeuger, sondern auch der stärkste Supinator. Durch die Drehbewegung wird er daher besonders gefordert. Bei der Übungsausführung ist besonders darauf zu achten, die Ellbogen eng am Körper zu halten und ein Schwingen des Rückens unbedingt zu vermeiden.

Die hauptsächlich beanspruchte Muskulatur ist der zweiköpfige Armbeuger (M. biceps brachii), der Armbeuger (M. brachialis) und der Oberarmspeichenmuskel (M. brachioradialis).

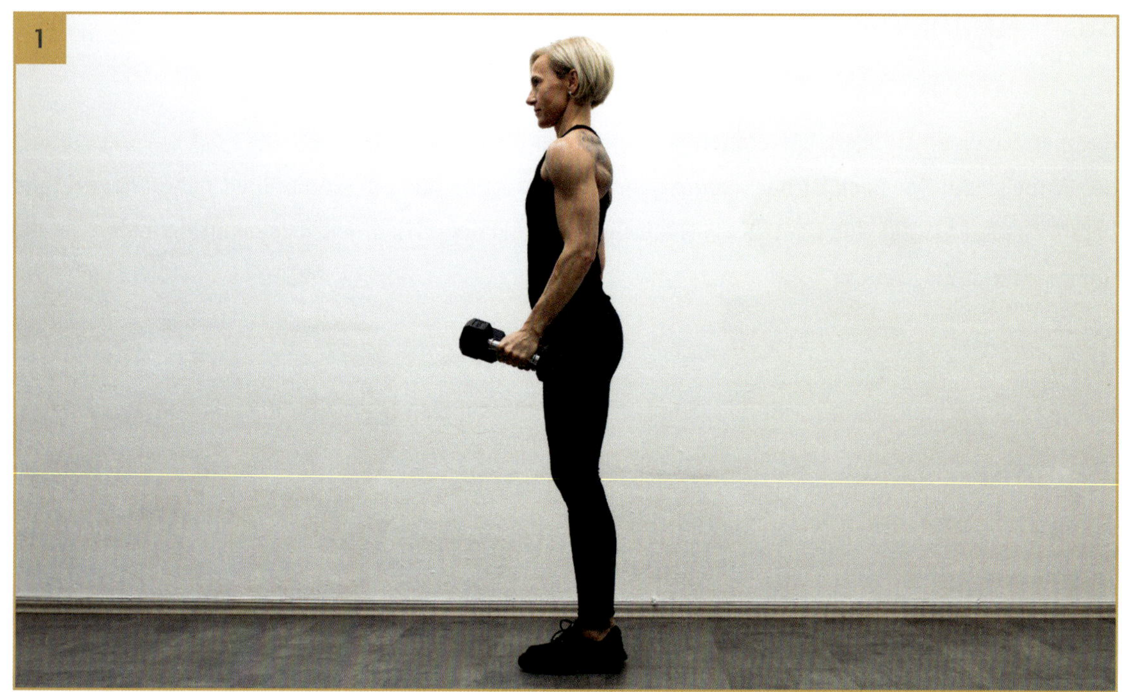
1

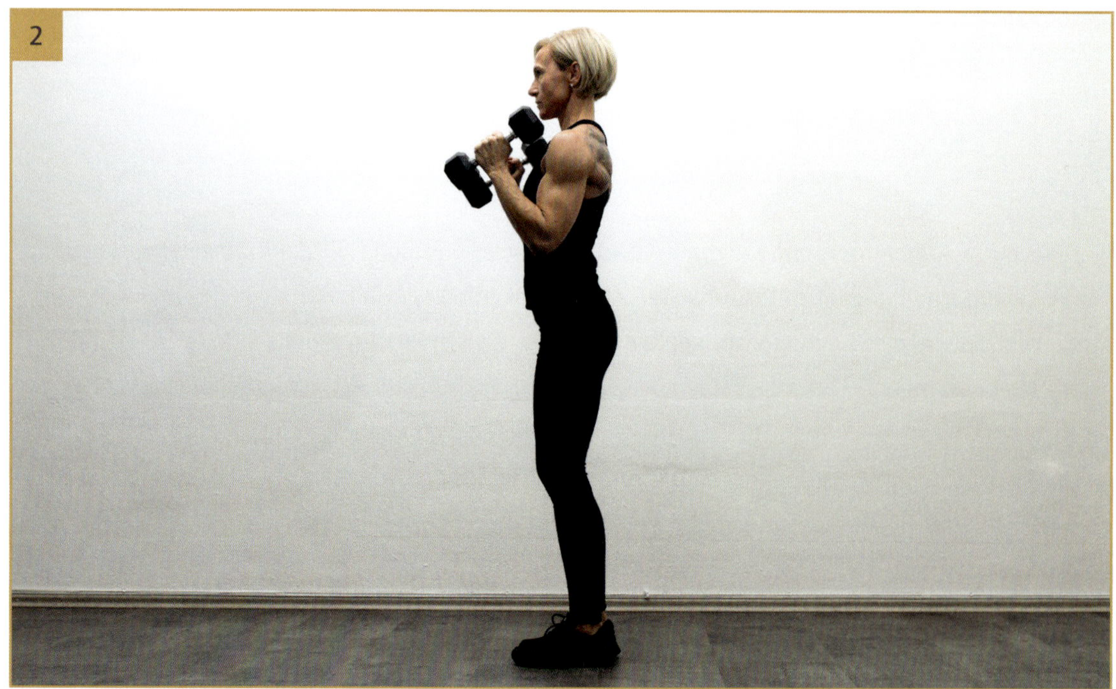
2

89. Armbeugen im Hammergriff

Ausgangsposition

Nehmen Sie einen stabilen, hüftbreiten Stand ein. Der Rücken ist gerade und der Kopf in Verlängerung der Wirbelsäule. Der Blick ist nach vorne gerichtet. Die Arme hängen schulterbreit neben dem Körper herab. Greifen Sie die Kurzhanteln im Neutralgriff (Hammergriff). Die Ellbogen sind leicht gebeugt. Spannen Sie die Rumpfmuskulatur an.

Übungsausführung

Beugen Sie die Ellbogen so weit wie möglich. Anschließend wieder in die Ausgangsposition zurückkehren.

Endposition

In der Endposition sind die Ellbogen so weit wie möglich gebeugt. Die Handgelenke sind fixiert und bilden eine Linie mit den Unterarmen. Die Hanteln sind im Hammergriff gefasst. Die Rumpfmuskulatur ist angespannt.

Die Übung **Armbeugen im Hammergriff** ist eine Isolationsübung für die Armbeugemuskulatur. Die Übung eignet sich auch für Anfänger. Der zweiköpfige Armbeuger (M. biceps brachii) kann durch den Hammergriff weniger Kraft entfalten. Deshalb wird verstärkt der M. brachialis und der M. brachioradialis beansprucht. Um ein Schwingen im Oberkörper zu vermeiden, kann diese Übung auch sitzend ausgeführt werden. Besonders Beginner können sich dann besser auf den korrekten Bewegungsablauf konzentrieren und müssen nicht zusätzlich auf einen stabilen Stand achten.

Die hauptsächlich beanspruchte Muskulatur ist der zweiköpfige Armbeuger (M. biceps brachii), der Armbeuger (M. brachialis) und der Oberarmspeichenmuskel (M. brachioradialis).

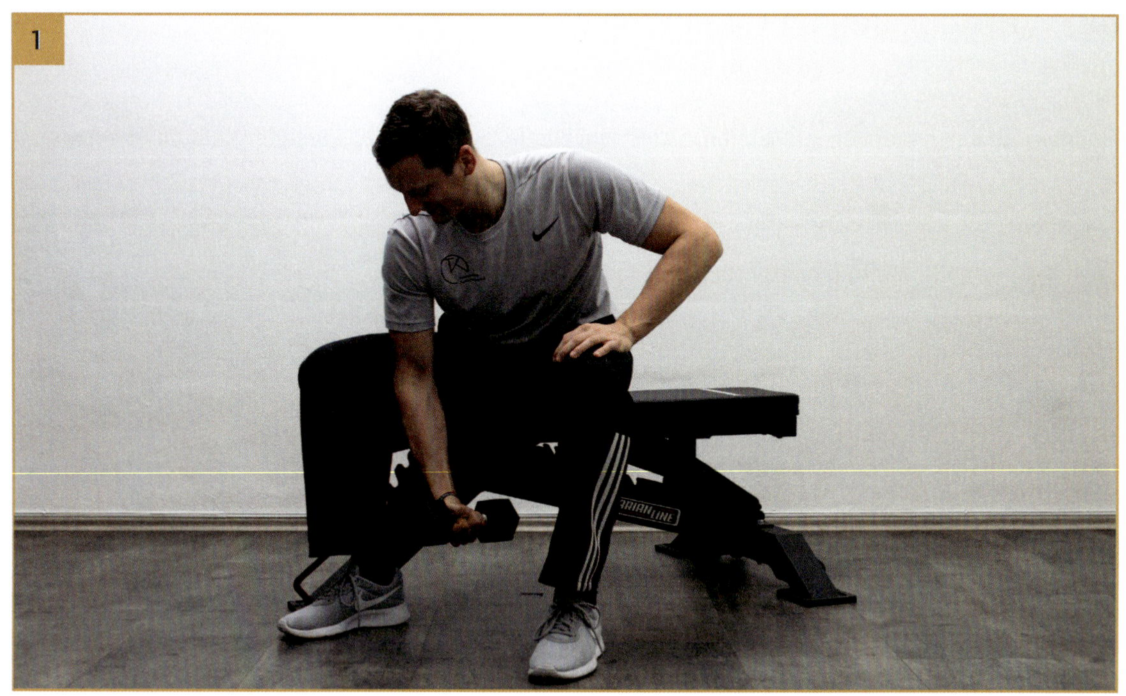
1

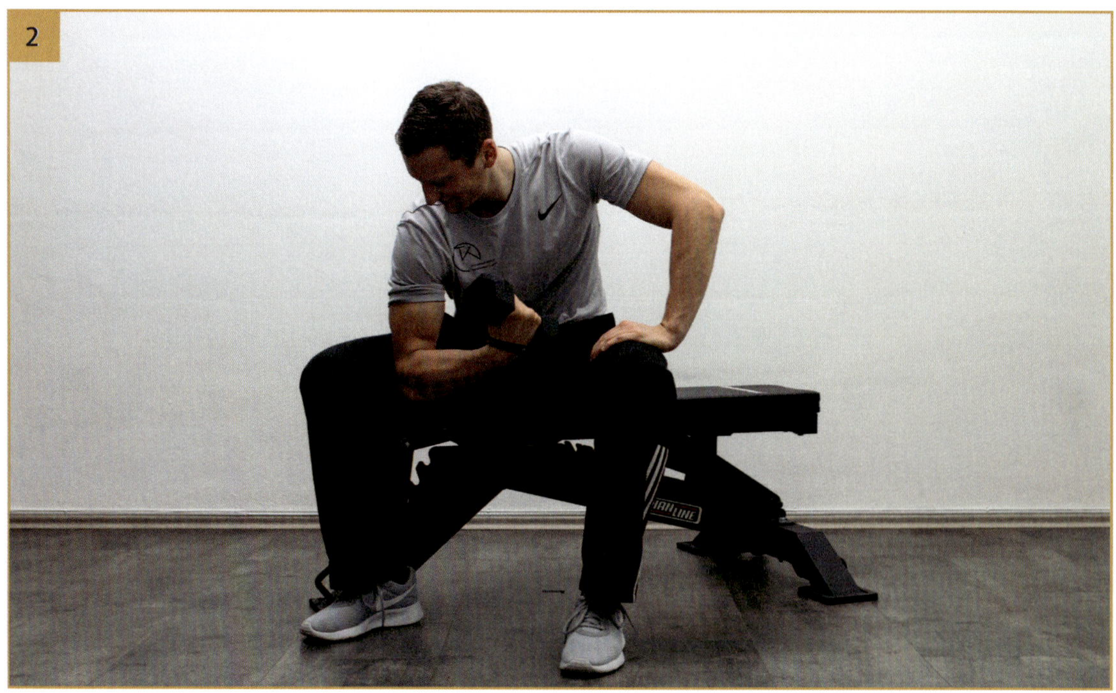
2

90. Einarmiges Armbeugen mit Kurzhantel

Ausgangsposition

Nehmen Sie eine stabile Sitzposition auf der Flachbank ein. Der Oberkörper ist nach vorne gebeugt und wird mit einem Arm auf dem Oberschenkel abgestützt. Der andere Arm wird an der Innenseite des Oberschenkels angelehnt und hängt herab. Sie halten in dieser Hand eine Kurzhantel. Der Ellbogen ist leicht gebeugt.

Übungsausführung

Beugen Sie den Ellbogen soweit wie möglich. Anschließend wieder in die Ausgangsposition zurückkehren.

Endposition

In der Endposition ist der Ellbogen so weit wie möglich gebeugt. Das Handgelenk ist fixiert und bildet eine Linie mit den Unterarmen. Die Hantel ist im Untergriff gefasst. Der andere Arm stützt den Oberkörper auf dem Oberschenkel ab.

Die Übung **Einarmiges Armbeugen mit Kurzhantel** ist eine Isolationsübung für die Armbeugemuskulatur. Durch die sitzende Ausführung und die stabile Position des trainierenden Arms ist diese Übung koordinativ wenig anspruchsvoll und auch für Anfänger gut durchführbar. Eine Ausweichbewegung mit dem Rücken oder ein Schwungholen mit den Armen ist in dieser Position kaum möglich. Der Armbeuger kann hervorragend isoliert trainiert werden. Alternativ kann diese Übung auch mit einer Supinationsbewegung durchgeführt werden, um den M. biceps brachii noch mehr zu fordern und seine Synergisten weniger stark zu beanspruchen. Die Übung wird häufig auch als „Konzentrationscurls" bezeichnet.

Die hauptsächlich beanspruchte Muskulatur ist der zweiköpfige Armbeuger (M. biceps brachii), der Armbeuger (M. brachialis) und der Oberarmspeichenmuskel (M. brachioradialis).

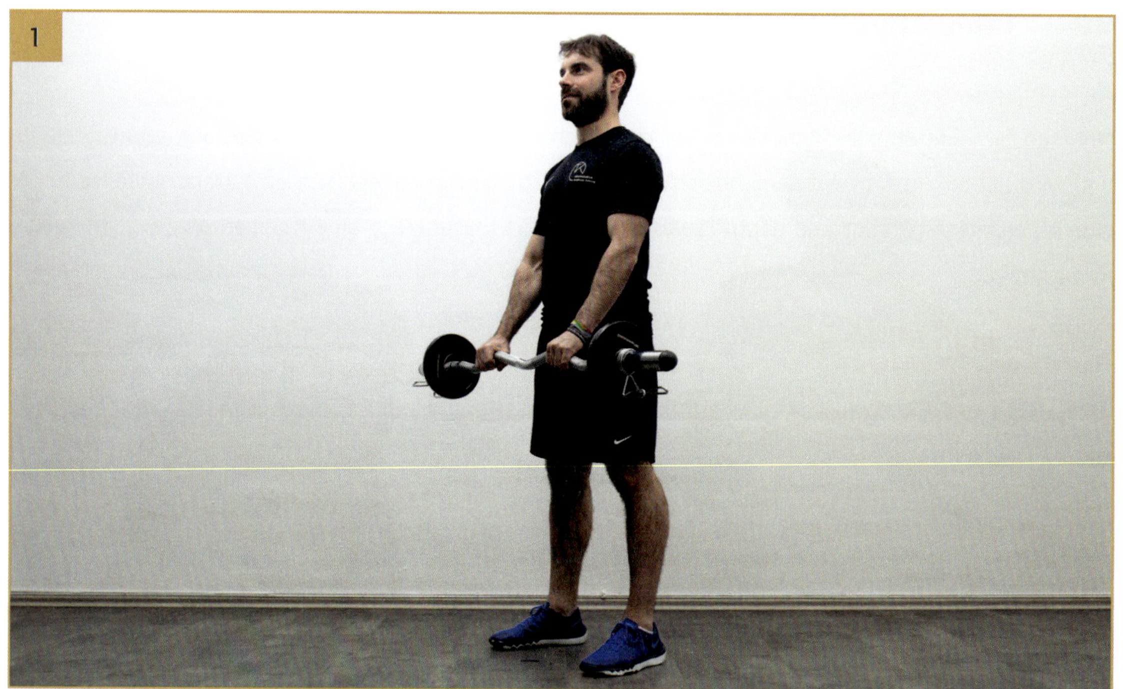

1

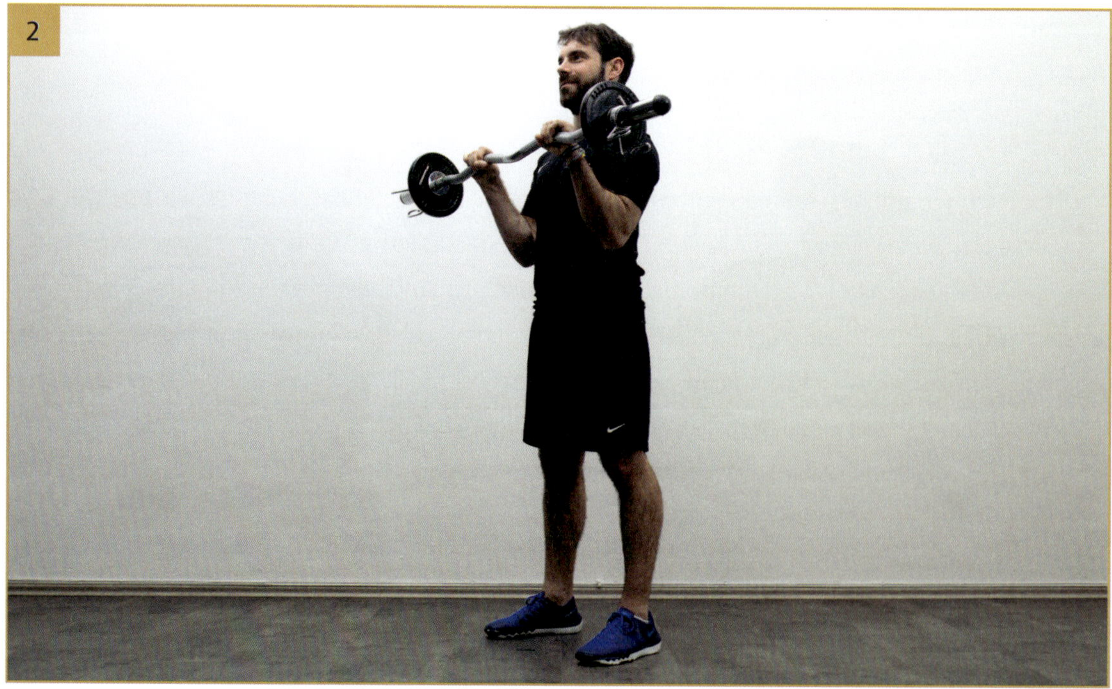

2

91. Armbeugen im Obergriff

Ausgangsposition

Nehmen Sie einen stabilen, hüftbreiten Stand ein. Der Rücken ist gerade und der Kopf in Verlängerung der Wirbelsäule. Der Blick ist nach vorne gerichtet. Die Arme hängen schulterbreit neben dem Körper herab. Greifen Sie die Langhantelstange im Obergriff. Die Ellbogen sind leicht gebeugt. Spannen Sie die Rumpfmuskulatur an.

Übungsausführung

Beugen Sie die Ellbogen so weit wie möglich. Anschließend wieder in die Ausgangsposition zurückkehren.

Endposition

In der Endposition sind die Ellbogen so weit wie möglich gebeugt. Die Handgelenke sind fixiert und bilden eine Linie mit den Unterarmen. Die Rumpfmuskulatur ist angespannt.

Die Übung **Armbeugen im Obergriff** ist eine Isolationsübung für die Armbeugemuskulatur. Bei der Übungsausführung ist darauf zu achten, die Ellbogen eng am Körper zu halten und die Handgelenke fixiert zu halten. Diese Übung eignet sich hervorragend zum Training der Griffkraft und wird daher gerne von Kletterern, Gewichthebern und Boxern verwendet. Neben der Langhantel kann diese Übung auch mit einer SZ-Stange ausgeführt werden. Diese ist für die Handgelenke schonender. Eine typische Ausgleichsbewegung ist hier das Schwingen nach hinten mit dem Rücken. Diese Bewegung sollte unbedingt vermieden werden, um den Rücken zu schonen und die Armbeuger optimal zu fordern.

Die hauptsächlich beanspruchte Muskulatur ist der zweiköpfige Armbeuger (M. biceps brachii), der Armbeuger (M. brachialis) und der Oberarmspeichenmuskel (M. brachioradialis). Durch den Obergriff werden besonders die beiden letztgenannten Muskeln gefordert.

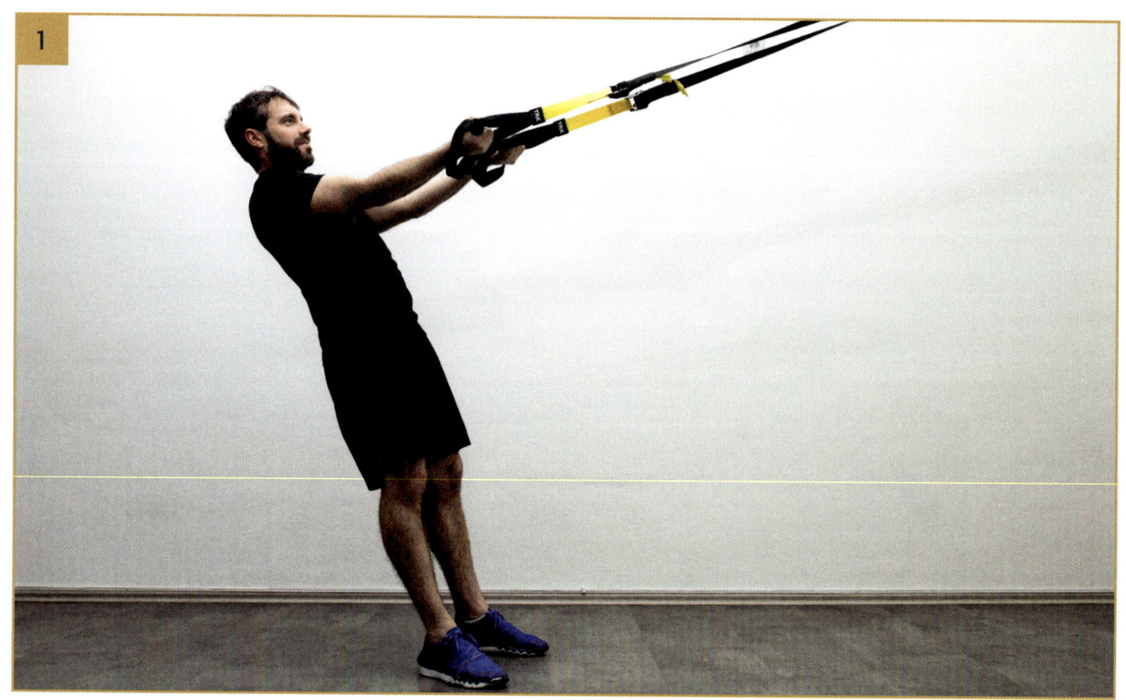
1

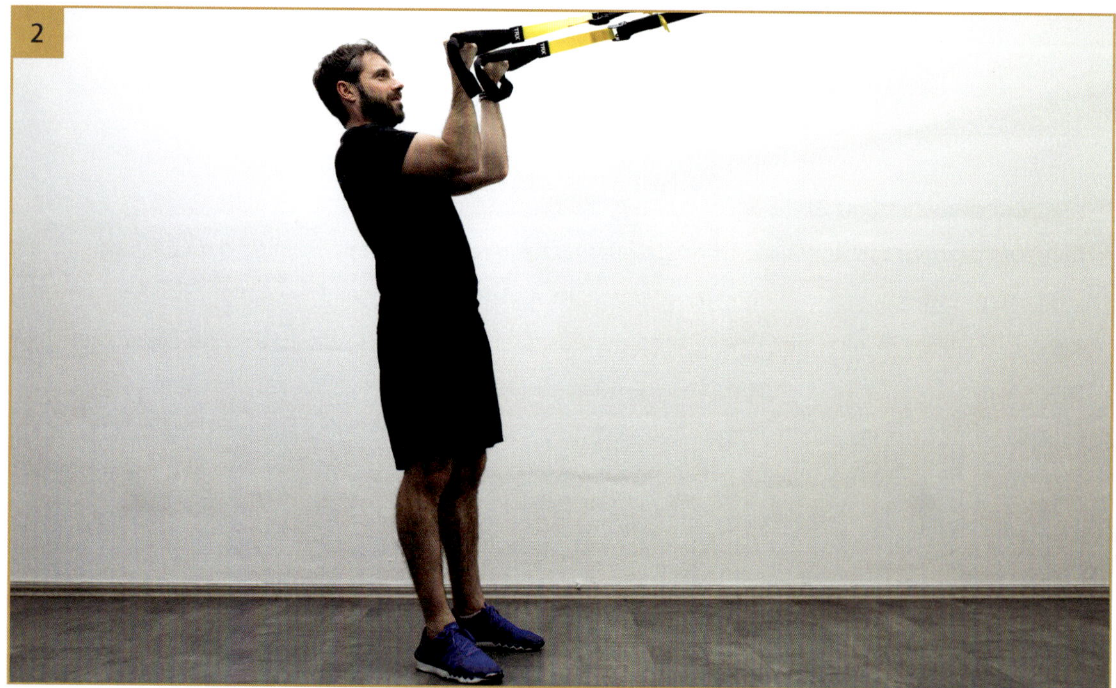
2

92. Armbeugen im Schlingentrainer

Ausgangsposition

Nehmen Sie einen stabilen, hüftbreiten Stand ein. Umfassen Sie die beiden Handschlaufen des Schlingentrainers im Untergriff. Die Hände sind etwa schulterbreit auseinander. Treten Sie mit den Füßen nach vorne und lehnen Sie den Oberkörper nach hinten. Der Rücken ist gerade und der Kopf ist in Verlängerung der Wirbelsäule. Spannen Sie die Gesäß- und Rumpfmuskulatur an.

Übungsausführung

Beugen Sie die Ellbogengelenke und ziehen Sie den Körper so nach oben. Anschließend wieder in die Ausgangsposition zurückkehren.

Endposition

In der Endposition sind die Ellbogen so weit wie möglich gebeugt. Die Handgelenke sind fixiert und bilden eine Linie mit den Unterarmen. Die Rumpfmuskulatur ist angespannt.

Die Übung **Armbeugen im Schlingentrainer** ist eine Isolationsübung für die Armbeugemuskulatur. Diese Übung nutzt den eigenen Körper als Trainingswiderstand. Je weiter vorne die Beine sind, desto intensiver wird die Übung. Diese Krafttrainingsübung erfordert eine permanent hohe Spannung in der Rumpfmuskulatur. Daher ist sie eher für Fortgeschrittene geeignet. Bei der Ausführung ist darauf zu achten, dass keine Bewegung im Schultergelenk stattfindet. Die Bewegung findet lediglich im Ellbogengelenk statt. Die Ellbogen werden gebeugt und gestreckt. Auf keinen Fall aber angehoben oder nach unten abgesenkt.

Die hauptsächlich beanspruchte Muskulatur ist der zweiköpfige Armbeuger (M. biceps brachii), der Armbeuger (M. brachialis) und der Oberarmspeichenmuskel (M. brachioradialis).

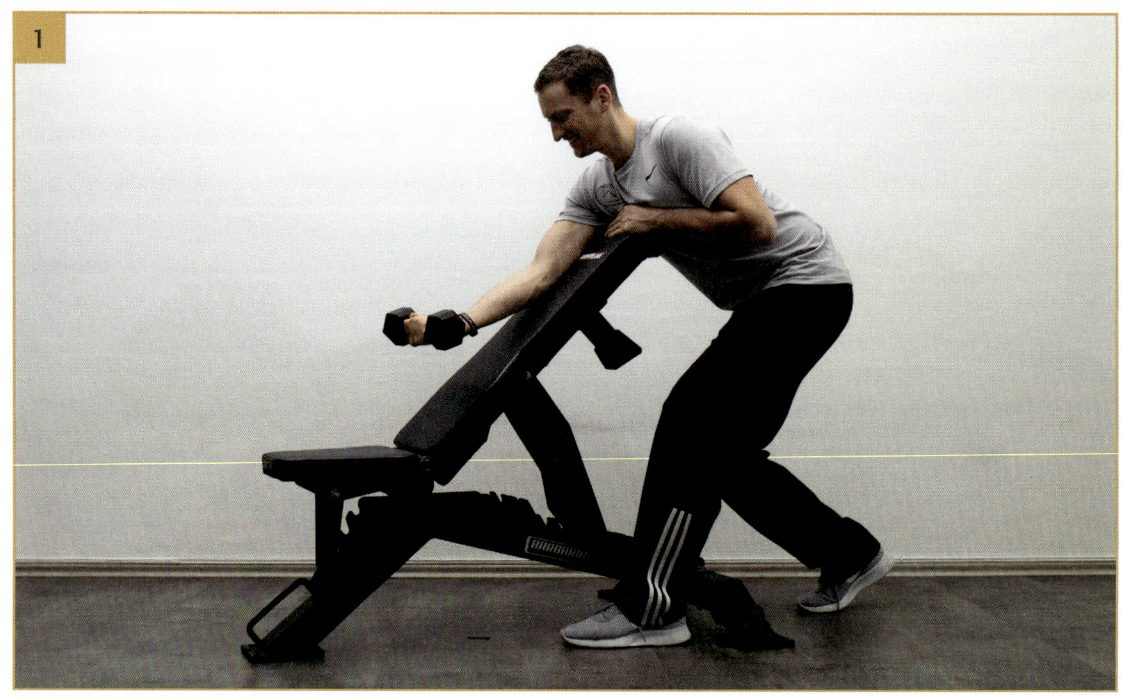
1

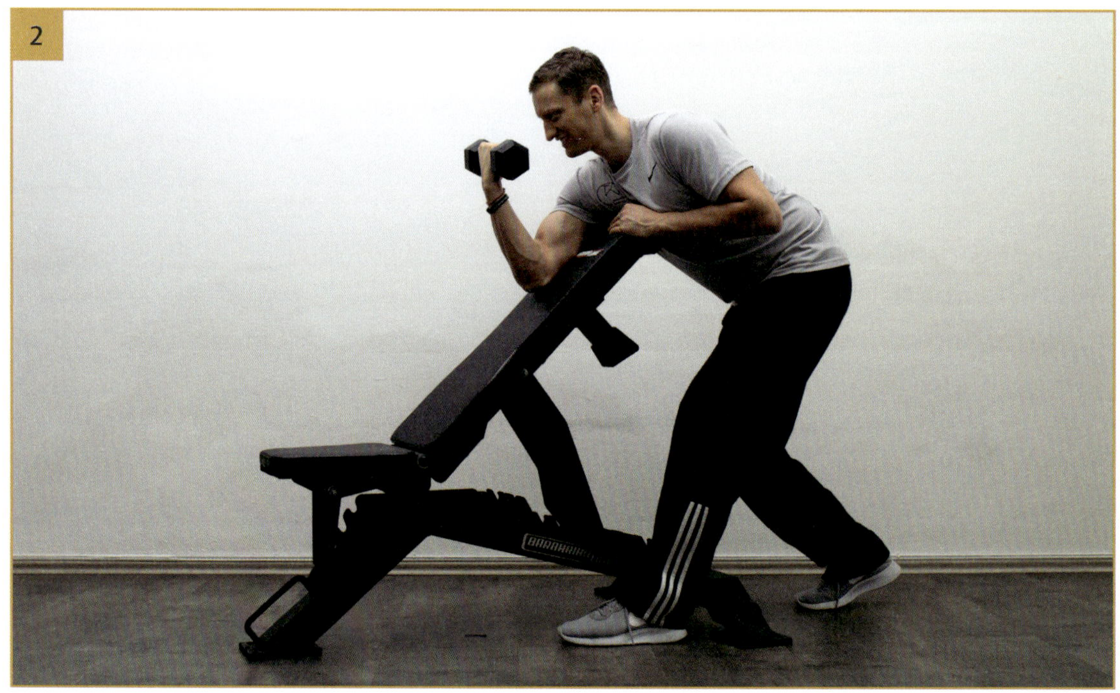
2

93. Armbeugen auf der Schrägbank

Ausgangsposition

Nehmen Sie eine stabile Schrittposition vor einer Schrägbank ein. Der arbeitende Arm liegt vollständig auf der Bank auf. Im Untergriff fasst er eine Kurzhantel. Das Handgelenk bleibt fixiert und bildet eine Linie mit dem Unterarm. Der Ellbogen ist leicht gebeugt. Die Rumpfmuskulatur ist angespannt.

Übungsausführung

Beugen Sie das Ellbogengelenk so weit wie möglich. Anschließend wieder in die Ausgangsposition zurückkehren.

Endposition

In der Endposition sind die Ellbogen so weit wie möglich gebeugt. Die Handgelenke sind fixiert und bilden eine Linie mit den Unterarmen. Die Rumpfmuskulatur ist angespannt.

Die Übung **Armbeugen auf der Schrägbank** ist eine Isolationsübung für die Armbeuger. Durch die Armauflage entsteht in der Ausgangsposition eine große Hebelwirkung auf das Ellbogengelenk. Daher sollten Personen mit Problemen im Ellbogen auf diese Übung verzichten. Ansonsten eignet sich die Übung auch für Anfänger. Die Übung kann auch mit beiden Armen und einer Langhantel bzw. einer SZ-Stange durchgeführt werden. Dafür gibt es eigens die sogenannte *Scottbank*. Bei der einarmigen Ausführung mit einer Kurzhantel reicht allerdings eine Schrägbank aus. Bei der Übungsausführung ist darauf zu achten, das Ellbogengelenk in der Ausgangsposition nicht ganz zu strecken. Der Ellbogen soll bereits leicht gebeugt sein und auch bei jeder weiteren Wiederholung bleiben.

Die hauptsächlich beanspruchte Muskulatur ist der zweiköpfige Armbeuger (M. biceps brachii), der Armbeuger (M. brachialis) und der Oberarmspeichenmuskel (M. brachioradialis).

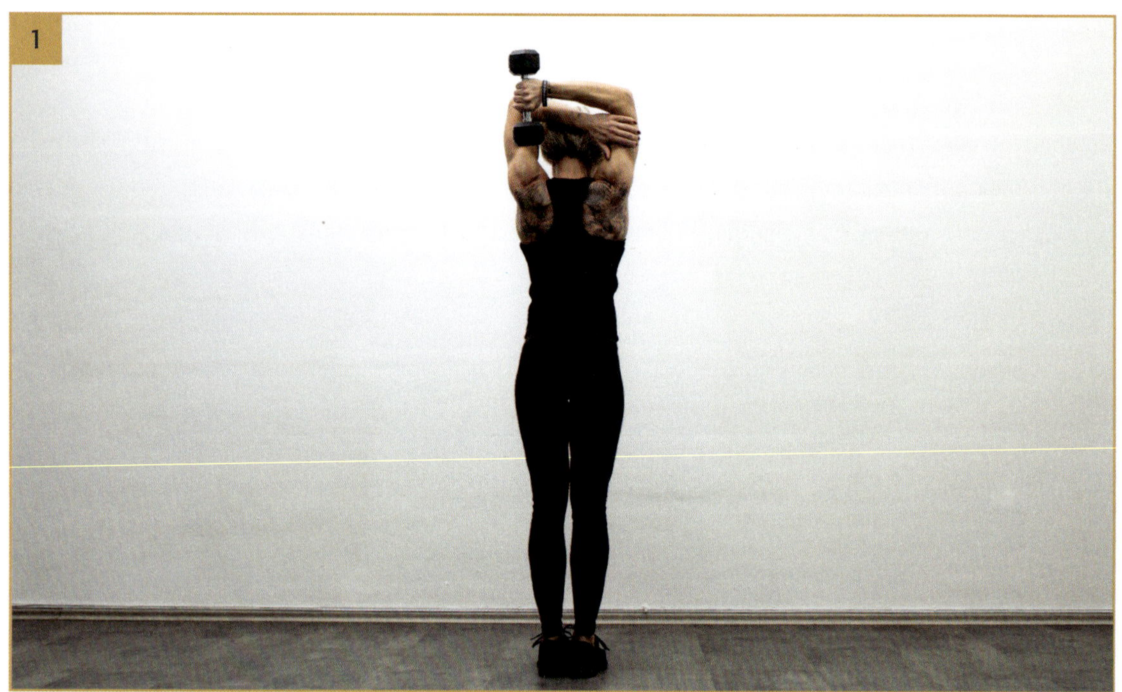
1

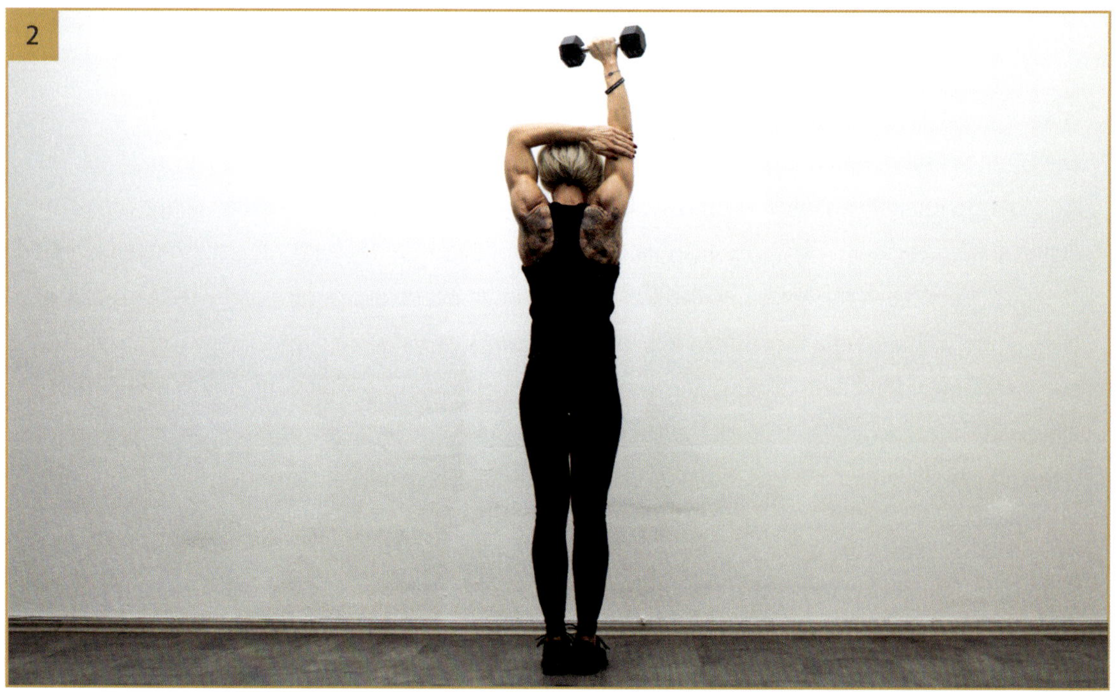
2

94. Einarmiges Armstrecken über Kopf

Ausgangsposition

Nehmen Sie einen stabilen, hüftbreiten Stand ein. Der Rücken ist gerade und der Kopf in Verlängerung der Wirbelsäule. Der Blick ist nach vorne gerichtet. Der arbeitende Arm wird im Ellbogengelenk maximal gebeugt und seitlich vom Kopf gehalten. Der andere Arm stabilisiert von hinten den arbeitenden Arm. Spannen Sie die Rumpfmuskulatur an.

Übungsausführung

Strecken Sie den arbeitenden Arm nach oben, bis der Ellbogen komplett gestreckt ist. Anschließend wieder in die Ausgangsposition zurückkehren.

Endposition

In der Endposition ist der Ellbogen des arbeitenden Arms komplett gestreckt. Der andere Arm ist seitlich an der Hüfte fixiert. Die Rumpfmuskulatur ist angespannt.

Die Übung **Einarmiges Armstrecken über Kopf** ist eine Isolationsübung für die Armstrecker. Die Übung kann auch im Sitzen ausgeführt werden. Diese Übung eignet sich auch für Anfänger und ist koordinativ wenig anspruchsvoll. Wie bei allen Trizepsübungen ist es besonders wichtig, kontrolliert in die Endstellung des Gelenks zu gehen. Der Arm muss in der Endposition komplett gestreckt sein, um den Trizeps maximal zu trainieren. Bei dieser Übung ist häufig zu beobachten, dass der unterstützende Arm wegen mangelnder Beweglichkeit nicht hinter den Kopf geführt werden kann, um den arbeitenden Arm zu sichern. Sollte dies der Fall sein, kann der Arm seitlich gegen die Hüfte gestemmt werden. Auf eine kontrollierte Bewegungsführung im arbeitenden Arm ist dann besonders zu achten.

Die hauptsächlich beanspruchte Muskulatur ist der dreiköpfige Armstrecker (M. triceps brachii). Durch die erhobene Position des Arms erfährt der lange Kopf des Trizepses eine Vordehnung und wird daher besonders beansprucht.

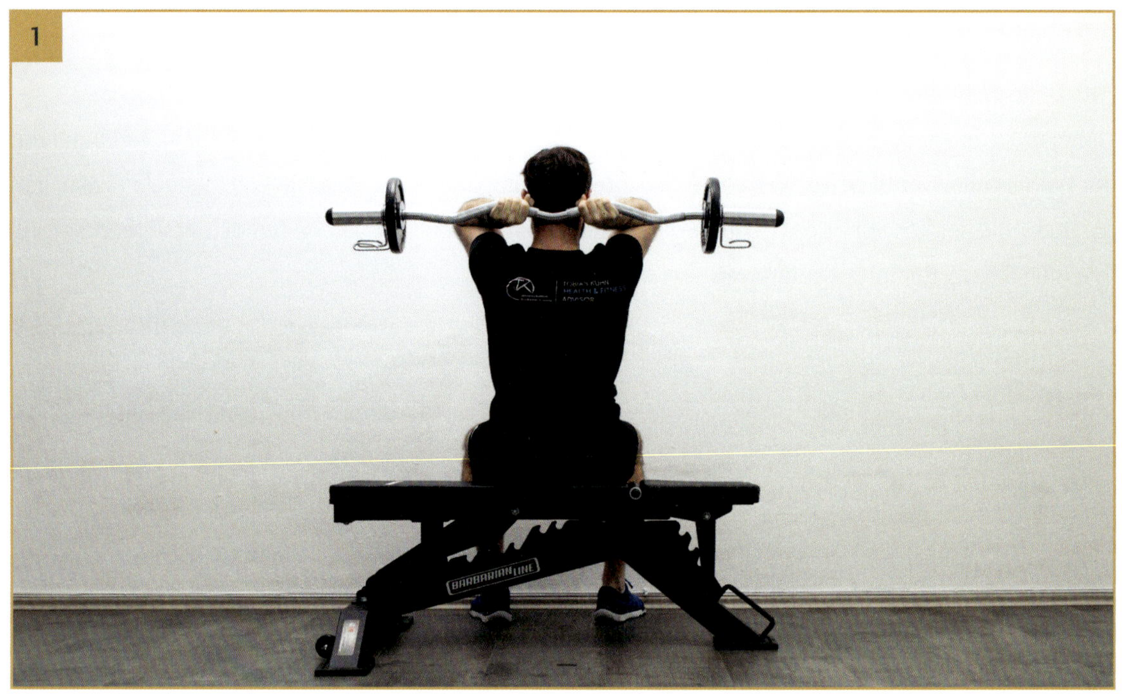
1
BARBARIAN LINE

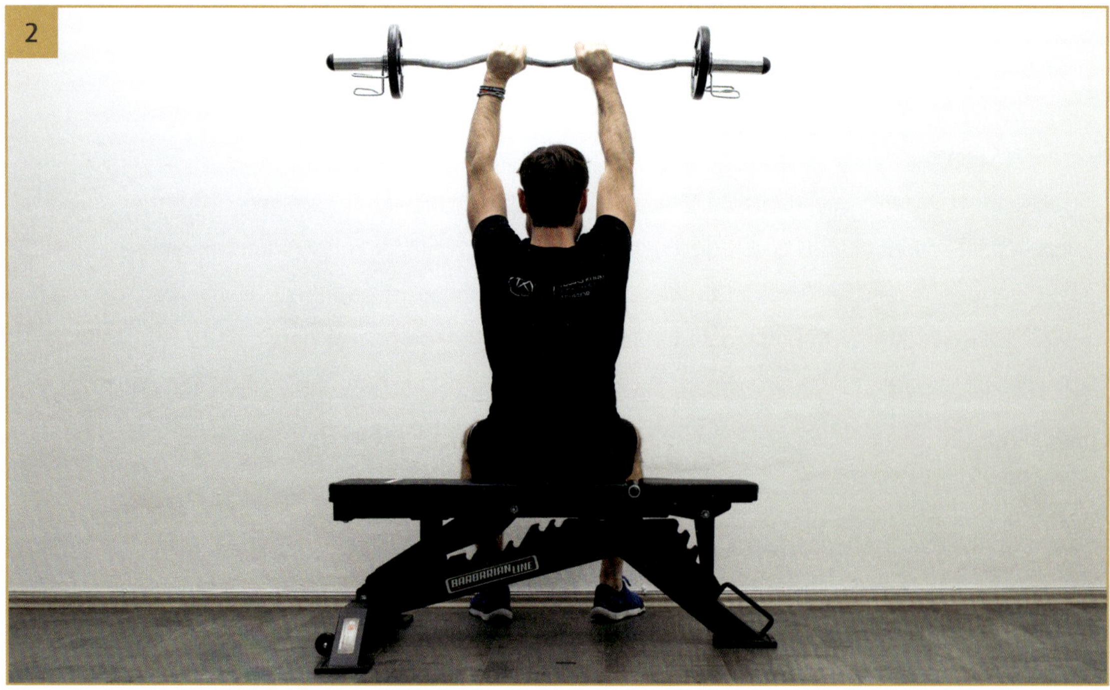
2
BARBARIAN LINE

95. Armstrecken über Kopf mit der SZ-Stange

Ausgangsposition

Nehmen Sie eine stabile Sitzposition auf der Flachbank ein. Der Rücken ist gerade und der Kopf in Verlängerung der Wirbelsäule. Der Blick ist nach vorne gerichtet. Die Langhantel bzw. die SZ-Stange greifen Sie im Obergriff. Die Ellbogen sind maximal gebeugt, sodass sich die Hantel hinter dem Kopf befindet. Die Rumpfmuskulatur ist angespannt.

Übungsausführung

Strecken Sie die Arme, bis die Ellbogengelenke komplett gestreckt sind. Anschließend wieder in die Ausgangsposition zurückkehren.

Endposition

In der Endposition sind die Ellbogen komplett gestreckt. Der Rücken ist gerade und der Kopf in Verlängerung der Wirbelsäule. Der Blick ist nach vorne gerichtet. Die Rumpfmuskulatur ist angespannt.

Die Übung **Armstrecken über Kopf** mit der SZ-Stange ist eine Isolationsübung für die Armstrecker. Die Übung kann auch im Stehen ausgeführt werden. Im Vergleich zur einarmigen Variante mit der Kurzhantel kann bei dieser Übung schwereres Gewicht bewältigt werden. Personen mit Wirbelsäulenproblemen und Bluthochdruckpatienten sollten generell auf Druckübungen über Kopf verzichten. Das gilt auch für diese Übung. Durch die stabile Position auf der Bank und die koordinativ wenig anspruchsvolle Ausführung eignet sich das **Armstrecken über Kopf** auch sehr gut für Anfänger.

Die hauptsächlich beanspruchte Muskulatur ist der dreiköpfige Armstrecker (M. triceps brachii). Durch die erhobene Position des Arms erfährt der lange Kopf des Trizepses eine Vordehnung und wird daher besonders beansprucht.

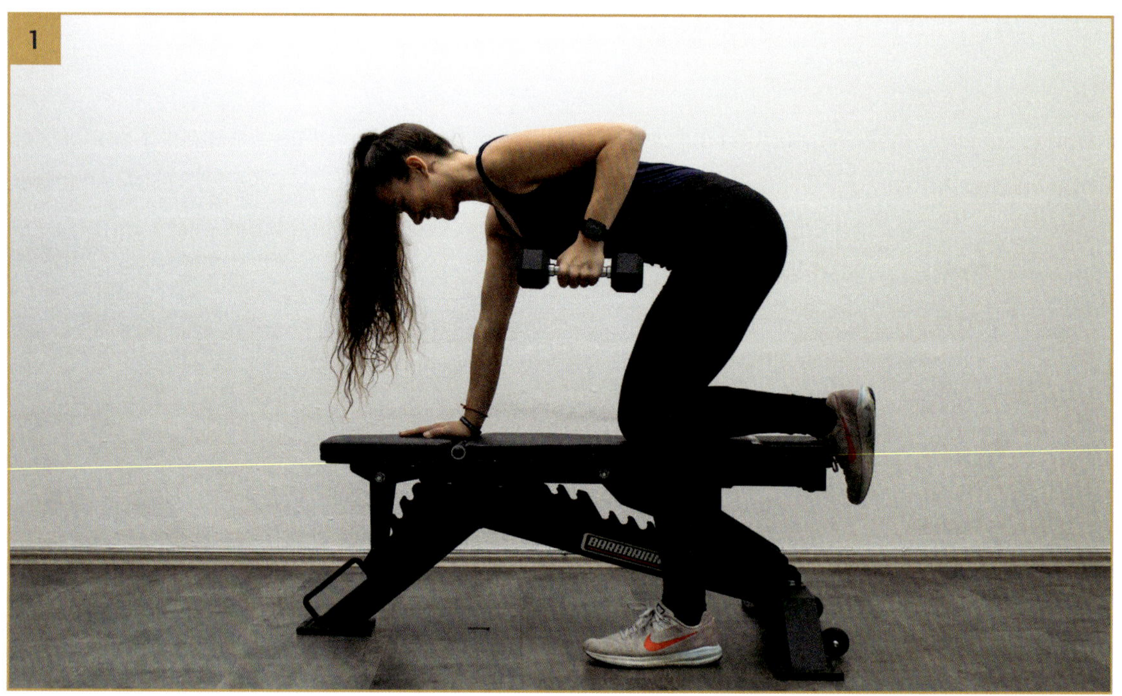
1

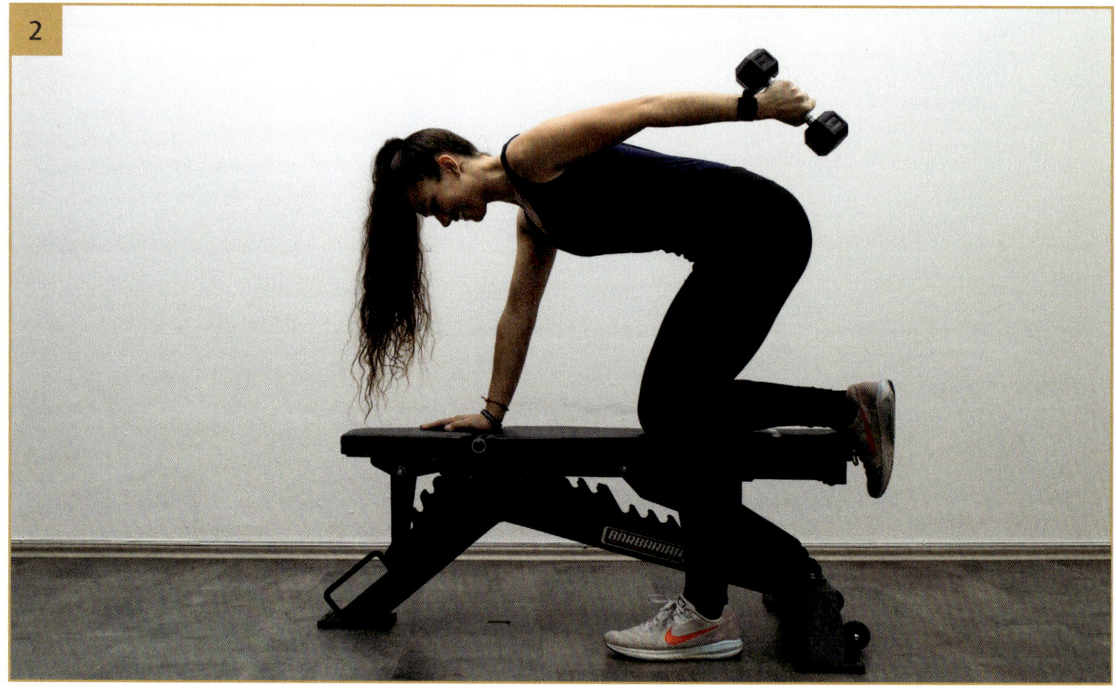
2

96. Armstrecken mit der Kurzhantel

Ausgangsposition

Stützen Sie den Oberkörper mit dem gleichseitigen Knie und Arm auf der Flachbank ab. Der Rücken ist gerade und der Kopf ist in der Verlängerung der Wirbelsäule. Der Trainingsarm greift die Kurzhantel im Neutralgriff. Der Trainingsarm wird eng am Körper gehalten. Der Ellbogen ist auf Höhe des Rückens und um ca. 90° gebeugt. Die Rumpfmuskulatur ist angespannt.

Übungsausführung

Strecken Sie den Trainingsarm, bis der Ellbogen komplett gestreckt ist, nach hinten aus. Anschließend wieder in die Ausgangsposition zurückkehren.

Endposition

In der Endposition ist der Trainingsarm im Ellbogengelenk komplett gestreckt. Der Arm liegt eng am Körper. Der Rücken ist gerade und der Kopf ist in Verlängerung der Wirbelsäule. Das Standbein ist leicht gebeugt. Die Rumpfmuskulatur ist angespannt.

Die Übung **Armstrecken mit der Kurzhantel** ist eine Isolationsübung für die Armstrecker. Diese Übung ist auch für Trainingsanfänger geeignet. Diese Krafttrainingsübung kann auch ohne Flachbank durchgeführt werden. Dazu stützt der nicht zu trainierende Arm den Oberkörper auf dem Standbein ab. Allerdings ist die Position auf der Flachbank stabiler und sollte daher bevorzugt werden. Bei dieser Übung kann der lange Kopf des M. triceps brachii aufgrund des fixierten Arms in der Retroversion weniger Kraft entfalten und der mittlere und äußere Kopf wird stärker beansprucht. Bei der Übungsausführung ist besonders darauf zu achten, den Ellbogen komplett zu strecken und jede Bewegung im Schultergelenk zu vermeiden. Ein Schwingen aus der Schulter würde die Übung für den Armstrecker weniger effektiv machen und sollte daher unbedingt vermieden werden.

Die hauptsächlich beanspruchte Muskulatur ist der dreiköpfige Armstrecker (M. triceps brachii).

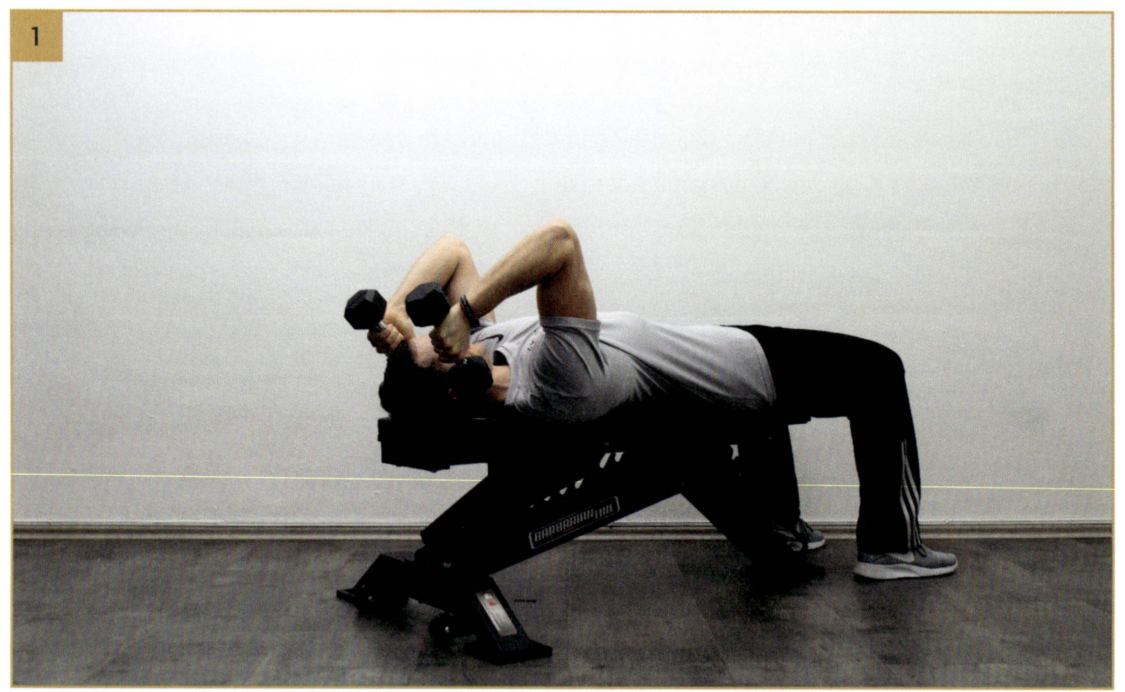
1

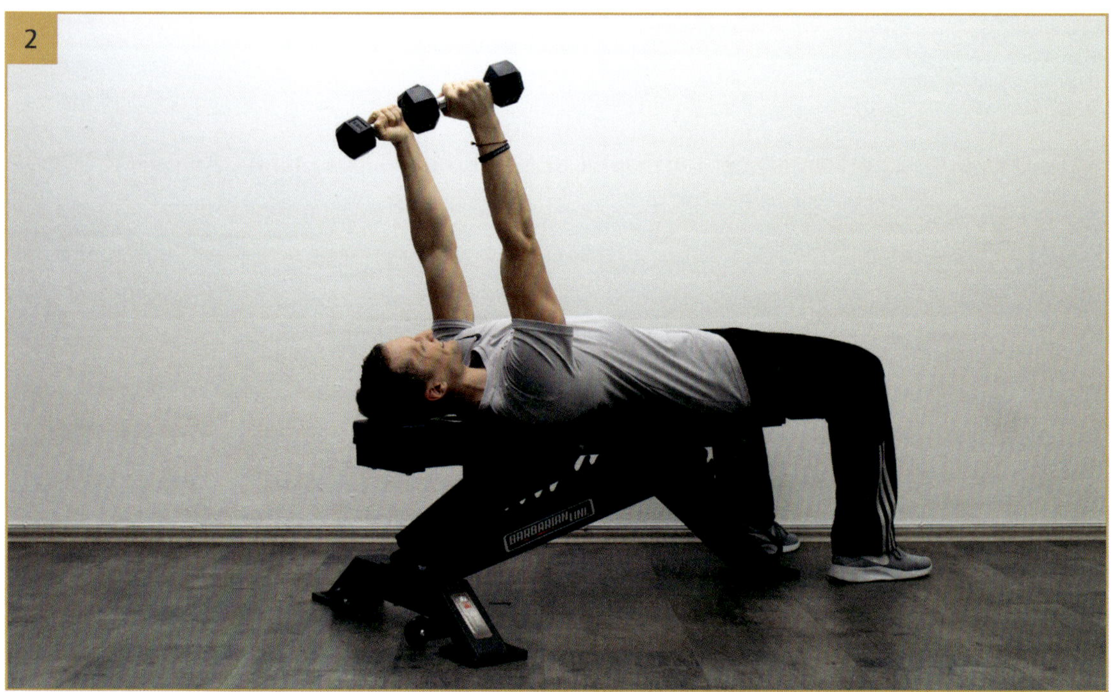
2

97. Armstrecken, liegend, mit Kurzhanteln im Neutralgriff

Ausgangsposition

Nehmen Sie eine stabile Rückenlage auf der Flachbank ein. Die Beine sind fest am Boden fixiert. Die Arme befinden sich seitlich in Schulterhöhe und die Hände greifen die Kurzhanteln im Neutralgriff. Die Handgelenke bilden eine Linie mit den Unterarmen. Die Ellbogen sind gebeugt und die Hände befinden sich seitlich neben dem Kopf auf Höhe der Ohren.

Übungsausführung

Strecken Sie die Ellbogen bis in die Endstellung. Anschließend kehren Sie wieder in die Ausgangsposition zurück.

Endposition

Die Ellbogen sind komplett gestreckt. Die Hanteln sind im Neutralgriff umfasst. Die Beine stehen fest am Boden und der Rücken liegt auf der Bank auf. Die Handgelenke bilden eine Linie mit den Unterarmen.

Die Übung **Armstrecken, liegend, mit Kurzhanteln im Neutralgriff** ist eine Krafttrainingsübung für die Armstrecker. Die Übung ist koordinativ anspruchsvoll und weniger für Anfänger geeignet. Die Übung kann auch mit der Langhantel oder der SZ-Stange ausgeführt werden. Ähnlich wie bei der Übung **Armstrecken über Kopf** erfährt auch bei dieser Übung der lange Kopf des M. triceps brachii aufgrund der Anteversionsbewegung im Schultergelenk eine Vorspannung, die zu einer erhöhten Beanspruchung bei der Übungsausführung führt.

Die hauptsächlich beanspruchte Muskulatur ist der dreiköpfige Armstrecker (M. triceps brachii).

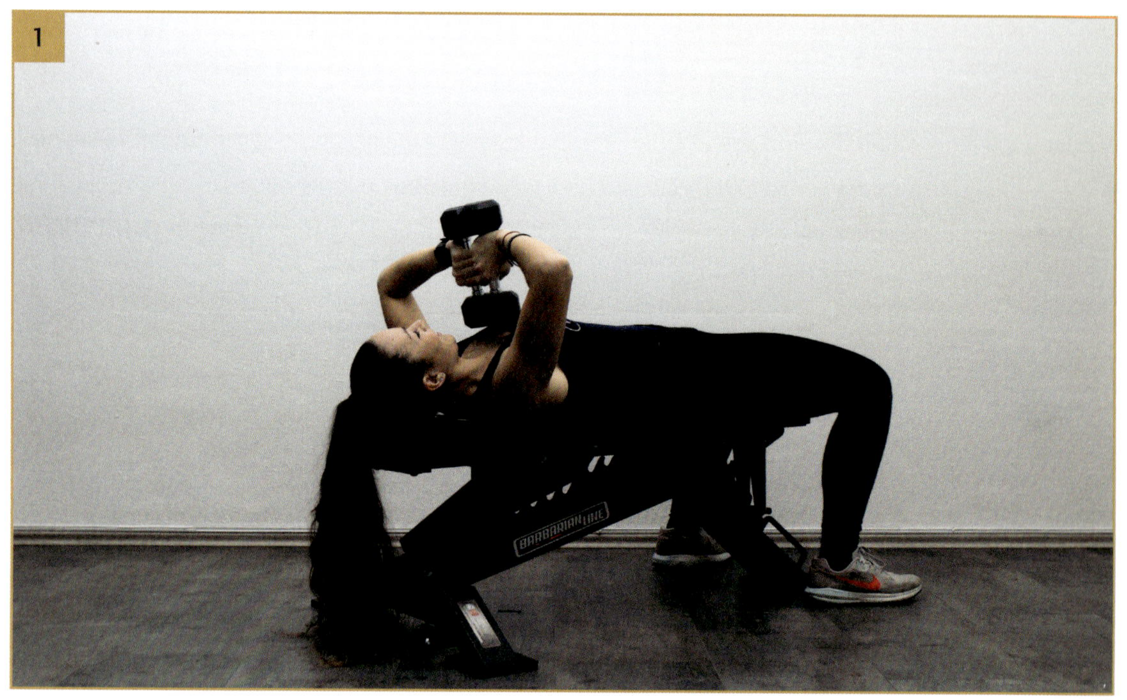
1

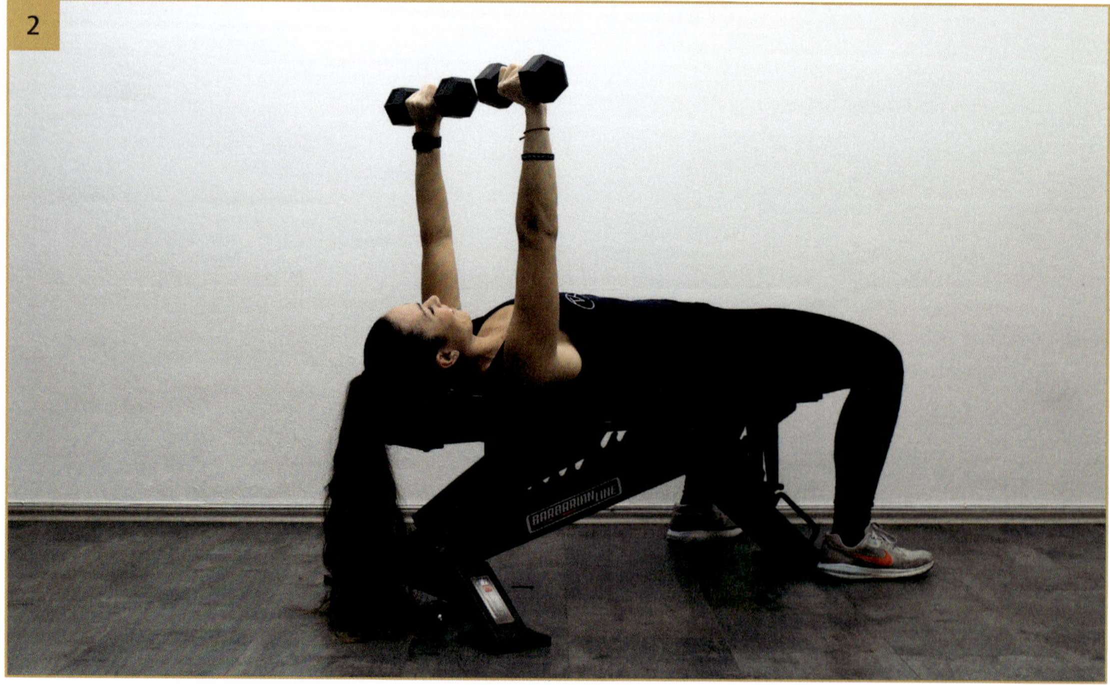
2

98. Armstrecken, liegend, mit Kurzhanteln im Obergriff

Ausgangsposition

Nehmen Sie eine stabile Rückenlage auf der Flachbank ein. Die Beine sind fest am Boden fixiert. Die Arme befinden sich seitlich in Schulterhöhe und die Hände greifen die Kurzhanteln im Obergriff. Die Handgelenke bilden eine Linie mit den Unterarmen. Die Ellbogen sind gebeugt und die Hanteln befinden sich knapp über dem Brustkorb.

Übungsausführung

Strecken Sie die Ellbogen bis in die Endstellung. Anschließend kehren Sie wieder in die Ausgangsposition zurück.

Endposition

Die Ellbogen sind komplett gestreckt. Die Hanteln sind im Obergriff umfasst. Die Beine stehen fest am Boden und der Rücken liegt auf der Bank auf. Die Handgelenke bilden eine Linie mit den Unterarmen.

Die Übung **Armstrecken, liegend, mit Kurzhanteln im Obergriff** ist eine Krafttrainingsübung für die Armstrecker. Die Übung ist koordinativ anspruchsvoll und weniger für Anfänger geeignet. Bei der Übungsausführung ist besonders darauf zu achten, dass die Bewegung lediglich im Ellbogengelenk stattfindet. Der Oberarm bleibt fixiert und im Schultergelenk findet keine Bewegung statt. In der Regel müssen bei dieser Übung leichtere Gewichte verwendet werden als beim **Armstrecken, liegend, im Neutralgriff**. Die Übung im Obergriff gehört zu den Übungen, die man weniger häufig in Fitnesseinrichtungen sieht. Sie ist allerdings eine ausgezeichnete Übung, um effektive Trainingsreize für die Armstrecker zu setzen. Fortgeschrittene Sportler können diese Übung in das Krafttrainingsprogramm mit aufnehmen.

Die hauptsächlich beanspruchte Muskulatur ist der dreiköpfige Armstrecker (M. triceps brachii). Der lange Kopf des Trizepses erfährt hier die größte Beanspruchung.

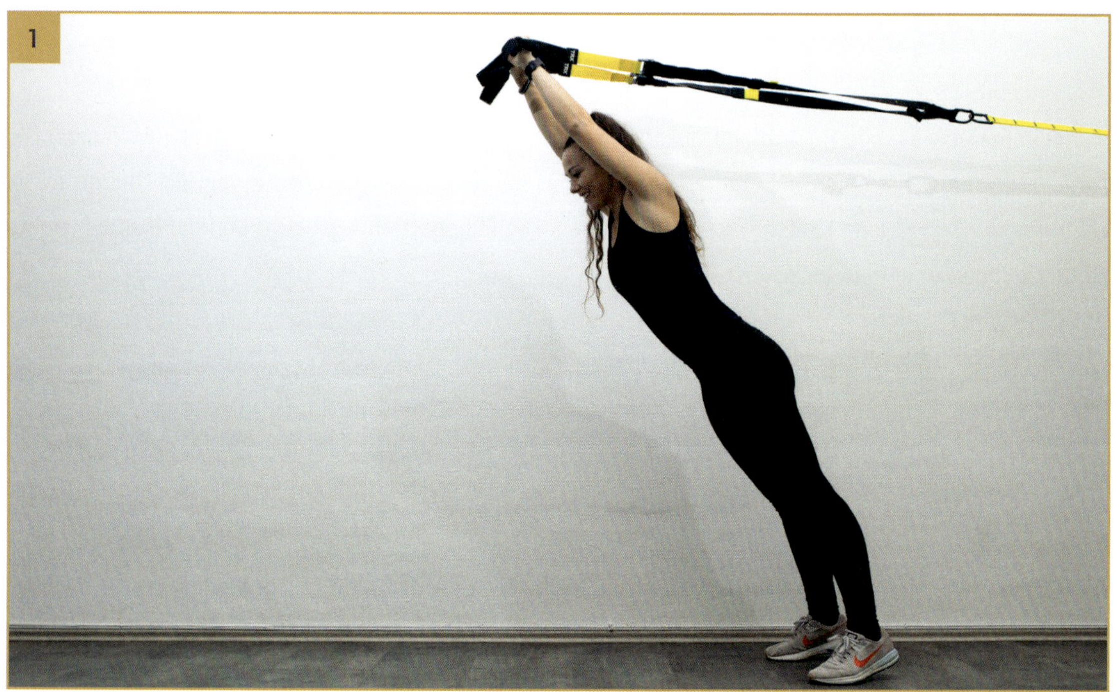
1

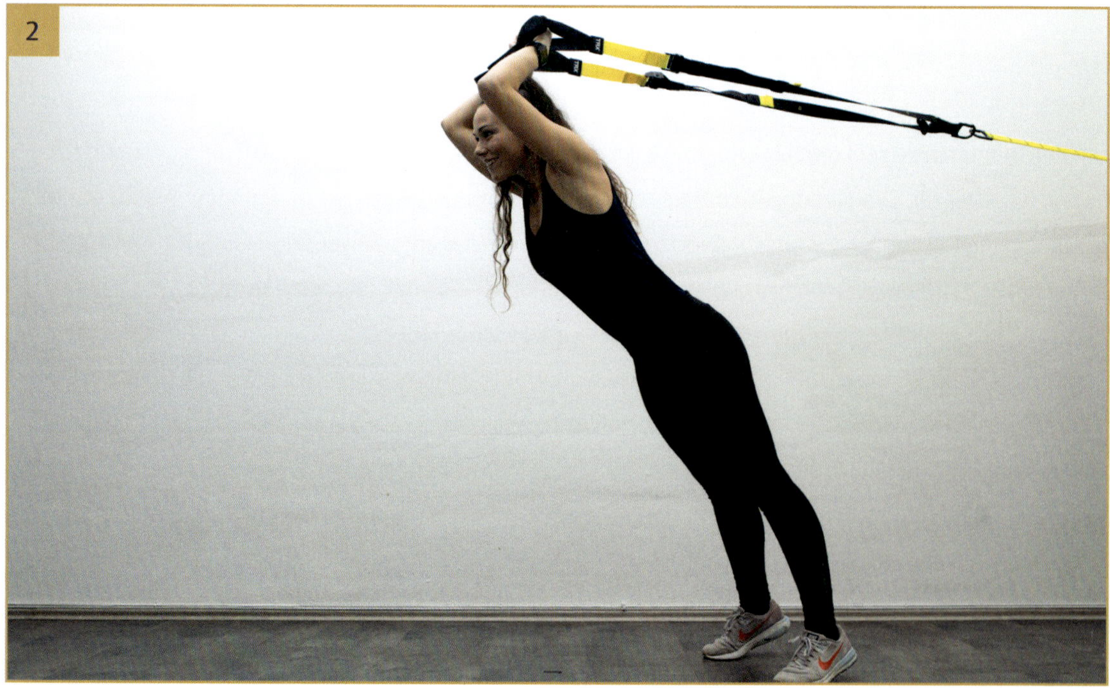
2

99. Armstrecken im Schlingentrainer

Ausgangsposition

Nehmen Sie einen stabilen, hüftbreiten Stand ein. Umfassen Sie die beiden Handschlaufen des Schlingentrainers im Obergriff. Die Hände sind eng zusammen, sodass sich die Schlingen nahezu berühren. Treten Sie mit den Füßen nach hinten und lehnen Sie den Oberkörper nach vorne. Der Rücken ist gerade und der Kopf ist in Verlängerung der Wirbelsäule. Spannen Sie die Gesäß- und Rumpfmuskulatur an.

Übungsausführung

Beugen Sie die Ellbogen und lehnen Sie den Körper weit nach vorne. Anschließend strecken Sie die Ellbogen und kehren wieder in die Ausgangsposition zurück.

Endposition

In der Endposition sind die Ellbogen gebeugt. Der Oberkörper ist weit nach vorne gelehnt. Der Rücken ist gerade und der Kopf ist in Verlängerung der Wirbelsäule. Die Gesäß- und Rumpfmuskulatur sind angespannt.

Die Übung **Armstrecken im Schlingentrainer** ist eine Isolationsübung für die Armstrecker. Im Gegensatz zu der Übung **Liegestütze im Schlingentrainer** arbeitet bei dieser Übung nur das Ellbogengelenk. Es findet kaum eine Bewegung im Schultergelenk statt. Durch die instabilen Bedingungen beim Training am Schlingentrainer wird die Muskulatur stark gefordert. Zudem ist die Übung koordinativ anspruchsvoll und stellt hohe Anforderungen an die Rumpfmuskulatur. Bei der Übungsausführung ist besonders darauf zu achten, dass Ober- und Unterkörper während der gesamten Bewegung eine Linie bilden und keine Kompensationsbewegung stattfindet.

Die hauptsächlich beanspruchte Muskulatur ist der dreiköpfige Armstrecker (M. triceps brachii). Der lange Kopf des Trizepses erfährt hier die größte Beanspruchung.

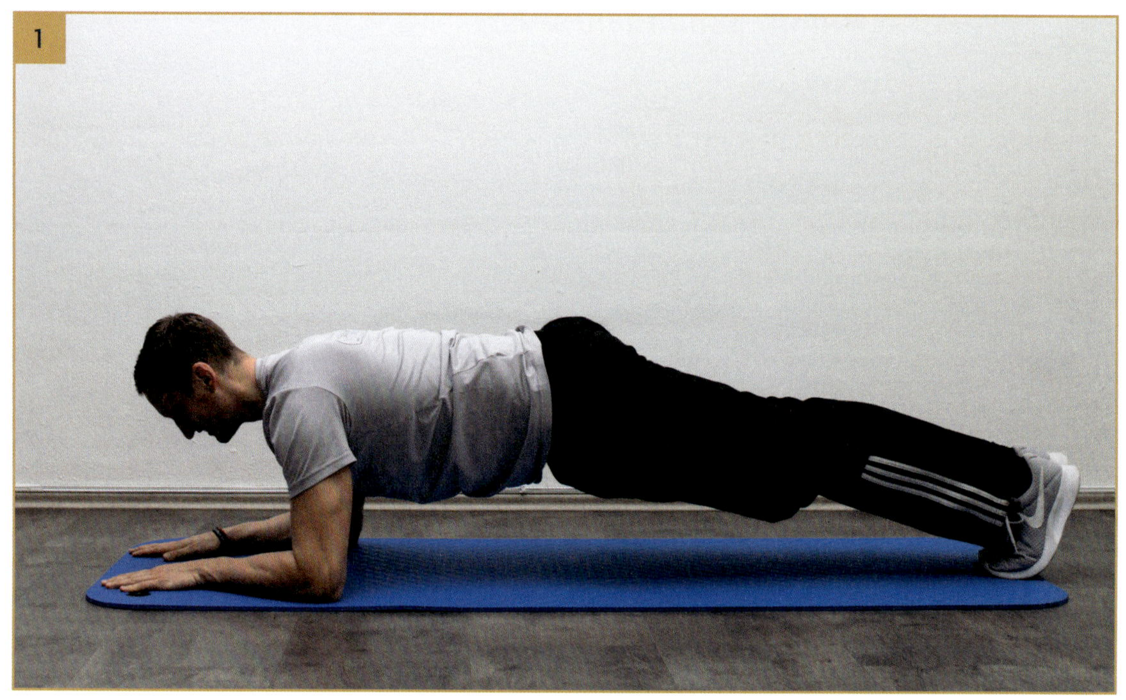
1

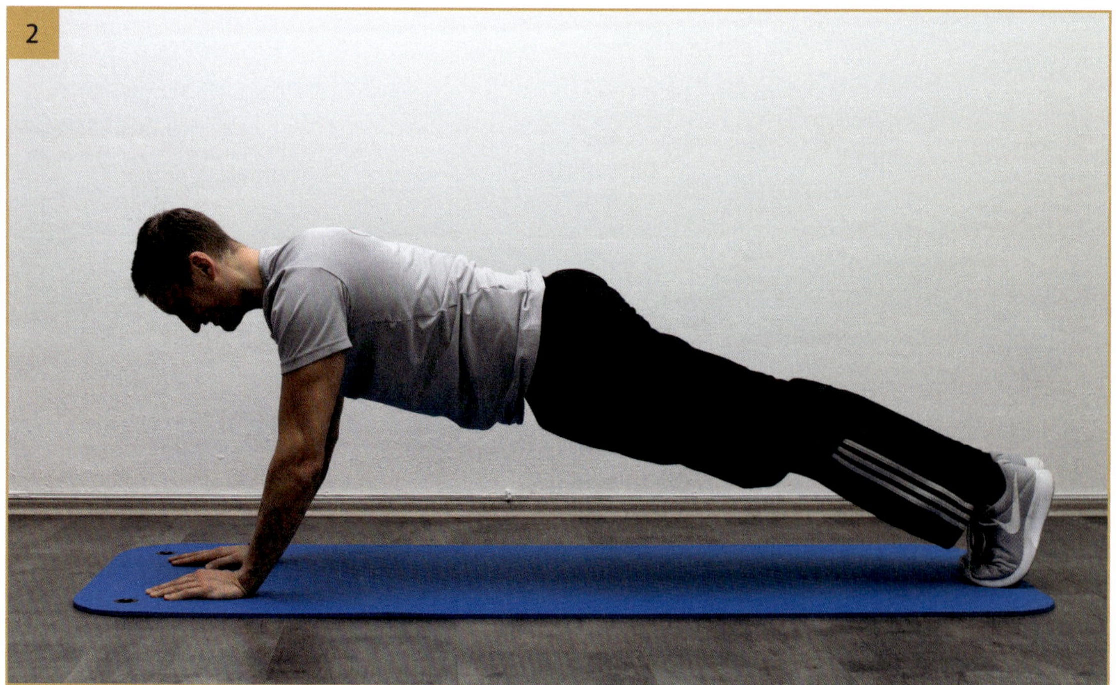
2

100. Armstrecken im Unterarmstütz

Ausgangsposition

Nehmen Sie den Unterarmstütz am Boden ein. Der Rücken ist gerade und der Kopf ist in Verlängerung der Wirbelsäule. Der Blick ist zum Boden gerichtet. Der Oberkörper wird auf die Unterarme gestützt. Der Unterkörper wird auf den Füßen abgestützt. Spannen Sie die Gesäß- und Rumpfmuskulatur an.

Übungsausführung

Strecken Sie die Ellbogen bis in die Endstellung. Anschließend wieder in die Ausgangsposition zurückkehren.

Endposition

In der Endposition sind die Ellbogen komplett gestreckt. Der Rücken ist gerade und der Kopf ist in Verlängerung der Wirbelsäule. Die Gesäß- und Rumpfmuskulatur ist angespannt.

Die Übung **Armstrecken im Unterarmstütz** ist eine sehr fordernde Krafttrainingsübung mit dem eigenen Körpergewicht. Diese Übung ist koordinativ anspruchsvoll und stellt eine hohe Belastung für die Armstrecker dar. Außerdem wird die Rumpfmuskulatur stark gefordert. Im Vergleich zum klassischen Liegestütz bleiben hier die Ellbogen immer eng am Körper und die Bewegung findet hauptsächlich im Schultergelenk statt. Die Brust- und Schultermuskeln können so kaum Kraft entfalten und die Armstrecker müssen das Körpergewicht alleine nach oben bewegen. Diese Übung ist auch für geübte Sportler eine Herausforderung. Oft wird diese Übung auch als **Tigerliegestütze** bezeichnet. Allerdings wird bei dieser Übung die Brustmuskulatur im Gegensatz zu den klassischen Liegestützen kaum belastet. Die armstreckende Muskulatur hingegen umso mehr.

Die hauptsächlich beanspruchte Muskulatur ist der dreiköpfige Armstrecker (M. triceps brachii).

ANHANG

1 LITERATURVERZEICHNIS

Kapitel 1: Positive Auswirkungen des Krafttrainings auf...

1. BKK (2012). *Gesundheitsreport 2012. Gesundheit fördern – Krankheit versorgen – mit Krankheit leben.* Essen.

2. Techniker Krankenkasse (2014). *Gesundheitsreport 2014.* Risiko Rücken. Hamburg.

3. Heyde, K., Macco, K. & Vetter, C. (2009). Krankheitsbedingte Fehlzeiten in der deutschen Wirtschaft im Jahr 2007. In B. Badura, H. Schröder & C. Vetter (Hrsg.), *Fehlzeiten-Report 2008* (S. 239). Heidelberg: Springer.

4. Schmidt, C. O., Raspe, H. & Pfingsten, M. et al. (2007). Back pain in the German adult population. Prevalence, severity, and sociodemographic correlates in a multiregional survey. *Spine, 32* (18), 2005-2011.

5. Robert-Koch-Institut (2012). Rückenschmerzen. *Gesundheitsberichterstattung des Bundes. Heft 53.* Berlin.

6. Techniker Krankenkasse (2017). *Der Rücken. In Balance bleiben.* Hamburg.

7. Frost, H., Lamb, S. E., Klaber Moffett, J. A., Fairbank, J. C. & Moser J. S. (1998). A fitness programme for patients with chronic low back pain: 2-year follow-up of a randomised controlled trial. *Pain, 75*, 273-279.

8. Mannion, A. F., Muntener, M., Taimela, S. & Dvorak, J. (2001). Comparison of three active therapies for chronic low back pain: results of a randomized clinical trial with one-year follow-up. *Rheumatology, 40*, 772778.

9. Köstermeyer, G., Abu-Omar, K. & Rütten, A. (2005). Rückenkraft, Fitness und körperliche Aktivität – Risiko oder Schutz vor Rückenbeschwerden? Ergebnisse einer Querschnittsuntersuchung. *Deutsche Zeitschrift für Sportmedizin, Jahrgang 56*, Nr. 2.

10. Klee, A. (1995). Muskuläre Balance. Die Überprüfung einer Theorie. *Sportunterricht, 44, Heft 1*, 12-23.

11. Schmidt-Wiethoff, R., Rapp, W., Schneider, T., Haas, H., Steinbrück, K. & Gollhofer, A. (2000). Funktionelle Schulterprobleme und Muskelimbalancen beim Leistungssportler mit Überkopfbelastung. *Deutsche Zeitschrift für Sportmedizin, Jahrgang 51, Nr. 10*, 327-335.

12. Kugler, A., Krüger-Franke, M., Reininger, S., Trouillier, H. H. & Rosemeyer, B. (1996). Muscular imbalance and shoulder pain in volleyball attackers. *Br J Sports Med 30*, 256-259.

13. Schmidt-Wiethoff, R., Rapp, W., Mauch, F., Schneider, T. & Brüggemann, P. (2003). Ultraschallgestützte Bewegungsanalyse der glenohumeralen Rotationsbeweglichkeit bei Elite-Tennisspielern. *Deutsche Zeitschrift für Sportmedizin, Jahrgang 54, Nr. 2*, 44-48.

14. Kutzner I. (2012). *Dissertation. Die Belastung des Kniegelenks – In-vivo-Messungen mit instrumentierten Knieendoprothesen.* Aus dem Julius Wolff Institut der Medizinischen Fakultät Charité – Universitätsmedizin Berlin.

15. Sander, A., Keiner, M., Wirth, K., Caruso, O., Immesberger, P., Zawieja, M. & Schmidtbleicher, D. (2012). Leistungsfähigkeit jugendlicher Fussballer im Nachwuchsleistungssport. *Schweizerische Zeitschrift für Sportmedizin und Sporttraumatologie, 60* (3), 112-115.

16. Wirth, K., Sander A., Keiner, M. & Schmidtbleicher, D. (2011). Leistungsfähigkeit im Dehnungs-Verkürzungs-Zyklus sportlich aktiver und inaktiver Kinder und Jugendlicher. *Deutsche Zeitschrift für Sportmedizin, Jahrgang 62, Nr. 11*, 345-350.

17. Sander, A., Keiner, M., Wirth, K. & Schmidtbleicher, D (2012). Entwicklung von Sprintleistungen durch ein Krafttraining im Nachwuchsleistungssport Fußball. *Spectrum 24, Heft 2*, 28-46.

18. Kuhn, T. (2018). Krafttraining für Läufer. *Leistungslust, Ausgabe 01*, 39-41.

19. Pereira, A., Silva, A. J., Costa, A. M., Basto, E. & Marquess, M. C. (2011). Skeletal muscle strength in older adults. Angiotensin-converting enzyme (ACE) genotype affects: An UPDATE. *Journal of Physical Education and Sport, 11* (2), Art # 24, 167-173.

20. Schmidtbleicher, D., (2009). Entwicklung der Kraft und Schnelligkeit. In J. Baur, K. Bös, A. Conzelmann & R. Singer (Hrsg.). *Handbuch Motorische Entwicklung* (S. 149). 2. Auflage. Schorndorf: Hofmann.

21. Fiatarone, M. A., Marks, E. C., Ryan, N. D., Meredith, C. N., Lipsitz, L. A. & Evans, W. J. (1990). High-intensity strength training in nonagenarians. Effects on skeletal muscle. *The Journal of American Medical Association, 263*, 3029-3034.

22. Siegrist, M., Lammel, C. & Jeschke, D. (2006). Krafttraining an konventionellen bzw. oszillierenden Geräten und Wirbelsäulengymnastik in der Prävention der Osteoporose bei postmenopausalen Frauen. *Deutsche Zeitschrift für Sportmedizin, Jahrgang 57, Nr. 7/8*, 182-188.

23. Wallace, B. A. & Cumming, R. G. (2000). Systematic review of randomized trials of the effect of exercise on bone mass in pre- and postmenopausal women. *Calcif Tissue Int, 67*, 10-18.

24. Vuori, I. M. (2001). Dose-response of physical activity and low back pain, osteoarthritis, and osteoporosis. *Med Sci Sports Exerc, 33*, S551-586; discussion 609-510.

25. Horstmann, T., Böer, J., Haupt, G., Merk, J. & Brauner, T. (2012). Sport bei (trotz) Arthrose. *Aktuelle Rheumatologie, 37*, 168-173.

26. Dalichau, S., Möller, T., Drewes, J. & Finken, G. (2015). Nachhaltigkeit in der Rehabilitation von Patienten mit Gonarthrose. *OUP, 9*, 436-441.

27. Köcker, S. (2016). Krafttraining ist Spitzenreiter. *Physiopraxis, 9*, 135-37.

28. Horstmann, T., Roecker, K., Vornholt, S., Niess, A. M., Heitkamp, H. C. & Dickhut, H. H. (2002). Konditionelle Defizite bei Coxarthrose und Hüftendoprothesen- Patienten. *Deutsche Zeitschrift für Sportmedizin, 53*, 17-21.

29. Hügle, T. & Valderrabano, V. (2011). Wirkungen und Nebenwirkungen von Sport auf die Arthrose. *Schweizerische Zeitschrift für Sportmedizin und Sporttraumatologie, 59 (4)*, 153-157.

30. Berg, A. & König, D. (2005). Aspekte zur Prävention und Therapie von Fettstoffwechselstörungen unter besonderer Berücksichtigung des metabolischen Syndroms. *Deutsche Zeitschrift für Sportmedizin, Jahrgang 56, Nr. 3*, 74-82.

31. König, D., Deibert, P., Dickhut, H. H. & Berg, A. (2011). Krafttraining bei Diabetes mellitus Typ 2. *Deutsche Zeitschrift für Sportmedizin, Jahrgang 62, Nr. 1*, 5-9.

32. Collier, S. R, Kanaley, J. A., Carhart, R. J. R, Frechette, V., Tobin, M. M., Hall, A. K., Luckenbaugh, A. N. & Fernhall, B. (2008). Effect of 4 weeks of aerobic or resistance exercise training on arterial stiffness, blood flow and blood pressure in pre- and stage-1 hypertensives. *J Hum Hypertens, 22*, 678-686.

33. Thayer, R. E., Newman, J. R. & McClain, T. M. (1994). Self-regulation of mood: Strategies for changing a bad mood, raising energy. and reducing tension. *Journal of Personality and Social Psychology, 67*, 910-925.

34. Broocks, A. & Sommer, M. (2005). Psychische Sportwirkungen. *Deutsche Zeitschrift für Sportmedizin, Jahrgang 56, Nr. 11*, 393-394.

35. Berger, B. G. & Motl, R. W. (2000). Exercise and mood: A selective review and synthesis of research employing the profile of mood states. *Journal of Applied Sport Psychology, 12*, 69-92.

Kapitel 2: Einflussgrößen der Kraft

1. Wirth, K., Schlumberger, A., Zawieja, M. & Hartmann, H. (2013). *Krafttraining im Leistungssport. Theoretische und praktische Grundlagen für Trainer und Athleten.* Strauß Köln.

2. Zatsiorsky, V. M. & Kraemer, W. J. (2006). *Science and practice of strength training.* Champaign, IL: Human Kinetics.

3. Schiffer, T., Geisler, S., Knicker, A. & Mierau, A. (2010). *Einführung in das Krafttraining.* Strauß: Köln.

4. Friedmann, B. (2007). Neuere Entwicklungen im Krafttraining. Muskuläre Anpassungsreaktionen bei verschiedenen Krafttrainingsmethoden. *Deutsche Zeitschrift für Sportmedizin, Jahrgang 58*, Nr. 1.

5. Howald, H. (1989). Veränderungen der Muskelfasern durch Training. *Leistungssport, 19*, 2, 18-24.

6. Andersen, J. L. & Aagaard, P. (2000). Myosin heavy chain IIx overshoot in human skeletal muscle. *Muscle & Nerve, 23*, 1095-1104.

7. Campos, G. E. R., Luecke, T. J., Wendeln, H. K., Toma, K., Hagerman, F. C., Murray, T. F., Ragg, K. E., Ratamess, N. A., Kraemer, W. J. & Staron, R. S. (2002). Muscular adaptations in response to three different resistance-training regimens: Specifity of repetition maximum training zones. *Eur J Appl Physiol, 88*, 50-60.

8. Liu, Y., Schlumberger, A., Wirth, K., Schmidtbleicher, D. & Steinacker, J. M. (2003). Different effects on human skeletal myosin heavy chain isoform expression: Strength vs. combination training. *J Appl Physiol, 94*, 2282-2288.

9. Güllich, A. & Schidtbleicher, D. (1999). Struktur der Kraftfähigkeiten und ihre Trainingsmethoden. *Deutsche Zeitschrift für Sportmedizin, 50*, Nr. 7, 223-234.

Kapitel 3: Entwicklung der Kraft

1. Schmidtbleicher, D., (2009). Entwicklung der Kraft und Schnelligkeit. In J. Baur, K. Bös, A. Conzelmann & R. Singer (Hrsg.). *Handbuch Motorische Entwicklung* (S. 149). 2. Auflage. Schorndorf: Hofmann.

2. Zahners, L., Donath, L., Faude, O. & Bopp, M. (2014). Krafttraining im Alter: Hintergründe, Ziele und Umsetzung. *Schweizerische Zeitschrift für Sportmedizin und Sporttraumatologie, 62* (4), 23-28.

3. Ahnert, J. (2005). *Motorische Entwicklung vom Vorschul- bis ins frühe Erwachsenenalter – Einflussfaktoren und Prognostizierbarkeit.* Zugriff am 06.01.2013. Verfügbar unter: http://opus.bibliothek.uniwuerzburg.de/volltexte/2006/1634/pdf/diss-ahnert-internet.pdf

4. Winter, R. & Hartmann, C. (2007). Die motorische Entwicklung des Menschen von der Geburt bis ins hohe Alter. Überblick. In G. Schnabel & J. Krug (Hrsg.). *Bewegungslehre Sportmotorik. Abriss einer Theorie der sportlichen Motorik unter pädagogischem Aspekt (Kapitel 6).* 11. Auflage. Aachen: Meyer & Meyer.

5. Pereira, A., Silva, A. J., Costa, A. M., Basto, E. & Marquess, M. C. (2011). Skeletal muscle strength in older adults. Angiotensin-converting enzyme (ACE) genotype affects: An UPDATE. *Journal of Physical Education and Sport, 11* (2), Art # 24, 167-173.

Kapitel 4: Trainingslehre

1. Martin, D., Carl, K. & Lehnertz, K. (2001). *Handbuch Trainingslehre.* 3. Auflage. Schorndorf: Karl Hofmann.

2. Fröhlich, M., Emrich, E. & Schmidtbleicher, D. (2010). Outcome effects of single-set versus multiple-set training. An advanced replication study. *Research in Sports Medicine, 18* (3), 157-175.

3. Wilson, J. M., Duncan, N. M., Marin, P. J., Brown, L. E., Loenneke, J. P., Wilson, S. M. C., Jo, E., Lowery, R. P. & Ugrinowitsch, C. (2013). Meta-analysis of postactivation potentiation and power: Effects of conditioning activity, volume, gender, rest periods, and training status. *Journal of Strength and Conditioning Research, 27* (3), 854-859.

4. Boeckh-Behrens, W. U. & Buskies, W. (2016). *Fitnesskraftraining. Die besten Übungen und Methoden für Sport und Gesundheit.* Hamburg: Rowohlt.

5. Güllich, A. & Schmidtbleicher, D. (1999). Struktur der Kraftfähigkeiten und ihrer Trainingsmethoden. *Deutsche Zeitschrift für Sportmedizin, 50* (7+8), 223-234.

6. Schiffer, T., Geisler, S., Knicker, A. & Mierau, A. (2010). *Einführung in das Krafttraining.* Köln: Strauß.

7. Feigenbaum, M. S. & Pollock, M. L. (1999). Prescription of resistance training for health and disease. *Med Sci Sports Exerc, 31,* 38-45.

8. Bird, S. P., Tarpenning, K. M. & Marino, F. E. (2005). Designing resistance training programmes to enhance muscular fitness. A review of the acute programme variables. *Sports Medicine, 35,* 841-851.

9. Buskies, W. (1999). Sanftes Krafttraining nach dem subjektiven Belastungsempfinden versus Training bis zur Ausbelastung. *Deutsche Zeitschrift für Sportmedizin, 50* (10), 316-320.

10 Day, M. L., McGuigan, M. R., Brice, G. & Foster, C. (2004). Monitoring exercise intensity during resistance training using the session RPE scale. *Journal of Strength and Conditioning Research, 18* (2), 353-358.

11. Rosenblatt, B. (2016). Die Planung eines Leistungsprogramms. In Joyce, D. & Lewindon, D. (Hrsg.). *Athletiktraining für sportliche Höchstleistung (Kapitel 18).* 1. Auflage. München: riva.

Kapitel 5: Kraftdiagnostik

1. Kuhn, T. (2018). Leistungsdiagnostik bei Gesundheits- und Fitnesssportlern. *Leistungslust,* 39-43.
2. McGuigan, M. (2016). Die Evaluierung athletischer Fähigkeiten. In D. Joyce & D. Lewindon (Hrsg.). *Athletiktraining für sportliche Höchstleistung.* München: riva.
3. Schlesinger, B. & Sibum, N. (2012). Entwicklung einer komplexen Leistungsdiagnostik im Beachvolleyball. *Leistungssport, 2,* 16-19.
4. Dickhuth, H. H., Röcker, K., Mayer, F., Nieß, A., Horstmann, T., Heitkamp H. C. & Dolezel, P. (1996). Bedeutung der Leistungsdiagnostik und Trainingssteuerung bei Ausdauer- und Spielsportarten. *Deutsche Zeitschrift für Sportmedizin,* Jahrgang 47, 183-189.
5. Schlenker, L. & Bös, K. (2017). Krafttest. In K. Bös (Hrsg.). *Handbuch Motorische Tests.* Göttingen: Hogrefe.
6. Gail, S., Argauer, P. & Künzell, S. (2015). Validität eines 5-RM Krafttests im Gesundheits- und Fitnesssport. *Schweizerische Zeitschrift für Sportmedizin und Sporttraumatologie, 65* (3), 48-52.

Kapitel 6: Krafttrainingsmethoden

1. Fröhlich, M. (2014). Krafttraining. In H.-D. Kempf (Hrsg.), *Funktionelles Training mit Hand- und Kleingeräten.* Berling Heidelberg: Springer.
2. Güllich, A. & Schmidtbleicher, D. (1999). Struktur der Kraftfähigkeiten und ihre Trainingsmethoden. *Deutsche Zeitschrift für Sportmedizin, 50,* Nr. 7, 223-234.
3. Kuhn, T. (2018). Krafttraining für Läufer. *Leistungslust, Ausgabe 01,* 39-41.
4. Sperlich, B., Engel, F. A. & Zinner, C. (2015). Trainingsinterventionen zur Modifikation der Laufökonomie im Mittel- und Langstreckenlauf. *Deutsche Zeitschrift für Sportmedizin, 66,* 9, 229-234.
5. Millet, G. P., Jaouen, B., Borrani, F. & Candau, R. (2002). Effects of concurrent endurance and strength training on running economy and VO_2 kinetics. *Med Sci Sports Exerc., 34* (8), 1351-1359.

6. Antonio, J. & Gonyea, W. J. (1993). Skeletal muscle fiber hyperplasia. *Med. Sci. Sports Exercise, 25,* 1333-1345.

7. MC Call, G. E. Byrnes, W. C., Dickinson, A., Pattany, P. M. & Fleck, S. J. (1996). Muscle fiber hypertrophy, hyperplasia, and capillary density in college men after resistance training. *J. Appl. Physiol, 81,* (5), 2004-2012.

8. Proske, U. & Morgan, D. L. (2001). Muscle damage eccentric exercise: mechanism, mechanical signs, adaption and clinical applications. *Journal of Physiology, 537.2,* 333-345.

9. Armstrong, R. B., Ogilvie, R. W. & Schwange, J. A. (1983). Eccentric exercise-induced injury to rat skeletal muscle. J. Appl. Physiol.: Respirat. Environ. *Exercise Physiol, 54* (1), 80-93.

10. Kuhn, T. (2017). Athletiktraining zur Entwicklung von Schnellkraft. *Leistungslust,* 52-55.

11. Hansen, D. M. (2016). Die erfolgreiche Übersetzung von Kraft in Schnelligkeit. In D. Joyce & D. Lewindon (Hrsg.), *Athletiktraining für sportliche Höchstleistung.* München: riva.

12. Wirth, K., Schlumberger, A., Zawieja, M. & Hartmann, H. (2013). *Krafttraining im Leistungssport. Theoretische und praktische Grundlagen für Trainer und Athleten.* Köln: Strauß.

13. Bundesarbeitsgemeinschat für Rehabilitation (2005). *Rahmenempfehlungen zur ambulanten Rehabilitation bei muskuloskeletalen Erkrankungen.* Online verfügbar unter: https://www.bar-frankfurt.de/fileadmin/dateiliste/publikationen/empfehlungen/downloads/Rahmenempfehlung_muskuloskeletale_Erkrankung.pdf.

14. Niethard, F. U. & Pfeil, J. (1997). *Orthopädie.* Hippokrates: Stuttgart.

15. Froböse, I. & Wilke, C. (2015). *Training in der Therapie.* Urban & Fischer: München.

16. Korsten-Reck, U., Marquardt, K. & Wurster, K. G. (2009). Schwangerschaft und Sport. *Deutsche Zeitschrift für Sportmedizin, Jahrgang 60, Nr. 5,* 117-121.

17. Haakstad, L. A., Voldner, N., Henrikson, T. & Bo, K. (2007). Physical activity level and weight gain in a cohort of pregnant Norwegian women. *Acta Obstet Gynecol Scand, 86,* 559-564.

18. Clapp, J. F. (2000). Exercise during pregnancy. A clinical update. *Clin Sports Med, 19,* 273-286.

19. Artal, R. & O'Toole, M. (2003). Guidelines of the American College of Obstetricians and Gynecologists for exercise during pregnancy and the postpartum period. *Br J Sports Med, 37*, 6-12.

20. Zahner, L., Donath, L., Faude, O. & Bopp, M. (2014). Krafttraining im Alter: Hintergründe, Ziele und Umsetzung. *Schweizerische Zeitschrift für Sportmedizin und Sporttraumatologie, 62 (4)*, 23-28.

21. American College of Sports Medicine (ACSM). Gaber, C. E., writing group chairmen (2011). Position Stand: Quantity and quality of exercise for developing and maintaining cardiorespiratory, musculoskeletal, and neuromotor fitness in apparently healthy adults: Guidance for prescribing exercise. *Med. Sci. Sports Exerc., 43 (7),* 1334-1359.

22. Lynch, N. A., Metter, E. J., Lindle, R. S., Fozard, J. L., Tobin, J. D. & Roy, T. A., et al. (1999). Muscle quality. I. Age-associated differences between arm and leg muscle groups. *J. Appl. Physiol, 86 (1)*, 188-194.

23. Frontera, W. R., Hughes, V. A., Lutz, K. J. & Evans, W. J. (1991). A crosssectional study of muscle strength and mass in 45- to 78-yr-old men and women. *J. Appl. Physiol, 71 (2)*, 644-650.

24. Büsch, D., Prieske, O., Kriemler, S., Puta, C., Gabriel, H. & Granacher, U. (2017). Krafttraining im Kindes- und Jugendalter. *Schweizerische Zeitschrift für Sportmedizin & Sporttraumatologie, Vol. 65,* Issue, 3, p34-42. 9p.

25. Hamill, B. P. (1994). Relative safety of weightlifting and weight training. *J Strength Cond Res, 8* (1), 53-57.

26. Menzi, C., Zahner, L. & Kriemler, S. (2007). Krafttraining im Kindes- und Jugendalter. *Schweizerische Zeitschrift für Sportmedizin und Sporttraumatologie, 55 (2)*, 38-44.

Kapitel 7: Krafttrainingsformen

1. Kuhn, T. (2018). *Topfit ohne Geräte! Effektiv zuhause trainieren.* München: C. H. Beck.

2. Snarr, R. L, Esco, M. R., Witte, E. V., Jenkins, C. T. & Brannan R. M. (2013). Electromyographic activity of rectus abdominis during a suspension push-up compared to traditional eercises. *Journal of Exercise Physiologyonline, Volume 16*, Number 3, 1-8.

3. Smith, L. E., Snow, J., Fargo, J. S., Buchanan, C. A. & Dalleck, L. C. (2016). The acute and chronic health benefits of TRX Suspension Training® in healthy sdults. *Int J Res Ex Phys., 11 (2)*, 1-15.

4. Mester, J., Nowak, S., Schmithüsen, J., Kleinöder, H. & Speicher, U. (2008). Kurz- und langfristige Trainingseffekte durch mechanische und elektrische Stimulation auf kraftdiagnostische Parameter. *BISp Jahrbuch, 08/09*, 103-116.

5. Knecht, S. (2018). Sportler unter Strom EMS-Training: „Besser komplett sein lassen!". *Ästhetische Dermatologie & Kosmetologie, 02*, 24.

6. Friedmann, B. (2007). Neuere Entwicklungen im Krafttraining. Muskuläre Anpassungsreaktionen bei verschiedenen Krafttrainingsmethoden. *Deutsche Zeitschrift für Sportmedizin, Jahrgang 58, Nr. 1*, 12-18.

7. Luo, J., McNamara, B. & Moran, K. (2005). The use of vibration training to enhance muscle strength and power. *Sports Med, 35*, 23-41.

8. Russo, C. R., Lauretani, F., Bandinelli, S., Bartali, B., Cavazzini, C., Guralnik, J. M. & Ferrucci, L. (2003). High-frequency vibration training increases muscle power in postmenopausal women. *Arch Phys Med Rehabil, 84*, 1854-7.

2 BILDNACHWEIS

Covermotiv:	Adobe Stock
Coverlayout:	Katerina Georgieva
Lektorat:	Dr. Irmgard Jaeger
Innenlayout:	Katerina Georgieva
Satz:	www.satzstudio-hilger.de
Fotos Innenteil:	Stefan Brencher
Anatomische Zeichnungen:	Caroline Wittmann S. 15, 21, 28, 88, 122, 124, 158, 160, 162, 164, 166, 206, 208, 248, 282, 284
Sonstige Abb.:	S. 14: nach Klee, 1995
Autor:	S. 19, 20, 32, 33, 36, 48, 49, 64

KRAFT UND MUSKELN AUFBAUEN

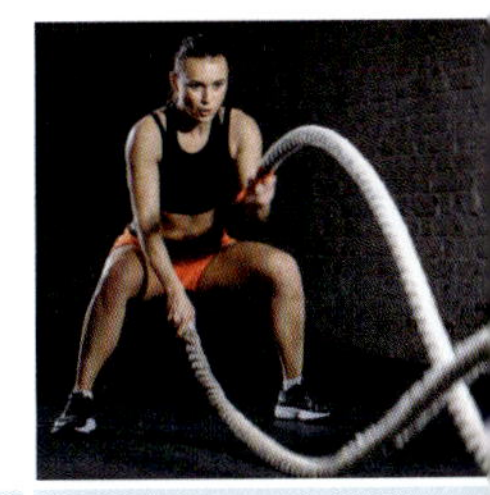

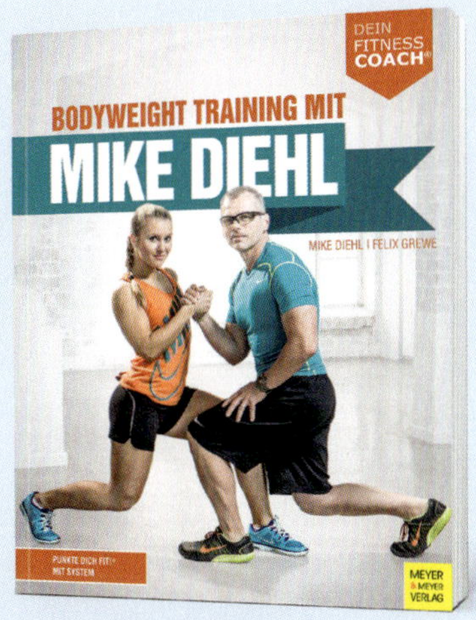

ISBN 978-3-8403-7545-3
€ [D] 19,95/[A] 20,60

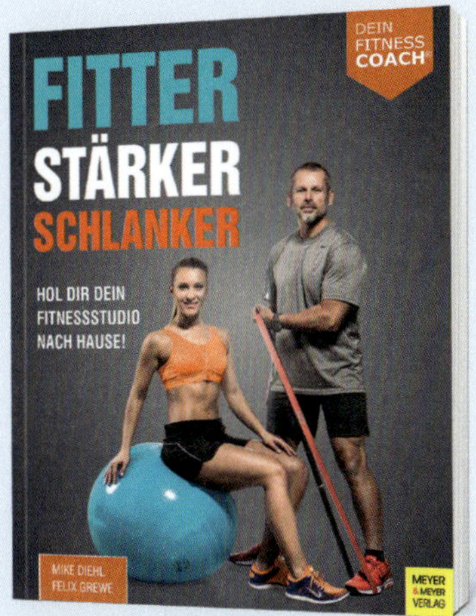

ISBN 978-3-8403-7552-1
€ [D] 19,95/[A] 20,60

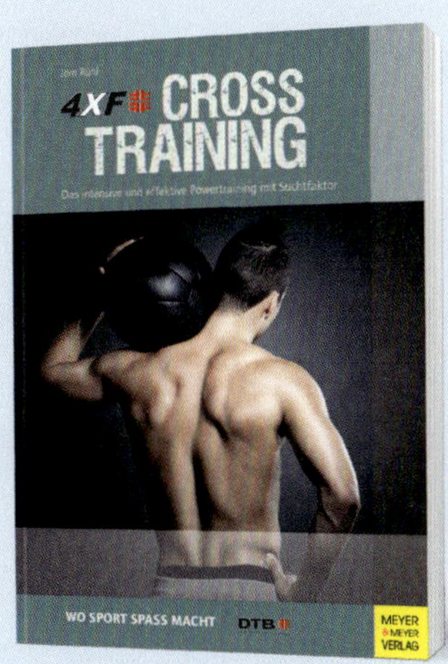

ISBN 978-3-89899-885-7
€ [D] 24,95/[A] 25,70

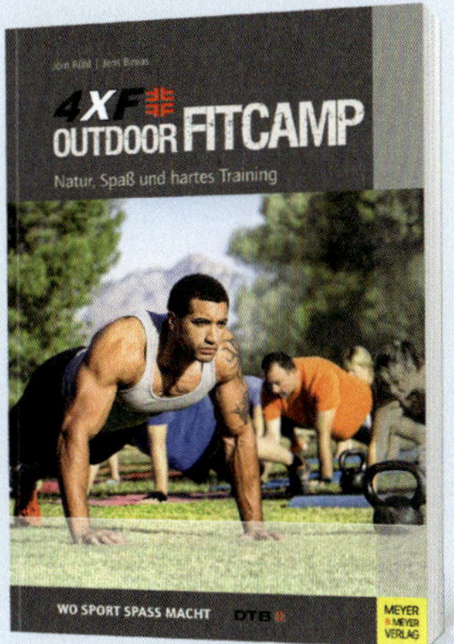

ISBN 978-3-89899-886-4
€ [D] 24,95/[A] 25,70

Preisänderungen vorbehalten und Preisangaben ohne Gewähr! Bild oben rechts © AdobeStock

MEYER & MEYER Verlag
Von-Coels-Str. 390
52080 Aachen

Telefon	02 41 - 9 58 10 - 25
Fax	02 41 - 9 58 10 - 10
E-Mail	vertrieb@m-m-sports.com
Website	www.dersportverlag.de

MEYER & MEYER VERLAG

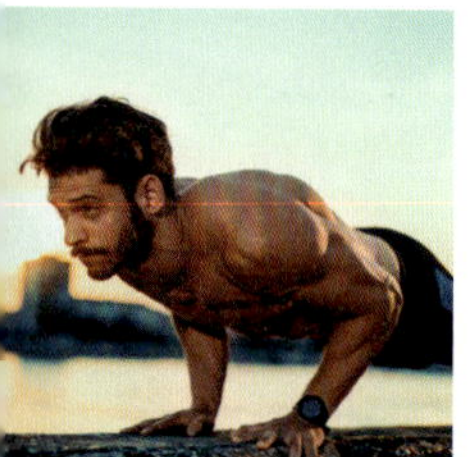

KRAFT UND MUSKELN AUFBAUEN

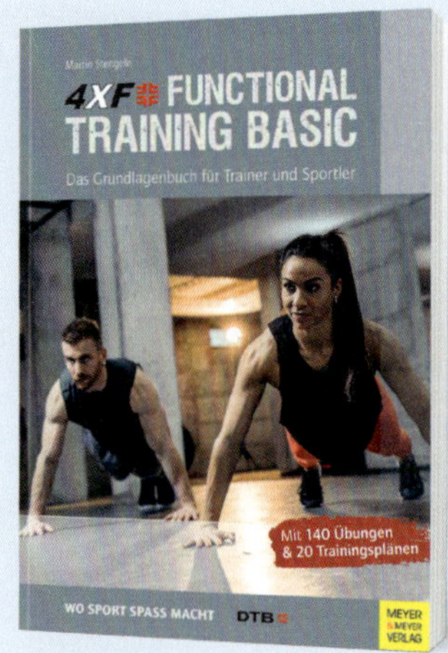

ISBN 978-3-8403-7677-1
€ [D] 25,00/[A] 25,70

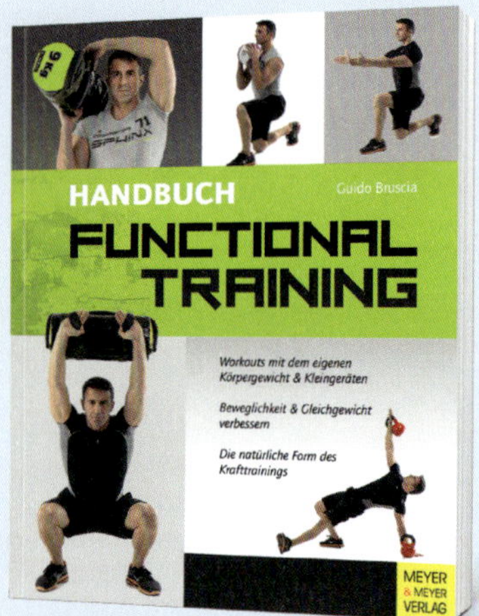

ISBN 978-3-8403-7555-2
€ [D] 32,00/[A] 32,90

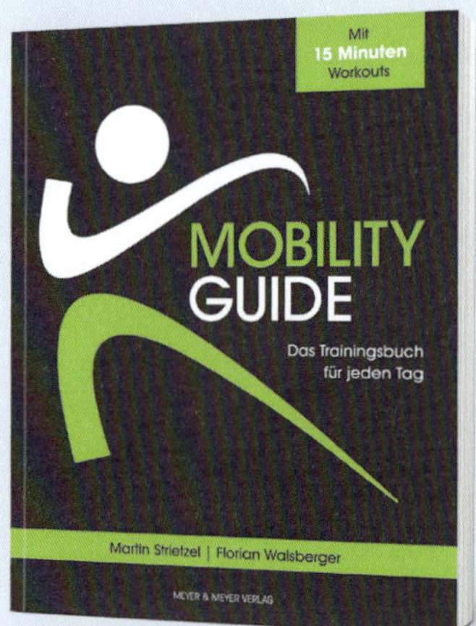

ISBN 978-3-8403-7659-7
€ [D] 30,00/[A] 30,90

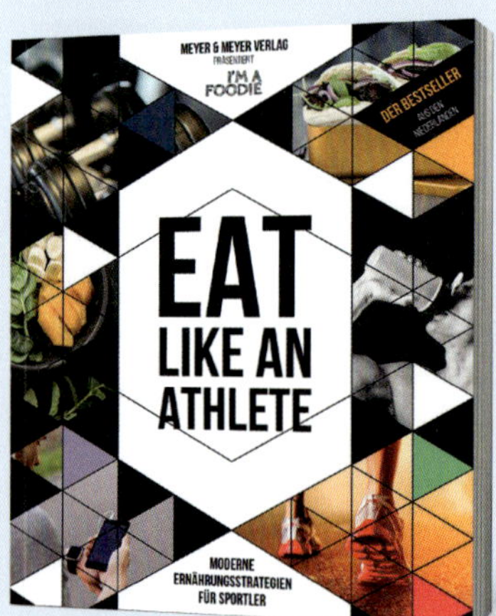

ISBN 978-3-8403-7629-0
€ [D] 24,00/[A] 24,70

MEYER & MEYER VERLAG

MEYER & MEYER Verlag
Von-Coels-Str. 390
52080 Aachen

Telefon	02 41 - 9 58 10 - 25
Fax	02 41 - 9 58 10 - 10
E-Mail	vertrieb@m-m-sports.com
Website	www.dersportverlag.de

Abonnieren Sie unseren kostenlosen Newsletter unter **www.dersportverlag.de**

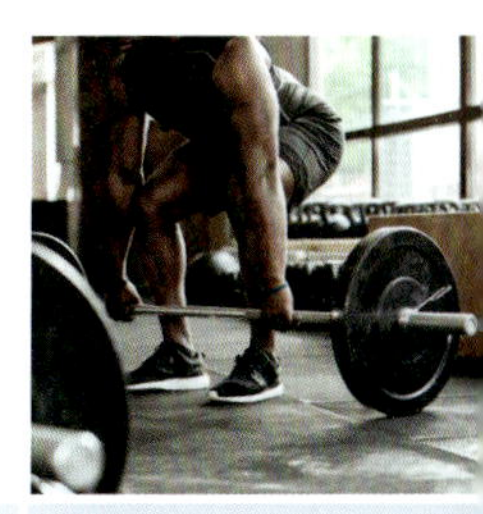

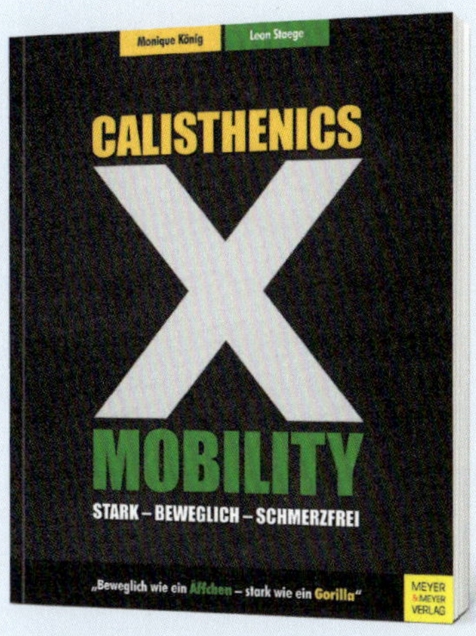

ISBN 978-3-8403-7639-9
€ [D] 22,00/[A] 22,70

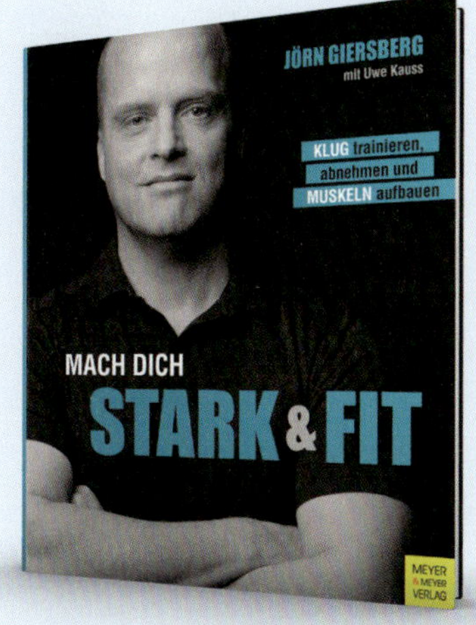

ISBN 978-3-8403-7577-4
€ [D] 25,00/[A] 25,70

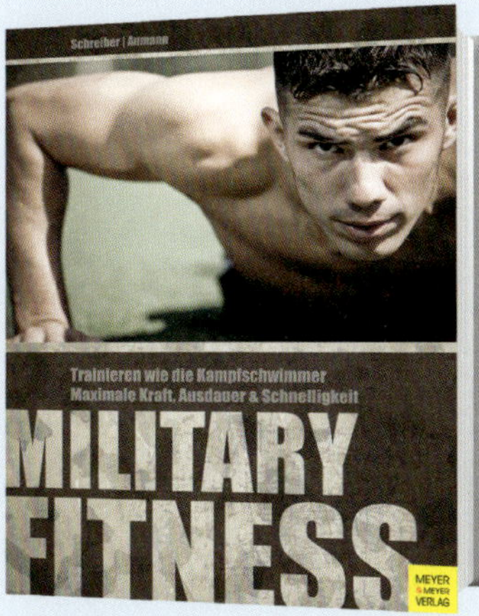

ISBN 978-3-89899-966-3
€ [D] 24,95/[A] 25,70

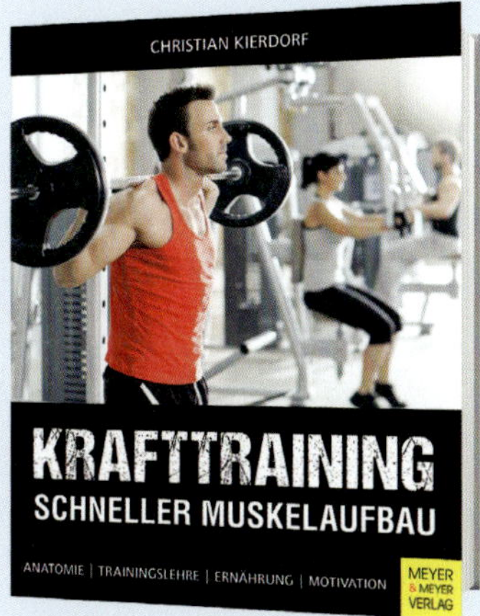

ISBN 978-3-89899-993-9
€ [D] 29,95/[A] 30,80

Preisänderungen vorbehalten und Preisangaben ohne Gewähr! Bild oben rechts © AdobeStock

MEYER & MEYER Verlag
Von-Coels-Str. 390
52080 Aachen

Telefon	02 41 - 9 58 10 - 25
Fax	02 41 - 9 58 10 - 10
E-Mail	vertrieb@m-m-sports.com
Website	www.dersportverlag.de

MEYER & MEYER VERLAG